Jiro Abe의 총의치 난증례

Jiro Abe의

총의치 난증례

누구나 알고 싶은 임상의 진실

阿部二郎 (Jiro Abe) 저

권긍록 · 노관태 · 백장현 역

dh 대한나래출판사

DaehanNarae Publishing, Inc.

#903 IS Biz Tower
147 Sungsu 2-ro
Sungdong-gu
SEOUL 133-120, KOREA
TEL: +82-2-922-7080
FAX: +82-2-922-0841
E-mail: nrpub@naver.com
Website: www.dhpub.com

阿部二郎の総義歯難症例 誰もが知りたい臨床の真実
阿部二郎 著
医歯薬出版株式会社 (東京), 2013.

Title of the original Japanese language edition:
Difficult-to-treat Cases of Edentulous Patients Presented by Jiro Abe
by Jiro Abe

ISBN 978-89-5741-396-8

Printed in Korea

발간사
무치악 난증례의 치료 기술과 심리치료

최근 출간된 무치악 치료 서적을 보면, 대부분의 총의치는 상연 형태가 크고 본래 자연치가 있던 위치 가까이에 인공치를 배열하고 있다. 근육운동을 중심으로 하는 음의 구성과 저작기능에 탁월한 점이 치과교육의 주목을 받고 있으며 의치상을 근육의 부착부까지 연장하는 compound 인상이 현재의 왕도(royal road)가 되었다고 해도 과언이 아니다. 그러나 이 의치가 제대로 기능하지 않는다면 어떻게 될까?

20년 전의 서적에서는 작은 크기의 의치도 주목을 받았을 뿐만 아니라, 교합 양식도 Gysi로 대표되는 full balanced occlusion, monoplane occlusion, lingualized occlusion 등을 소개하며 각각의 교합에 적합한 인공치 배열 테크닉을 소개하였다. 상의 면적이 좁은 의치에는 역학적으로 안정된 인공치 배열을, 상의 면적이 넓은 의치에는 자연치가 있던 위치에 인공치를 배열하는 식으로, 상의 면적에 의한 지지력의 대소를 고려해 인공치의 배열 위치를 역학적으로 조절하는 비법들이 공공연하게 행해졌다.

'어떤 의치가 환자에게 좋은 의치일까'라는 논의는 그때부터 계속되어 왔다. "큰 의치는 묵직해서 씹기는 좋지만 부담스럽다." "작은 의치는 장착하기는 편하지만 쉽게 탈락한다." "Lingualized occlusion은 고기를 자를 수 있지만 야채를 먹기가 힘들다." "Gysi의 full balanced occlusion은 매력적인 개념이지만 구강 내에서 완벽하게 실현하기가 어렵다." 이렇게 의치마다 장단점이 있어 압도적으로 최고라고 할 만한 방법이 존재하지 않았다.

난증례에 대해 집필하면서 깨달은 점이라고 하면, 난증례를 극복하기 위한 테크닉은 compound법 이외의 총의치 제작술에서 배운 테크닉이라는 것이다.

여기에서 기법은, 구강점막으로 의치상 전체 주위를 봉쇄하는 하악 총의치 흡착 테크닉, 무치악 의치의 교좌인상법, flat table 치료용 의치를 사용한 동적 인상법이며, 때로는 교차배열이나 치조정간선의 법칙을 이용하기도 한다. 치료 옵션으로 implant의 유지력을 빌려 문제 해결에 접근할 필요도 있다. 이렇게 무치악 난증례 환자를 치료할 때는 하나의 제작법에 집착하지 말고 다양한 기법의 장점을 취합해 실천하는 자세가 중요하다.

그러나 솔직히 말하면 난증례 환자의 요구를 완벽하게 맞춰 줄 수는 없다. 난증례를 해결할 만한 인상 테크닉과 기공 테크닉은 의외로 적다. 우리 치과의는 총의치의 기능 회복에 한계가 있다는 것을 충분히 이해하고 있고, 정신적 문제가 있는 증례나 환자의 요구가 지나치게 까다로운 증례는 치료 기술만 구사해서는 환자를 만족시킬 수 없다.

그렇다면 환자를 만족시킬 수 있는 요소가 있을까?

실제로 기술 이외에 중요한 것이 있다. 그것은 과학적인 내용과 거리가 멀다. '환자를 포기하지 않고 노력하는' 치과의원 전체의 진료에 임하는 자세이다. 접수원이나 치과위생사가 직접 무치악 치료 현장에 개입하는 일은 적지만, 환자가 치과의원에 걸어 들어오는 순간부터 "안녕하세요?", "의치는 괜찮으세요?", "많이 좋아지셨네요"라고 환자에게 상냥하게 말을 걸고 격려한다. 치과기공사도 굳은 표정을 풀고 "불편한 곳을 어떻게든 고쳐 보겠습니다", "저도 포기하지 않고 열심히 노력하겠습니다"라며 환자에게 용기를 북돋아 준다. 문득 생각해 보면 환자는 아베치과의원을 좋아하게 되고 함께 대화를 나누기 시작한다. 환자는 '자신이 존중 받는다'는 생각이 들면 지금까지 고통스러웠던 의치의 통증이 사라지고 '이 의치는 좋은 의치'라고 믿기 시작한다.

이렇게 mental support, 섬기는 마음, '인(仁)'으로 표현할 수 있는 스태프의 배려가 환자를 변화시키고 언제부턴가 의치는 환자의 구강에 적응해 기능을 발휘한다. 정신적 지지의 중요성은 치과치료 전반에 필요하며, 특히 무치악 난증례 환자에게는 기대 이상의 높은 효과를 발휘한다.

따라서 무치악 난증례 환자에게 가장 중요한 것은 기술적으로 수준 높은 의치를 제작하는 것은 당연하며 나아가 환자와 좋은 관계를 구축하는 것이다. 술자와 환자의 상호 대인관계가 환자의 총의치 치료에 대한 평가에 중요한 영향을 미치기 때문이다.

본서를 발간하며 근사한 아베치과의원의 분위기를 만들어 주는 스태프 일동, 코쿠보 쿄코(小久保京子) 치과기공사를 중심으로 한 S Dental 의치 팀원, 그리고 본서 발간의 기회를 주신 의치약출판주식회사와 관계자 여러분께 진심으로 감사의 말을 전한다.

마지막으로 매일 건강을 챙겨 주는 아내 카즈코(阿部和子)에게 감사의 마음을 표하고 싶다.

2013년 10월

Jiro Abe (阿部二郎)

※ 본서의 얼굴 사진은 본인의 동의를 구한 후 게재했습니다.

역자서문

최근 우리나라는 평균 수명이 늘어나면서 고령의 무치악 환자가 증가하고 있으며, 이에 따라 여러 가지 악조건을 가진 소위 난증례 환자 역시 증가하고 있습니다.

의치의 유지와 안정을 향상시키기 위한 임플란트 피개의치가 최근 치의학 분야에서 많은 화제가 되고 있지만 환자의 조건에 따라 누구나 임플란트 치료를 수용할 수 있는 것은 아닙니다. 또한 임플란트 피개의치를 시술할 때에도 총의치 제작이 기본이 되어야 성공적인 치료가 가능합니다. 따라서 기능 시 안정된 좋은 의치를 만드는 기술을 익히는 것은 치과의사들에게 여전히 중요한 과제라고 생각합니다.

저자는 '하악 총의치의 흡착 메커니즘'을 이론적으로 규명한 후 인상법을 발전시키고 전파하는데 노력해 왔습니다. 이 인상법을 통해 비교적 쉽게 하악 총의치의 변연봉쇄를 얻는 것이 가능하게 되었습니다. 역자는 몇 년 전 일본 유학 중 저자와 함께 공부하던 시절 그의 훌륭한 임상과 총의치에 대한 집념 그리고 언제나 환자에게 최선을 다하는 마음가짐에 큰 감동을 받았으며 그 이후 인연이 되어 이 책을 번역하게 되었습니다.

지금까지 무치악 치료에 관한 여러 서적이 나와있지만 까다로운 증례에 대한 해결책만을 따로 모아 집필한 책은 거의 없는 듯합니다. 본서에서 저자는 하악 총의치의 흡착 기법을 기본으로 하여 불안정한 교합과 악간관계, 치조골 흡수가 심한 증례, 심한 flabby gum, 편악 총의치 등 임상적인 다양한 문제에 대처하는 명확하고 실천적인 답을 제시하고 있습니다.

이 책이 까다로운 무치악 증례가 증가하는 현실에서 의치 환자로 고민하는 임상가들에게 실질적인 도움이 되리라 확신합니다. 또한 많은 임상가들이 이 책을 통해 의치에 대한 흥미와 자신감을 갖게 되길 희망합니다.

마지막으로 임상에 대한 끊임없는 열정으로 좋은 책을 집필한 저자에게 감사의 마음을 보내며 이 책의 출판을 흔쾌히 승낙해 주시고 많은 협조와 도움을 주신 대한나래출판사 최용원 사장님과 관계자 분들에게도 감사의 마음을 전합니다.

2015년 8월

역자를 대표하여

노 관 태

목 차

제1장 총의치 난증례의 견해와 접근법

제2장 난증례와 하악 흡착 의치, BPS

제3장 교합의 왜곡을 이해하다

제4장 난증례의 임상 대응

목 차

제 1 장

총의치 난증례의 견해와 접근법

1 서론

경험이 부족한 치과의사는 치조제 형태가 양호하고 하악위가 안정된 증례라도 치아라는 지표가 상실된 무치악 증례는 정말 어렵고 모두가 난증례라고 생각할 것이다.

그러나 경험이 풍부한 치과의사는 조건이 좋은 환자의 경우 평소에 실천하는 인상채득, 교합채득, 인공치 배열, 레진 중합 과정을 거쳐 의치를 쉽게 완성할 수 있다. 따라서 이런 증례를 '간단한 증례'로 취급한다.

그렇지만 의치 숙련자로서도 초진 시점에 치조제의 흡수가 심한 증례(그림 1-1), flabby gum(그림 1-2), 앞으로 열린 대항 관계(그림 1-3), 매우 심한 Class Ⅱ나 Ⅲ(그림 1-4), 하악 전치만 남아 있는 상악 single denture 혹은 부정 주소(indefinite complaint)가 있는 환자에 대해서는 일반적인 의치법으로 좋은 결과를 이끌어 낼 수 있을지 불분명하다. 본서에서는 이러한 다양한 난증례를 소개하고, 필자의 경험을 기반으로 하는 해결법을 구체적으로 설명한다.

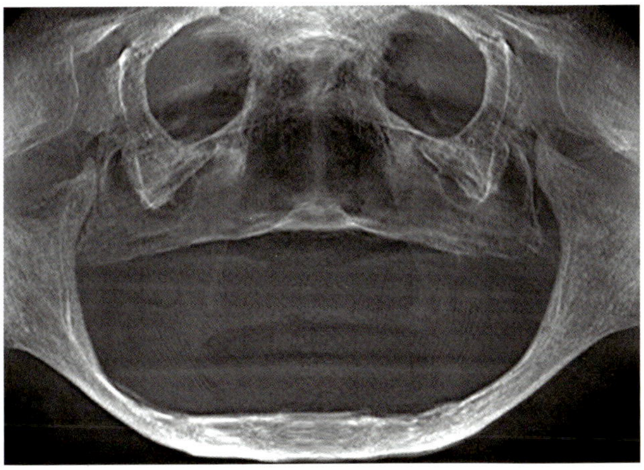

그림 1-1. 중증 치조제 흡수.

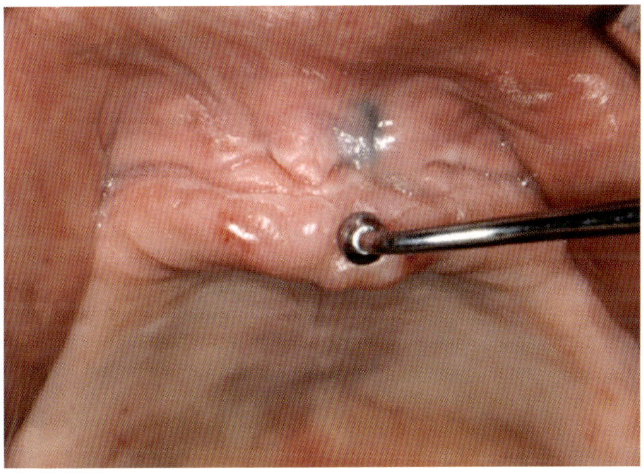

그림 1-2. Flabby gum.

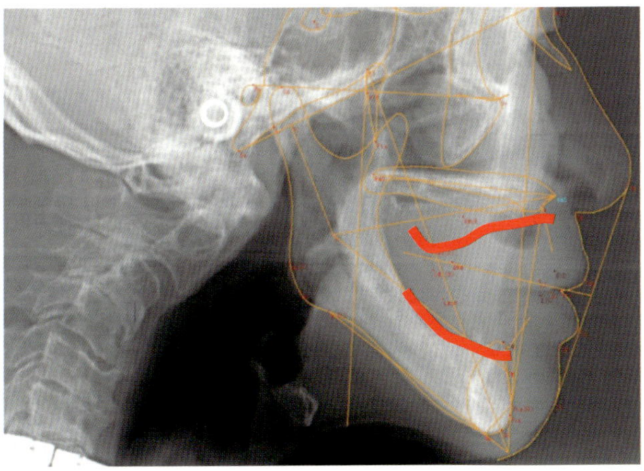

그림 1-3. 앞으로 열린 대항 관계.

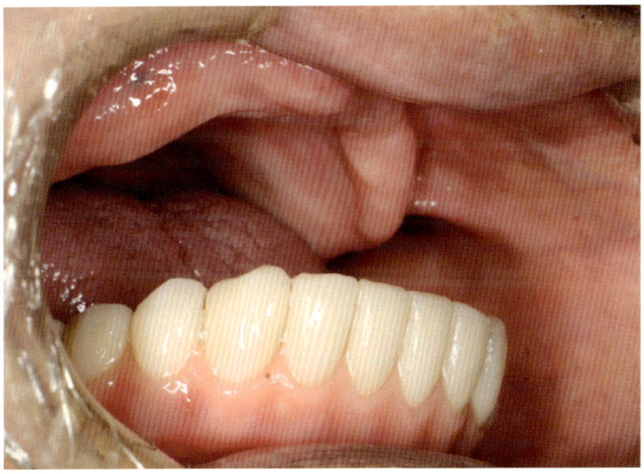

그림 1-4. Class Ⅲ의 single denture.

2 난증례란 무엇인가?

POINT

진정한 의미의 난증례란 '술자가 최선을 다해 보철물을 제작하려 해도 좋은 결과를 예측할 수 없는 증례' 또는 '좋은 결과를 기대하고 의치를 제작했지만 결과가 좋지 않은 증례'이다.

난증례로 분류되는 증례 중에는 임상에서 노력하면 성공할 수 있는 해결 가능한 증례와, 노력을 해도 잘되지 않는 증례가 존재한다. 전자를 경증 난증례라 부르는데, 기술적으로 노력하면 의치를 성공으로 이끌 수 있는 타입이다. 후자는 머리를 짜내 의치를 제작해도 의치에 대한 불만이 해소되지 않거나, 환자가 사용하지 않으면 문제점과 해결책을 알 수 없는 증례로 그런 문제를 극복했을 때 비로소 최종 의치에 도달해 환자를 만족시키는 타입을 말한다.

일반적으로는 후자처럼 우리가 노력을 해도 환자의 의치에 대한 불만이 해결되지 않거나, 경과가 좋을지 술전에 예측이 곤란한 중증 증례를 난증례라고 불러야 할 것이다. 한편 이 증례는 잘되리라 생각하고 의치를 제작했는데 "의치의 통증이 사라지지 않는다", "쉽게 탈락한다", "식사를 못 한다"며 환자가 고통을 호소하는 경우도 있다. 특히 내원하기 전에 많은 치과의원을 전전한 환자는 한 번 보고 발견할 수 없는 문제가 숨어 있고 의치를 장착한 후에 그런 문제들이 드러나는 경우도 있다.

따라서 진정한 난증례란 '술자가 최선을 다해 보철물을 제작하려 해도 좋은 결과를 예측할 수 없는 증례' 또는 '좋은 결과를 기대해 의치를 제작했지만 결과가 좋지 않은 증례'라고 말할 수 있다.

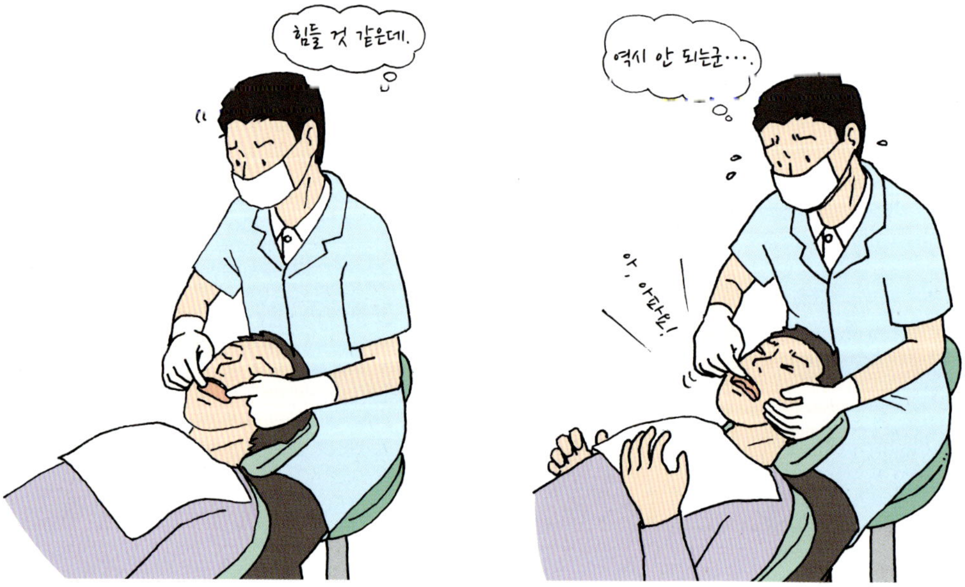

3 난증례에 대한 세 가지 의치 제작법

① '1회 의치(한번에 끝내는 의치)'가 어려운 시대

무치악자의 고령화, 치주치료 발전에 따른 P_3 등 잔존치의 장기 보호가 원인이 되어 치조제 흡수가 진행된 환자가 증가하고 있다. 이와 함께 무치악자는 자연치를 가진 건강인과 비교해 턱관절 구조가 크게 변화하고 하악위가 불안정한 증례도 빈번하게 볼 수 있다.

이런 현상 때문에 총의치 제작이 한층 복잡해졌고 소위 '1회 의치'로 환자를 만족시키기가 힘든 시대가 되었다고 할 수 있다. 따라서 꽤 많은 증례에서 다각도로 고민하지 않으면 의치 제작이 어려운 시대가 되었다.

② 절차를 생략하지 않는 의치 제작

난증례에 대한 의치의 제작은 최초에 제작하는 의치의 제작 수준이 큰 영향을 미친다. 즉 이 시점에서 절차를 생략하지 않는 '1회 의치'를 겨냥한 의치 제작은 환자의 심리에 큰 영향을 미치며 동시에 술자가 다음에 해야 할 대책이 보이는 장점이 있다. 필자는 술후 가능한 한 수정이 적은 의치를 제작하기 위해 적정 하악위를 확실하게 채득할 수 있는 방법 BPS[1-5]을 추천한다(제2장 참조).

③ CAD/CAM 의치 시대의 도래

1회 의치 제작법에는 다이얼식 이동전화가 휴대전화로 그리고 스마트폰으로 급속도로 변화해 온 것처럼 시대에 맞는 변화가 요구된다. 꿈같은 일이지만, 이미 전 세계적으로 CAD/CAM 의치가 제작되고 있다[6,7]. CAD/CAM 의치가 가장 유력한 후보이며 가까운 미래에 무치악 보철의 도달점이 될 것이다.

④ 현재 생각할 수 있는 난증례 대책

미래의 도달점은 일단 제쳐 두고, 현재 실천하는 제작 방법으로 난증례에 대응해야 한다. 그것이 현실이다.

의치의 제작은 기술적 고민을 거쳐 최선의 의치를 완성한다 → 환자의 불만 → 문제 해결을 위해 기술적 보완을 거친다 → 환자가 만족하면 최종 의치로 이행한다고 하는 일련의 과정을 거쳐 진행된다. Implant overdenture로 이행하는 것도 하나의 선택 항목이다[8-10](그림 3-1).

POINT

난증례의 의치 제작법에는 다음의 세 가지가 있다.
1. 제작 의치를 reline, rebase해 수정하고 완성 의치를 제작하는 방법(하악위 안정)
2. 치료용 의치와 완성 의치 2개를 제작하는 방법(하악위 불안정)
3. Implant overdenture로 대응하는 방법

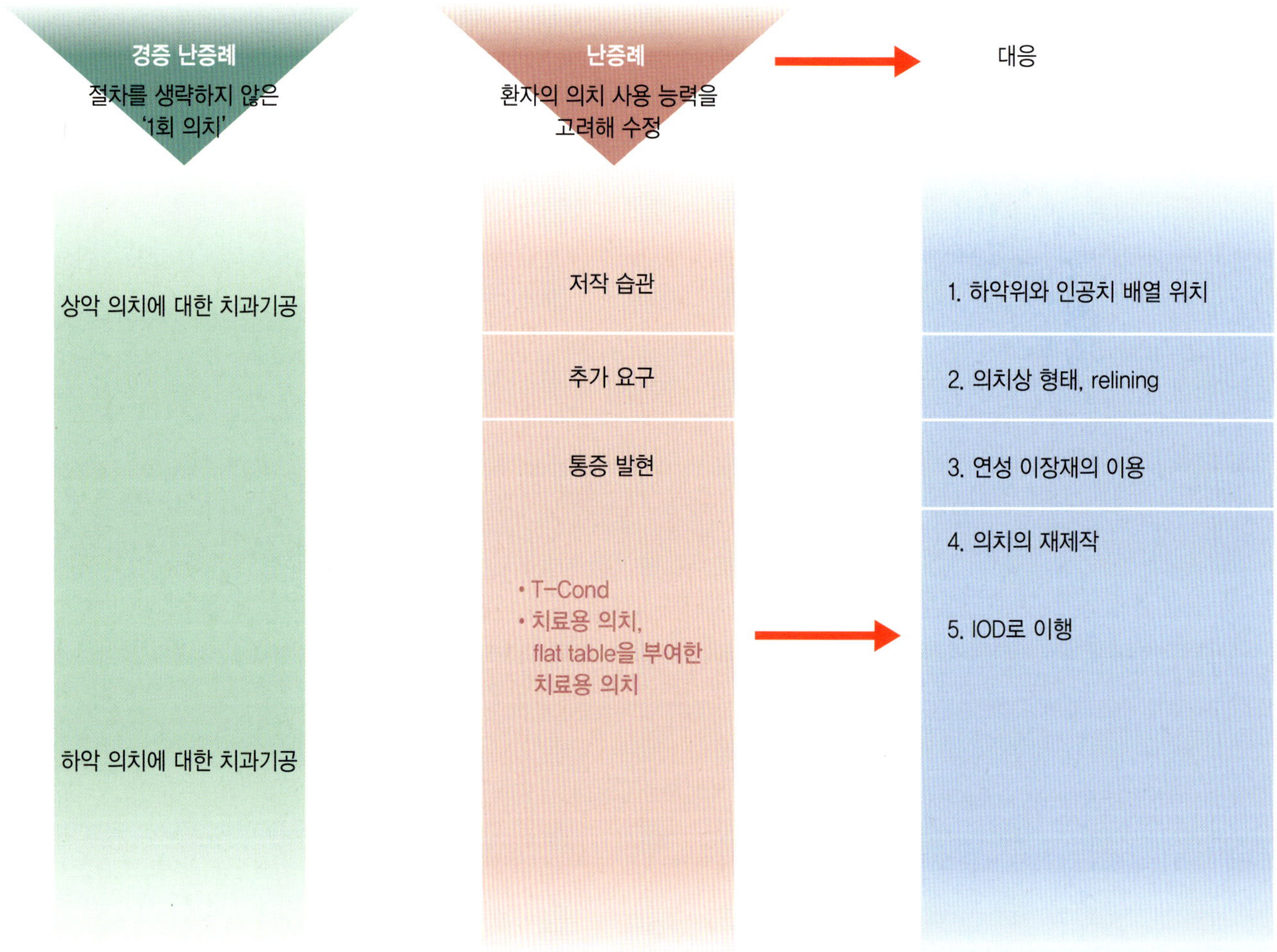

그림 3-1. 난증례에 대한 생각.

1. 의치를 수정해 완성 의치를 제작하는 방법(그림 3-2, 3-3)

이 방법은 교합의 안정을 예측할 수 있는 환자에게 적용한다(교합의 안정 · 불안정에 관해서는 제3장 참조). '어렵게 생각되는 증례'라도 본 의치를 제작한다는 생각으로 가능한 한 모든 노력을 하여 의치를 제작한다. 의치를 장착한 후에 교합조정, tissue conditioner로 점막면을 조정하고 문제점을 해결한 후 relining이나 rebase해서 의치를 수정하고 완성 의치로 이행하는 방법(하나의 의치를 수정한다)이 있다. 여기에서 핵심은 치과기공소에 수정을 의뢰하기 전에 교합을 확실하게 안정시키는 것이다. 교두감합위, 측방운동을 충분히 조정하고 수정은 점막면에 국한한다. 교합이 크게 변한 경우는 교합면, 점막면을 모두 수정하게 되고 어쩔 수 없이 의치를 재제작할 수밖에 없다. 이런 증례에는 다음에 설명하는 flat table법이 유효하다.

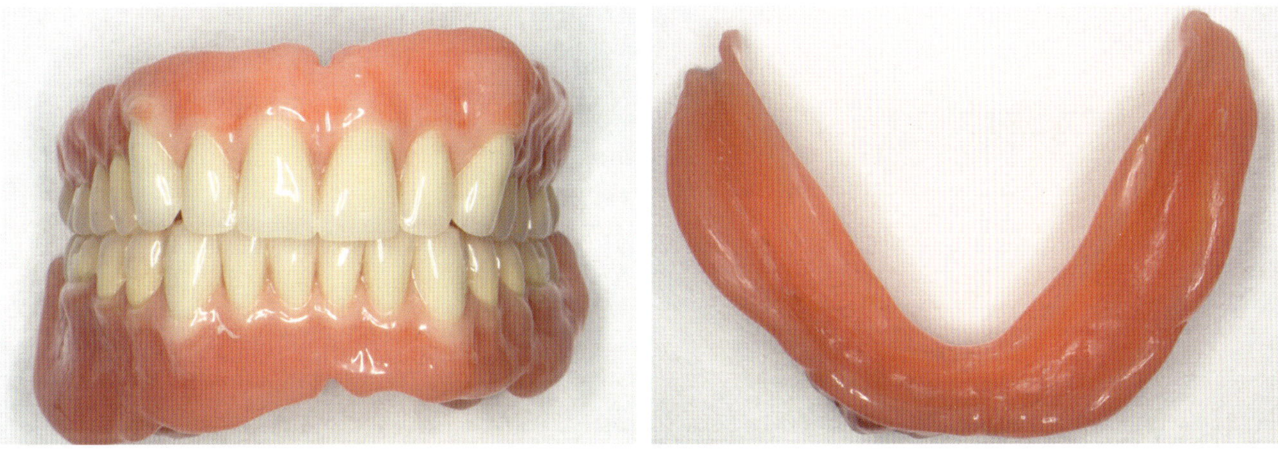

일단, 의치를 완성했지만 통증이 있고 하악 의치가 들뜨는 문제가 발생하였다.

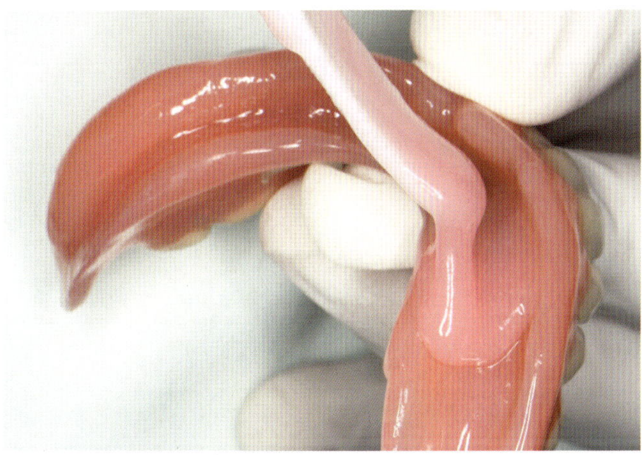

교합조정과 tissue conditioner를 사용한 동적 기능인상

그림 3-2. 의치의 문제점을 수정한 후 최종 의치로 이행하는 방법.

주의) 치과기공소에서 의치를 보관해 수정할 때는 환자의 일상생활에 불편을 주므로 복제 의치를 제작하는 경우가 있다.

환자가 적응을 해 교합이 안정된 의치의 점막면만 수정한다. Relining부 레진의 양이 소량이고 중합 왜곡이 적고 장착 후 통증이 적어 경제적이고 합리적인 방법이다.

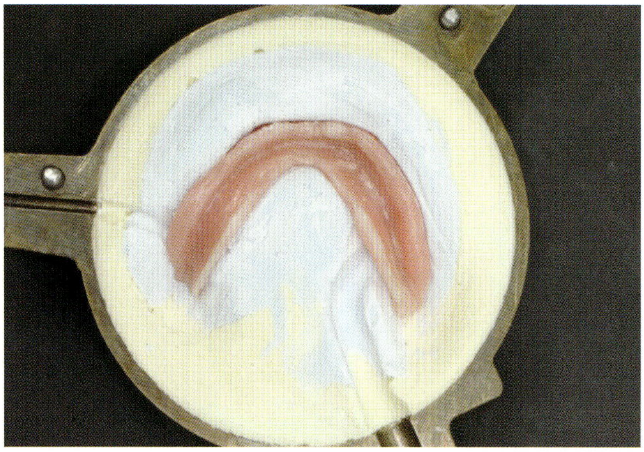

Tissue conditioner를 깔고 교합을 조정해 Viscogel로 최종 인상을 채득했다.

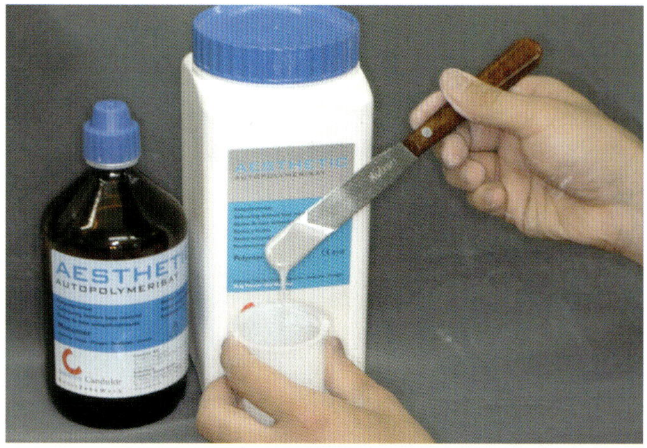

Cold Cure Resin rebase. 상온 중합레진을 사용해 base resin을 변형시키지 않는 것이 중요하다.

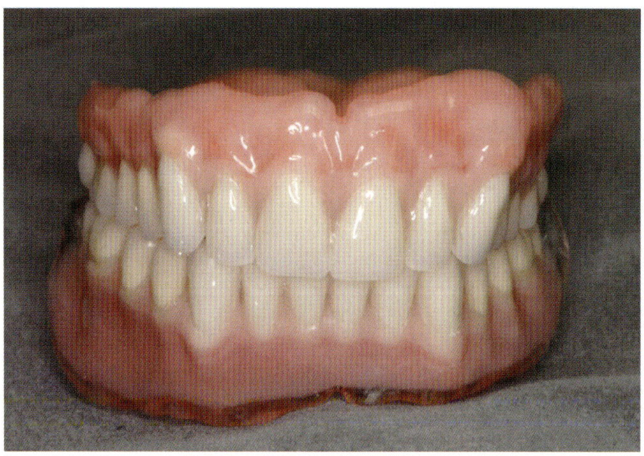

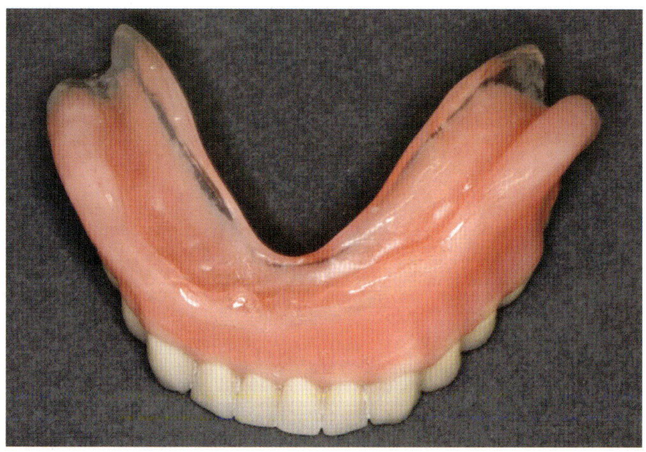

투명 타입의 레진으로 완성 의치를 rebase하였다.

그림 3-3. 치과기공소에 맡기고 하악 의치만 수정해 의치를 완성한 증례.

2. 하악위 수정형의 치료용 의치에서 완성 의치로 이행(2개를 제작하는 방법)

하악위의 대규모 수정이 예상되는 경우(제3장 참조)에는 flat table[11-13]을 부여한 치료용 의치를 제작하고(그림 3-4), 하악위를 수정하거나 tissue conditioner를 사용해 동적 인상을 채득한 후 최종 완성 의치를 제작한다. Flat table의 장점은 상하 인공치 교두가 간섭하지 않고 환자가 원하는 하악위에서 테이블에 압흔이 형성되는 데 있다.

다만 턱관절 방사선을 사용한 턱관절부의 진단(제3장 참조)에 기초해 2개의 의치를 제작한다는 점에서 비경제적이다. 또한 두 번째로 제작하는 최종 의치의 인공치 배열 위치나 교합 접촉 관계가 치료용 의치와 다른 경우가 있다. 두 번째 의치에 레진 중합의 왜곡이 발생하고, 장착한 후에 새로운 문제가 생길 수도 있다.

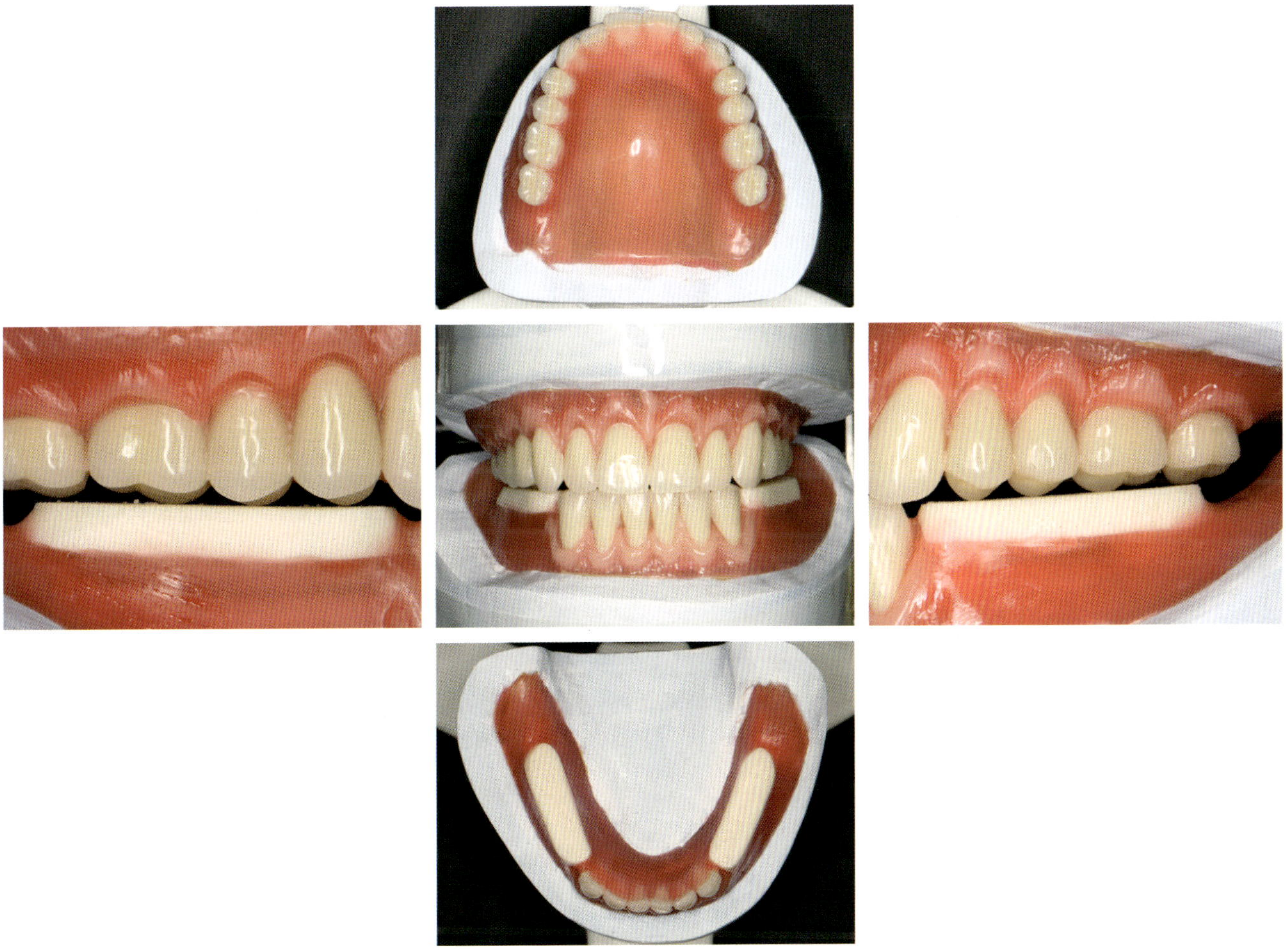

그림 3-4. Flat table을 부여한 치료용 의치. *(계속)*

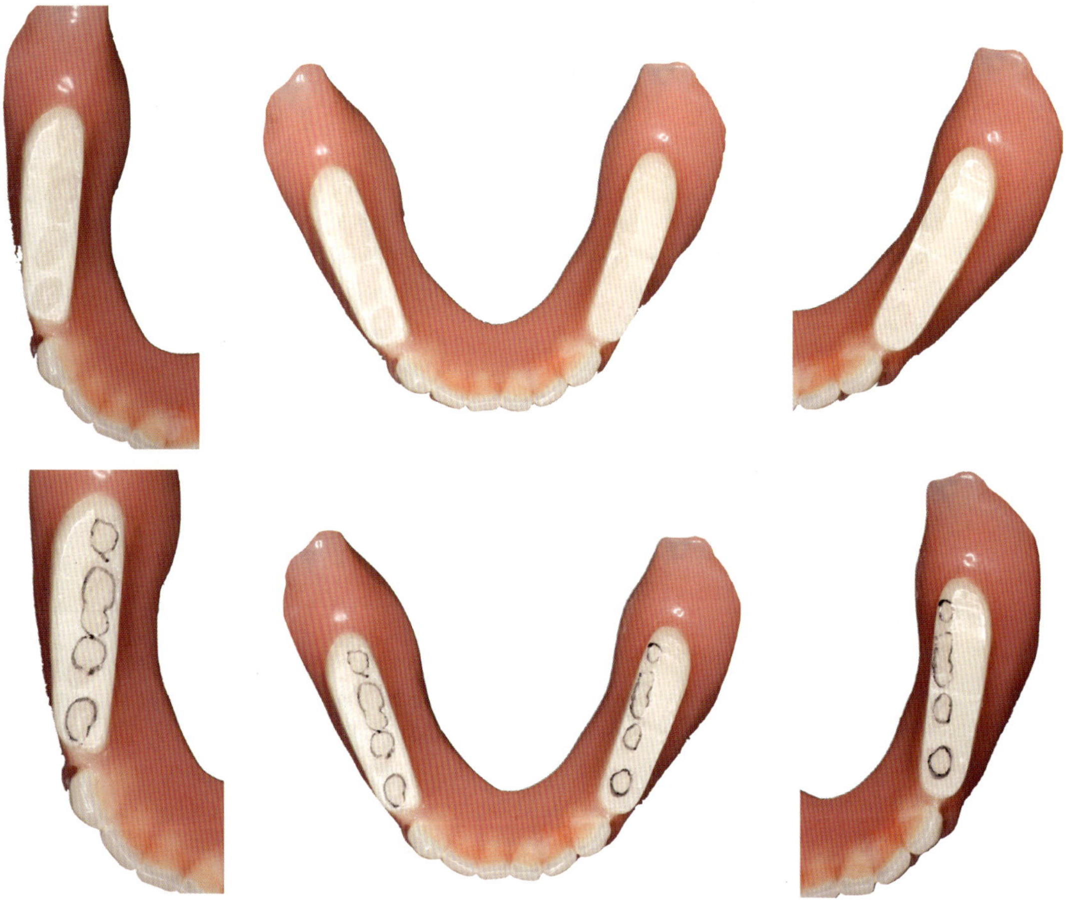

환자가 요구하는 하악위를 결정하기 위해 camper 평면을 기준으로 flat table을 부여한 치료용 의치를 제작하였다.
상악 설측 교두정을 삭제해 뾰족하게 정리한다. 하악의 flat table은 즉시중합레진에 Vulcan powder를 섞으면(1:1) 경도가 저하돼 기능 흔적을 남기기 쉽다. 상악의 교두정에 의한 기능 흔적이 flat table에 생기기 시작하면 기능 시 balanced occlusion이 획득되고 통증이 감소한다. 2~3개월 후에 치료용 의치의 사용을 종료한다.

그림 3-4. *(계속)* Flat table을 부여한 치료용 의치.

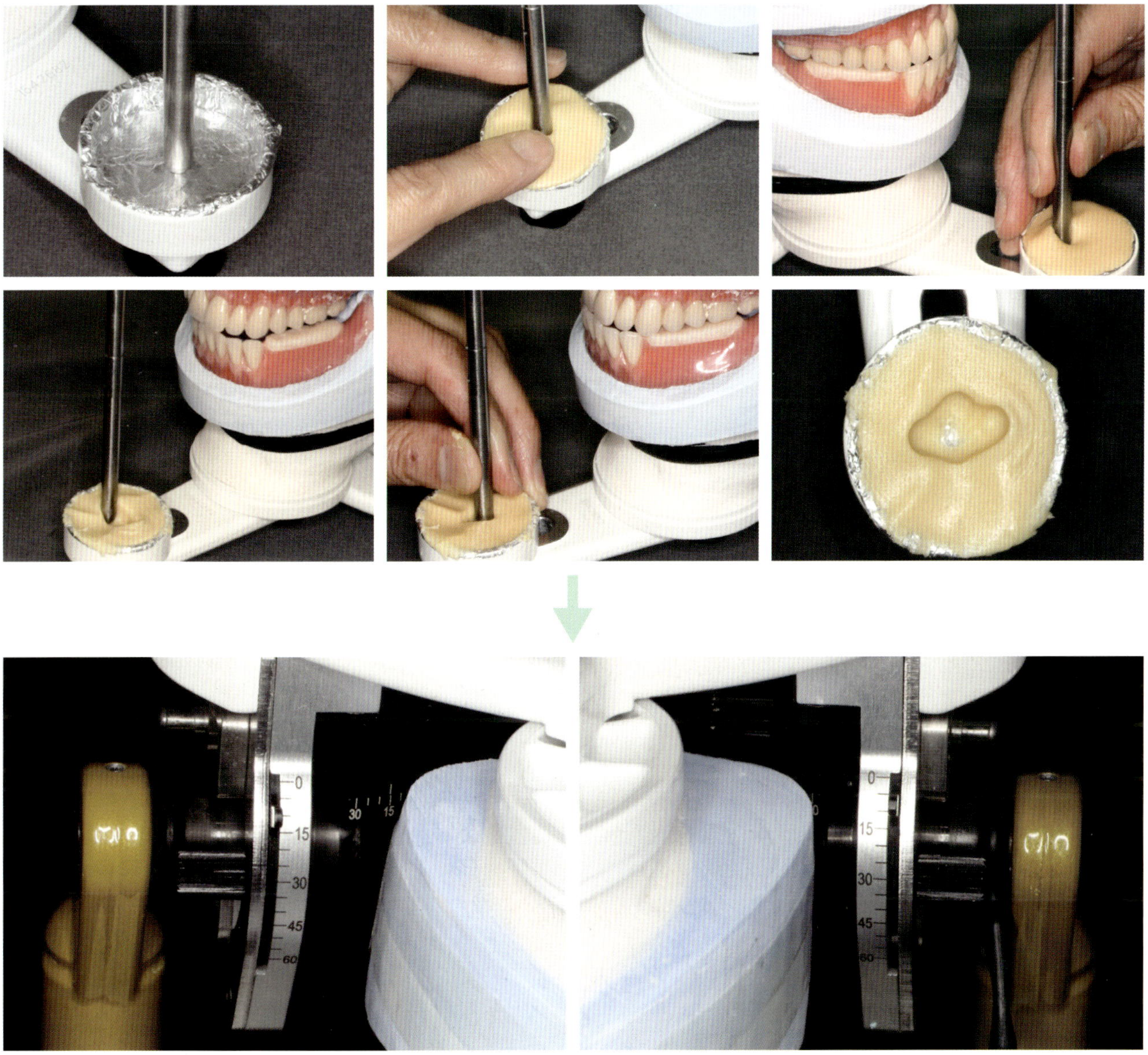

Resin table 제작법

① 치료용 의치를 반조절성 교합기 Stratos300에 mounting 한다.
② 교합기의 시상과로, 측방과로의 나사를 푼다.
③ Incisal table에 알루미늄 호일을 깐다.
④ 즉시중합레진 또는 개인 tray용 레진 Ivoren을 연화해 incisal table에 올린다.
⑤ Incisal pin을 손가락으로 잡고 기능 흔적을 따라 움직인다.
⑥ Incisal table에 기능 흔적과 일치하는 운동 경로가 표시된다.
⑦ Incisal table에 표시된 측방과로각, 전방과로각의 위치에 맞춰 과두의 나사를 고정해 기록하면 환자의 기능운동 과로각이 결정된다.

그림 3-5. Flat table의 기능 흔적으로 과로각을 설정한다.

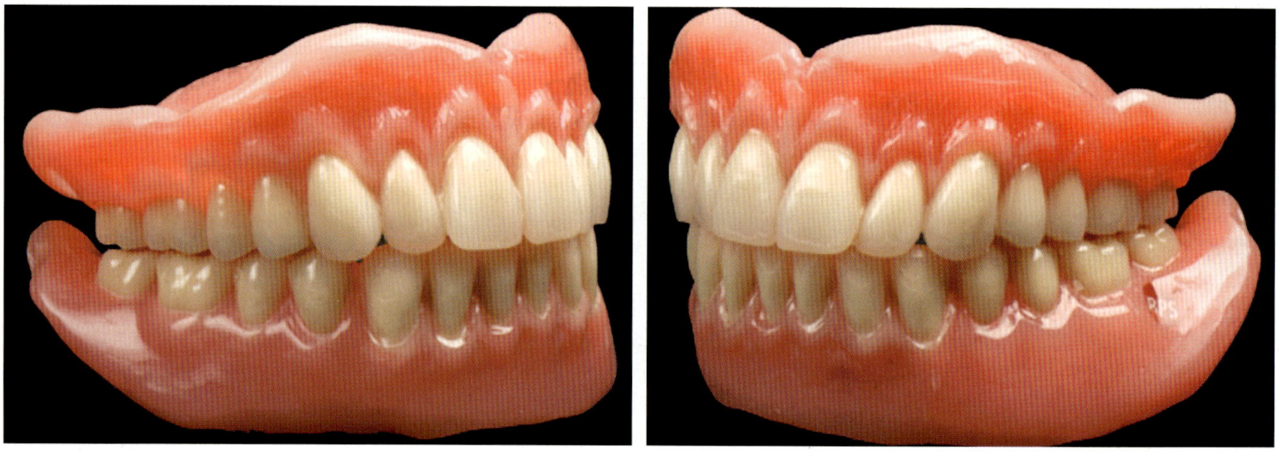

그림 3-6. 완성 의치.

3. Implant overdenture로 대응하는 방법

치료용 의치를 사용해도 의치에 의한 통증 및 의치의 탈락과 들뜸이 발생하거나, 저작 기능이 나아지지 않거나 총의치 이상의 기능을 추구하고 사회적 입장을 유지하면서 생활의 질을 요구하는 증례에서는, 경제적인 문제와 외과수술에 동의를 구할 수 있다면 implant overdenture로 이행하는 것도 환자의 행복을 생각했을 때 중요하다.

치과치료에 대한 옵션이 많을수록 치료 범위가 확대되고 환자의 행복에 공헌할 수 있기 때문이다.

그러나 implant overdenture는 총의치 제작 기술이 토대가 되어 완성되므로 일단은 총의치 제작법을 완벽하게 습득한 후 implant overdenture의 치료에 뛰어들었으면 한다.

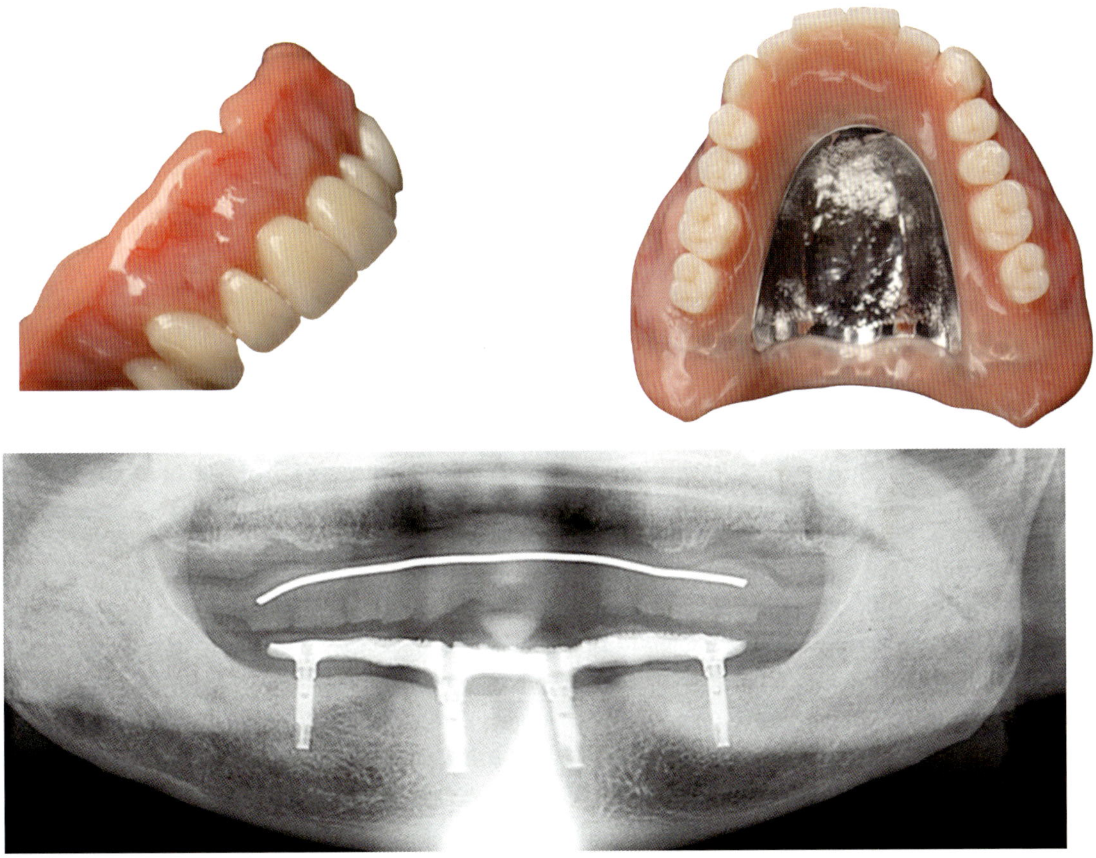

상악: Single denture
하악: All on four implant 보철(방사선사진).

그림 3-7. 하악을 고정성 보철물로 제작해 쾌적한 사회생활이 가능해진 증례.

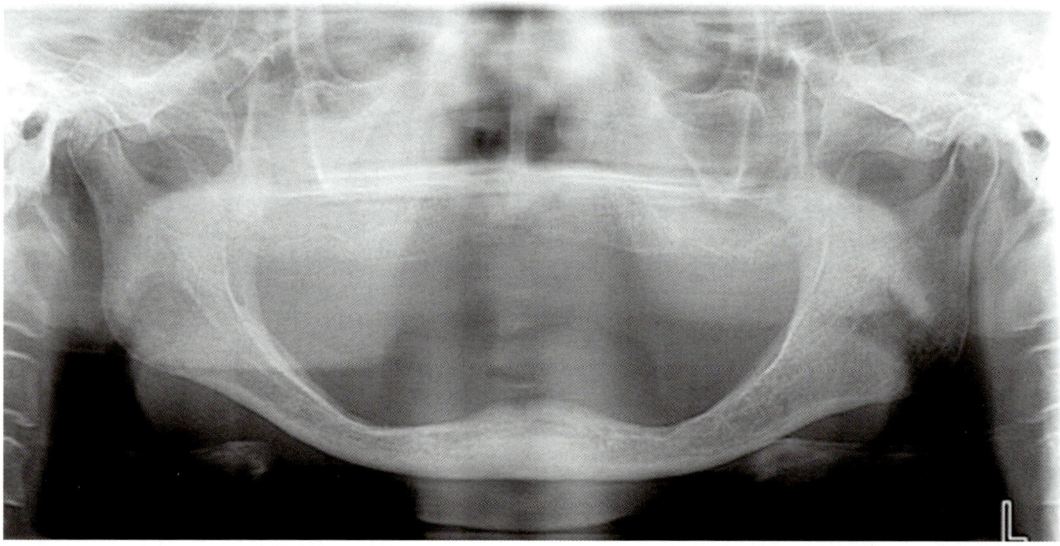

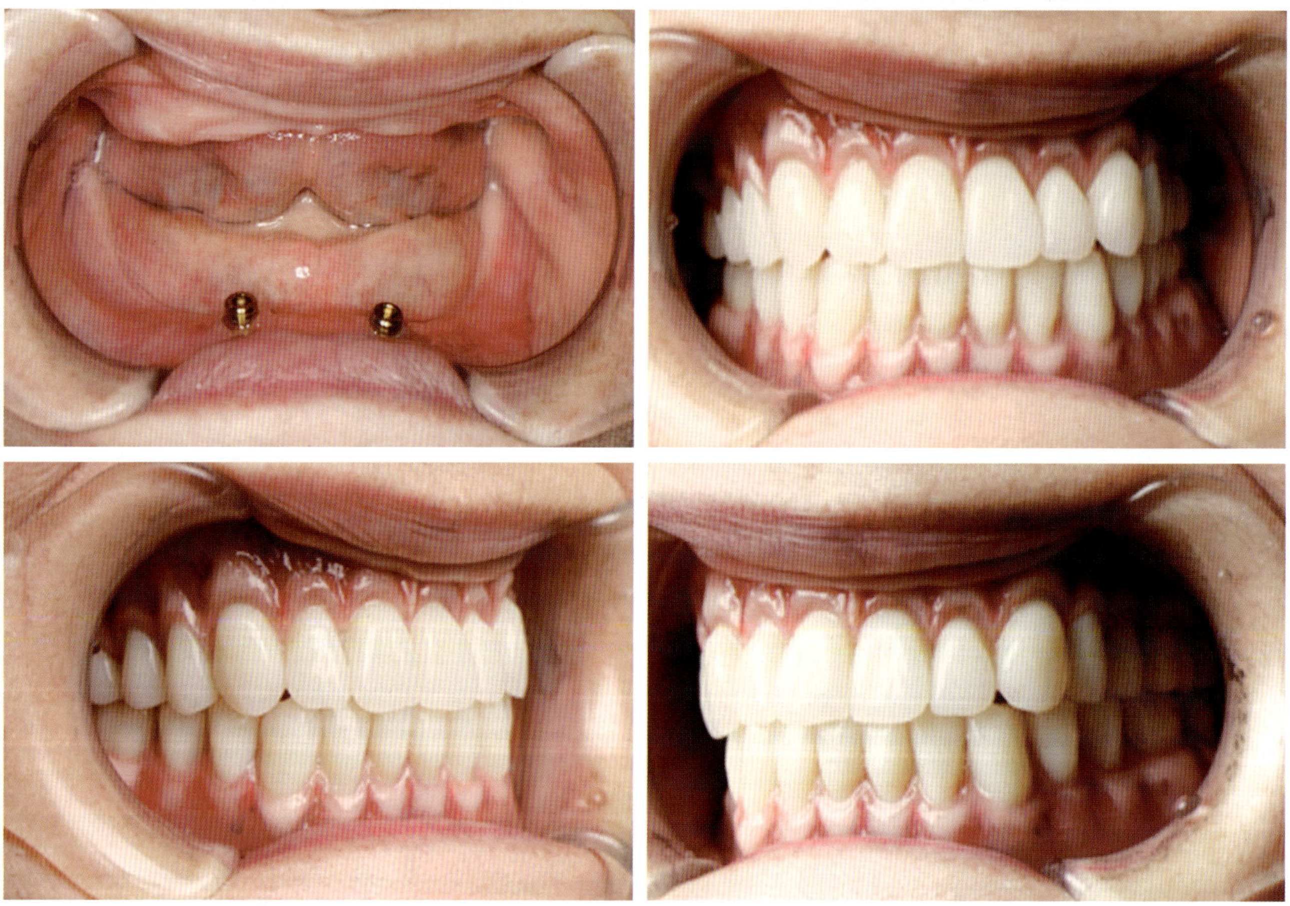

상쾌감을 제공하는 하악 2 implant overdenture

그림 3-8. 하악 치조제가 심하게 흡수돼 통증이 심했던 의치에서 해방된 증례.

4 좋은 의치란?('환자 만족도 분석'과 평가)

의치의 형태가 이상하다, 내면의 적합이 불량하다, 인공치가 마모되었다 등 치과의사의 소견에 '부적절한 의치'였더라도 그것이 환자에게 반드시 나쁜 의치라고 할 수는 없다. 특히 10년 이상 저작과 대화에 불편함을 느끼지 않고 사용해 온 의치라면 외관이 좋지 않더라도 환자는 치과의사가 생각하는 것보다 불만을 호소하지 않는 경우가 많다. 환자의 신체 일부가 되어 기능하는 의치는 '환자에게 좋은 의치'라고 치과의사는 인식해야 한다. 마찬가지로 학술적으로 유리하다고 생각해 lingualized occlusion을 부여하여도 환자가 '불편하다'고 판단하면 그 의치는 '좋은 의치'라 말할 수 없다.

이렇게 제작 의치의 좋고 나쁨을 판단하기에 앞서, 술자가 '잘되기를 바라는 마음'을 가지고 제작해도 혹은 물리적 연구 데이터를 통해 '좋다'고 평가할 수 있어도 최종 의치의 좋고 나쁨은 환자가 사용을 하고 평가한다.현재 의치는 환자의 사용감을 기준으로 평가되어야 한다는 취지에서 OHIP(oral health impact profile)[14-17](표 4-1, 그림 4-1, 4-2) 앙케트 조사를 주체로 한 '환자 만족도 분석'을 통해 평가되는 것이 일반적이다.

환자가 '좋은 의치'라고 생각하는 의치에 대해 치과의사는 어떻게 하면 좋을까?

전에 사용하던 의치의 환자 만족도가 높으면 높을수록 우리가 만든 의치를 수용하기가 힘들어진다. 따라서 때로는 의치의 '적합'을 조정해 작업을 마무리하는 것도 현명한 선택이다. 반면 만족도가 낮은 의치를 대신해 새로 제작한 의치는 정말 좋다고 받아들여진다. 이렇게 OHIP 앙케이트 14항목을 통해 증례에 대해 우리들이 의치를 제작해야 할지 또는 환자가 제작된 의치에 만족할지 등의 정보를 사전에 얻을 수 있다.

표 4-1. OHIP의 질문 항목

OHIP(The Oral Health Impact Profile)

과거 1년 동안 치아나 구강, 의치의 문제로 아래와 같은 경험을 한 적이 있습니까?

1. 치아나 구강, 의치의 문제로 대화(발음)를 할 때 곤란했던 적이 있습니까?
2. 미각이 둔해졌다고 느낀 적이 있습니까?
3. 입안에서 통증을 느낀 적이 있습니까?
4. 치아나 구강, 의치에 문제가 있어 먹는 것에 부자유를 느낀 적이 있습니까?
5. 치아나 구강, 의치에 문제가 있어 타인의 눈을 의식한 적이 있습니까?
6. 치아나 구강, 의치에 문제가 있어 스트레스를 받은 적이 있습니까?
7. 치아나 구강, 의치에 문제가 있어 식사가 만족스럽지 않은 적이 있습니까?
8. 치아나 구강, 의치에 문제가 있어 식사를 중단한 적이 있습니까?
9. 치아나 구강, 의치에 문제가 있어 긴장이 잘 안 풀린 적이 있습니까?
10. 치아나 구강, 의치에 문제가 있어 부끄럽다고 생각한 적이 있습니까?
11. 치아나 구강, 의치에 문제가 있어 타인에게 화를 낸 적이 있습니까?
12. 치아나 구강, 의치에 문제가 있어 평소 활동에 지장을 받은 적이 있습니까?
13. 치아나 구강, 의치에 문제가 있어 일상생활이 생각대로 되지 않는다고 느낀 적이 있습니까?
14. 치아나 구강, 의치에 문제가 있어 아무 일도 손에 잡히지 않은 적이 있습니까?

① 전혀 없다
② 거의 없다
③ 때때로 있다
④ 자주 있다
⑤ 꽤 자주 있다

/ 70점
평가는 70점 만점

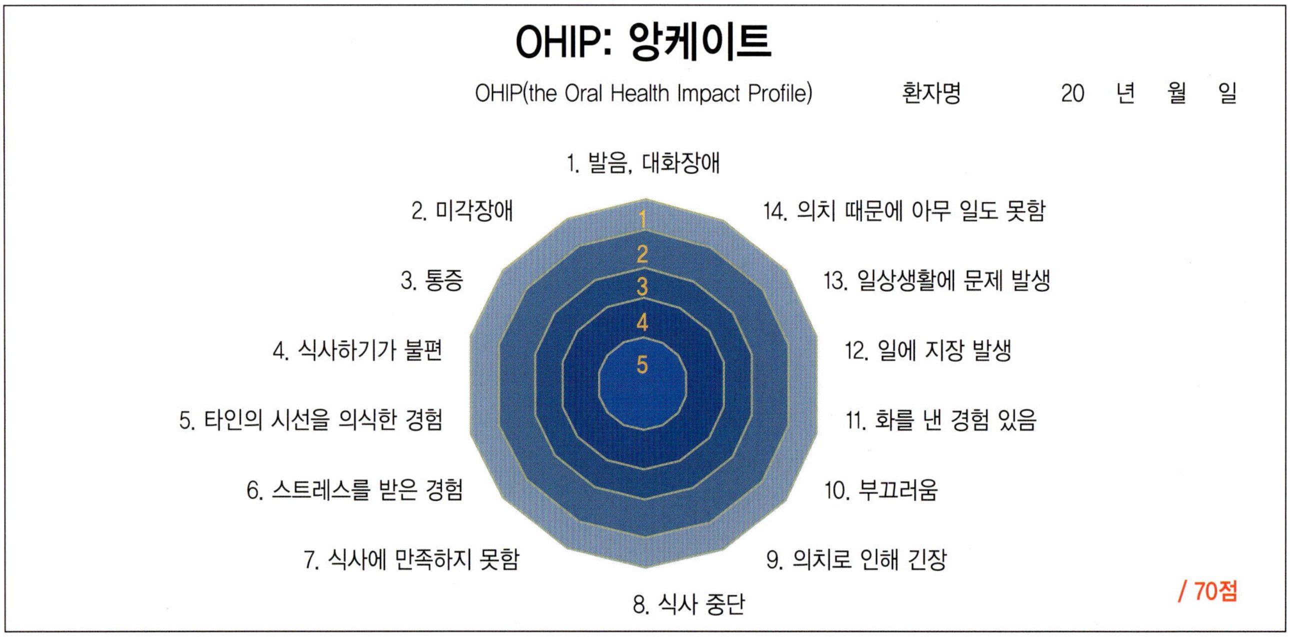

그림 4-1. OHIP 용지.

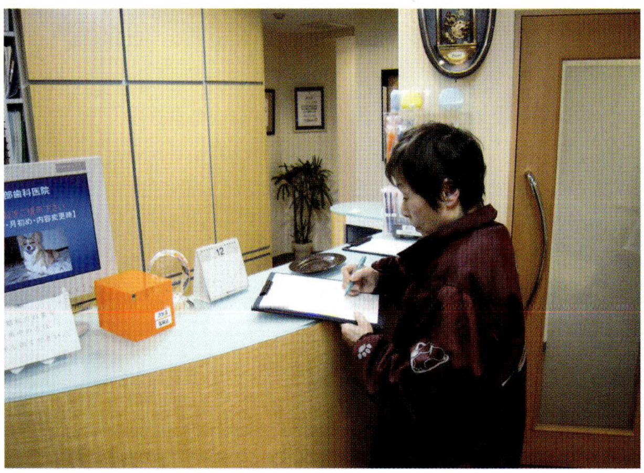

그림 4-2. OHIP를 기록하는 환자.

5 어떤 의치가 난증례 환자의 만족도를 높이는가?

– 동일한 환자에 대해 5인의 유명 치과기공사가 제작한 의치 –

POINT

의치의 제작 술식, 교합 양식, 인상 방법의 차이는 환자 만족도에 큰 영향을 미치지 않는다.

어떤 의치가 환자 만족도를 높일까? 이 질문에 독자 여러분은 어떻게 대답할까?

이번에는 대형 치과 제조업체의 강사로 활동 중인 5인의 유명 치과기공사가 제작한 동일 환자의 의치 제작 예를 소개한다(그림 5-1)[18]. 5분의 치과기공사에게 교합을 채득한 정밀 인상의 복제 모형을 배송하고 인공치 배열 → 환자의 구강 내에 wax denture 시적 → 레진 중합 → 마무리를 부탁하였다. 복제 모형에 의한 적합 정밀도의 문제가 발생하므로 실물을 환자의 구강 내에 장착해 기능을 평가하지 않았으며 그 점을 양해 바란다.

각각의 의치 제작 개념에 준해 제작된 의치는 매우 특징적이다. 2개는 좌우 모두 정상교합(A, D), 다른 2개는 우측만 교차교합이고 좌측은 정상교합(B, E), 나머지 1개는 좌우 모두 교차교합(C)이다. 그리고 그림 5-2에 소개하듯이, 제1대구치부의 인공치 배열 위치의 차이를 코메트 해석으로 정리하였다. '이렇게 다를 수 있을까?', '어떤 의치가 가장 좋은 의치일까?'라는 생각이 들 것이다.

'어떤 의치가 가장 좋은가?'라는 질문에 대한 필자의 대답은 '환자 만족도가 높은 의치'이다. 왜냐하면 5인의 치과기공사 그리고 그들의 세미나를 수강한 학생이 저마다 다른 원칙을 가지고 의치를 제작하고 오랫동안 환자를 행복하게 만든 경험이 있기 때문이다.

또 다른 예를 하나 소개한다. 표 5-1에 소개하듯이 학부 교육에서 채용하는 compound 인상 테크닉을 대표로, 교좌인상법, 치료 의치에 tissue conditioner를 깔고 동적 인상으로 의치를 최종 완성하는 방법 등 일본에는 지금까지 수많은 의치 제작법이 소개되었다. 필자의 하악 총의치 흡착 테크닉도 그 중 하나이다. 여러 의치가 환자에게 공헌한 사실을 보면 의치의 우열을 가리기는 어려우며 굳이 평가하자면 '모든 의치가 좋은 의치'라고 말하고 싶다.

교합 양식도 다르고 인공치 배열 위치도 다른데 모두가 환자를 만족시키는 의치라는 대답에 납득하지 못하는 분도 많을 것이다. 그러나 의치 제작 술식, 교합 양식, 인상 방법의 차이는 환자 만족도에 큰 영향을 미치지 않는다는 논문이 세계적으로 보고되는 것을 보면 의치 성공에서 가장 중요한 요소는 따로 존재하는 것을 알 수 있다. 그것은 최적의 교합고경과 그 고경에서 정확한 하악위를 채득하는 것이다.

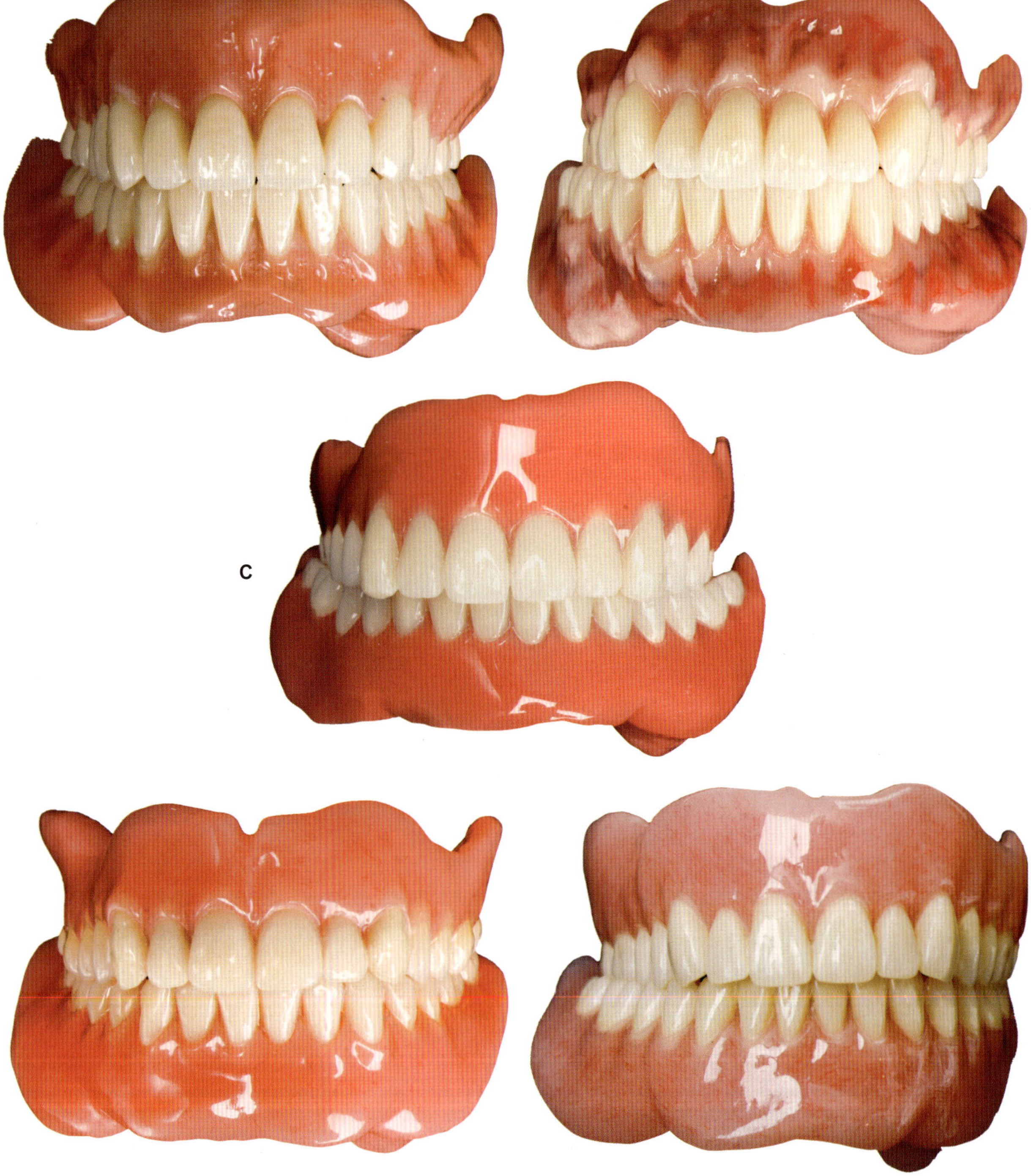

그림 5-1. 5인의 치과기공사가 동일 환자에게 의치를 제작하였다. (아베 감수, 2013.[18]) **A,** 이쿠타 류헤이(生田龍平) 제작(좌우 정상교합: lingualized occlusion). **B,** 고쿠보 쿄코(小久保京子) 제작(우측 교차교합: buccalized occlusion, 좌측 정상교합: lingualized occlusion). **C,** 고바야시 야스노리(小林靖典) 제작(좌우 교차교합: full balanced occlusion). **D,** 스야마 조지(須山譲氏) 제작(좌우 정상교합: reduced occlusion). **E,** 토다 아츠시(戸田篤) 제작(우측 교차교합: buccalized occlusion, 좌측 정상교합: full balanced occlusion).

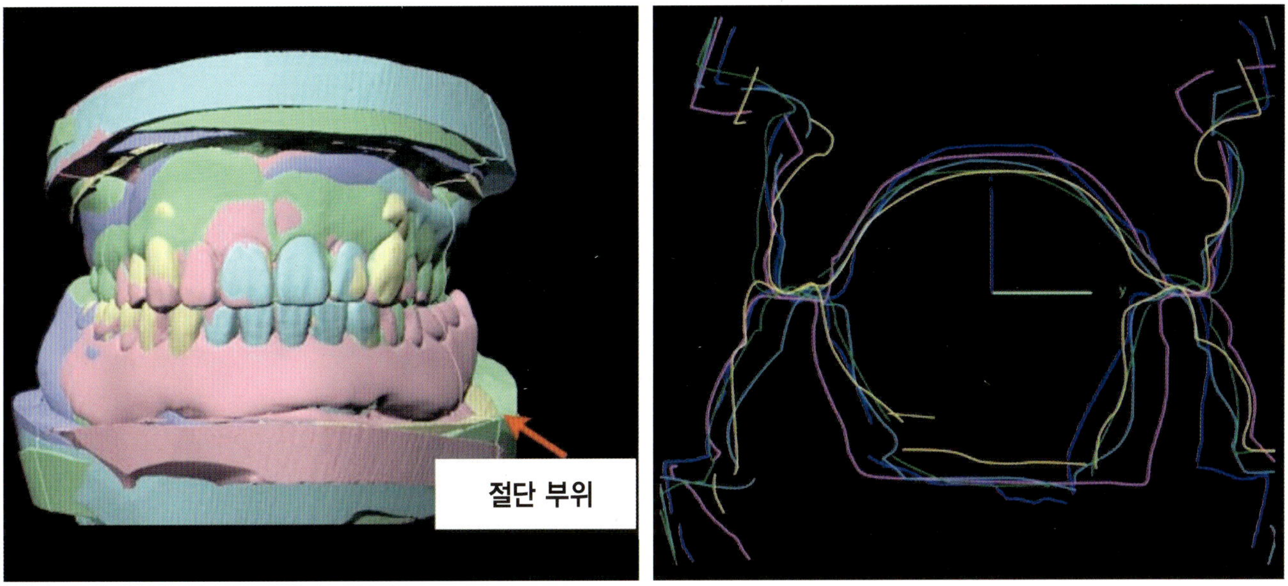

[동북대학대학원 치학연구과 노인치과학 분야: 하토리 요시노리(服部佳功), 다나카 야스에(田中恭惠) 선생 제공]
#36, 46부의 단면도(코메트 해석)
파랑: 이쿠타 류헤이[은사: 고 마루모리 켄지(丸森賢二) 선생[19,20]]
노랑: 고쿠보 쿄코(은사 : 필자[3]))
빨강: 고바야시 야스노리[은사: 야자키 히데아키(矢崎秀昭) 선생[21,22]]
녹색: 스야마 조지[은사: 후카미즈 코조(深水皓三) 선생[12]]
보라: 토다 아츠시[은사: 고 가와나베 세이지(河邊清治) 선생[24]]
〈의치 제작의 원칙〉
이쿠타: '탈락하지 않는다, 들뜨지 않는다, 씹을 때 전복하지 않는다.'
고쿠보 쿄코: '하악 총의치의 흡착'을 최우선한다.
고바야시: '방해하지 않고 기능적인 의치'
스야마: 'Flat table 치료법을 이용한 Gerber 이론을 따르는 의치'
토다: '기능적 교좌인상법을 주체로 하는 의치'
이 그림은 인공치의 배열 위치나 교합접촉 관계, 그리고 연마면 형태는 의치 제작 원칙에 따라 크게 변화하는 것을 시사한다.

그림 5-2. 제1대구치의 절단면: Cross section at first molars.

표 5-1. 가장 좋은 의치란?

- 종래 형태의 compound를 사용한 교육학적 의치[23]
- 가와나베 세이지(河邊淸治) 씨의 교좌인상에 의한 의치[24]
- 야마모토 다메유키(山本爲之) 씨의 Key Zone 배열에 의한 의치[25]
- Pound & 요코타 스스무(橫田享) 씨의 denture[26,27]
- 사쿠라이(櫻井)식 무통 denture[11]
- Watt의 neutral zone 의치[28–30]
- 아베 지로의 하악 흡착 의치[4,31–33]

모든 의치가 환자에게 받아들여졌던 과거의 사실

↓

평가 모두가 좋은 의치

↓

좋은 의치의 공통점은 무엇일까?

↓

결론 최적의 교합고경과 수평 하악위

6 의치의 성공을 좌우하는 중요 항목은 적절한 하악위를 채득하는 것

POINT

환자 만족도를 높이기 전에 의치 제작에서 가장 중요한 것은 적절한 고경에서 상하 인공치가 균등하게 접촉하는 부위를 결정하는 것이다.

앞에서 다루었듯이 다양한 인상 테크닉과 인공치 배열이 존재한다. 그리고 과거에 권장한 의치 제작법에는 하나의 공통점이 있다. 그것은 적절한 하악위에서 의치를 제작한다는 점이다. 특히 난증례에는 하악위가 불안정한 증례가 많고 적절한 교합위를 찾기가 어렵다. 그림 6-1에 소개하는 환자 만족도 구조 모델에서도 설명이 가능하다. 즉 의치를 제작하는 동안 인상법이나 인상 면적, 인공치 배열의 위치가 다르더라도 환자에게 적절한 교합고경과 적절한 수평 하악위를 채득해 의치를 제작하는 것 그리고 그것을 유지하는 것이 만족도의 향상에서 가장 중요하며, 모든 의치 제작의 성공의 열쇠가 된다. 또 주목할 점은 하악 의치의 안정도 중요한 요소이다. 하악 총의치의 강한 유지, 소위 흡착이 환자의 만족도에 크게 공헌한다는 사실이 밝혀지고 있다.

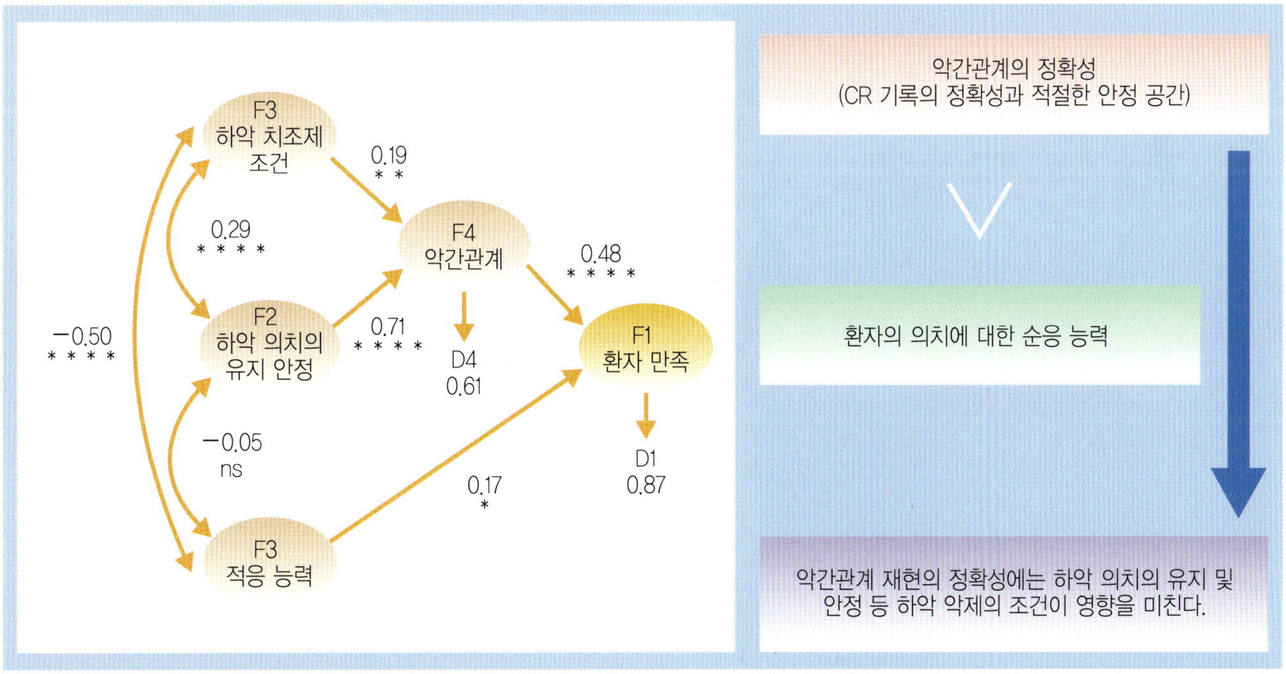

새 의치에 대한 환자 만족도가 악간관계(CR 기록의 정확성과 적절한 안정 공간)와 깊은 관련이 있고, 환자의 의치에 대한 적응 능력(의치에 대한 적응)은 이보다 적다. 악간관계의 정확성에는 하악 의치의 유지와 안정 그리고 하악 치조제 조건이 영향을 미친다.

그림 6-1. 환자 만족도 구조 모델(잠재 변수와 통계학적 유의 경로). (Fenlon et al., 2008.[3])

1. 의치 제작의 기본(피라미드) – 난증례를 제어하려면 –

해설 1. 최적의 교합고경을 찾아 적절한 수평 하악위 부여

대합이 안정되는 위치를 확실하게 결정하는 것이 환자 만족도를 높이는 데 있어 가장 중요하다.

세계적으로 다양한 인상법이 있고, 각각의 원칙에 따라 의치상의 치조제 점막을 덮는 양이 다르며, 인공치 배열 위치나 교합 양식도 달라진다. 그러나 환자가 만족하려면 어떤 의치에나 반드시 지켜져야 할 핵심이 있고 그것이 최적의 교합고경과 적절한 하악위이다. 그리고 그것이 가장 확실한 의치 제작의 정점으로 인식되고 있다.

그림 6-2의 피라미드는 의치 제작 시 우선순위를 정한 개념도인데, 인상보다 적절한 하악위의 채득이 중요하게 배치된 것이 특징적이다. 결론을 말하면, 적절한 하악위의 채득, 인상채득, 교합 양식이나 인공치 배열순으로 중요하고 환자 만족도에도 영향을 미친다. 또한 입을 벌리면 탈락하는 상악 의치가 하악 의치의 불편에 비해 환자의 신뢰를 가장 떨어뜨리는 것도 명백하다. 올바른 대합 관계를 결정하지 못하면 배열해서는 안 된다.

이렇게 의치의 난증례에서 술자가 고전하는 부분은 하악위가 불안정하고 치조제가 크게 흡수한 증례이며, 하악위를 제어하는 치과의사가 명의라고 단언할 수 있다.

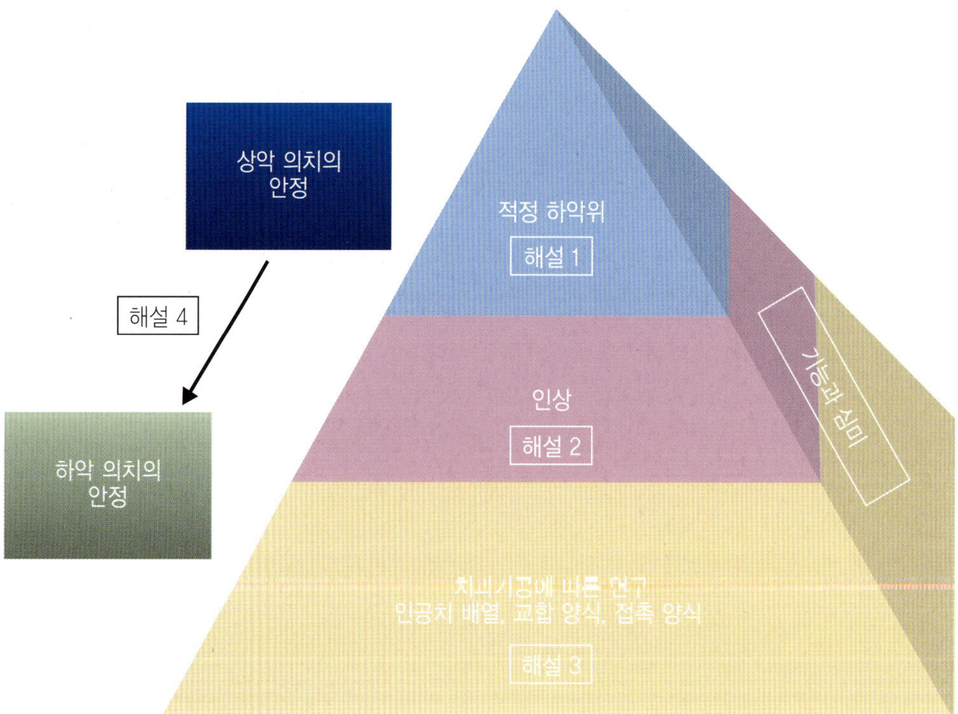

그림 6-2. 의치 제작 시 우선도.

해설 2. 의치상 면적에 대한 견해

다양한 인상 방법이 있고 의치상이 덮는 범위도 의치 제작 원칙[35]에 따라 차이가 있다(그림 6-3). 그러나 다음의 해부학적 landmark를 준수해 의치상 면적을 최소 필요한 만큼 확보하는 것이 의치의 수준을 높이는 데 있어 중요하다.

현재 일본의 대학에서 행해지는 치과 보철 교육은 '근육의 부착부라고 생각되는 곳까지 의치상을 확대 연장해 내압 면적을 넓혀 저작력을 높인다'를 기본 원칙으로 정하고 있다. 이 원칙에 근거해 총의치의 70%가 성공한다고 생각해 저명한 치과의사마저도 의치 하악골 외사면을 포함시키듯이 인상을 채득하는 경우가 많다. 그러나 골외사선은 어디까지나 근육이 부착되어 있다고 생각하는 위치이고 부착이 골외사선 내측 치조정 부근에 존재하는 경우는 해당되지 않는다. 그런 증례는 오히려 과장 확대되어 의치가 개구하면 협점막에서 튕겨 나온다. 따라서 과거에 소개된 수많은 의치 제작법을 정리한 결과, 최소한의 상 면적의 획득과 의치의 안정 유지를 생각하면 협측 landmark는 치은 점막 이행부가 좋다고 생각한다. 한편 최대 크기는 근육의 부착부까지 확대된 의치상이 된다. 많은 의치는 이 두 크기 내에 분포한다. 지지 영역이 부족한 문제는 인공치의 배열 위치로 보완한다.

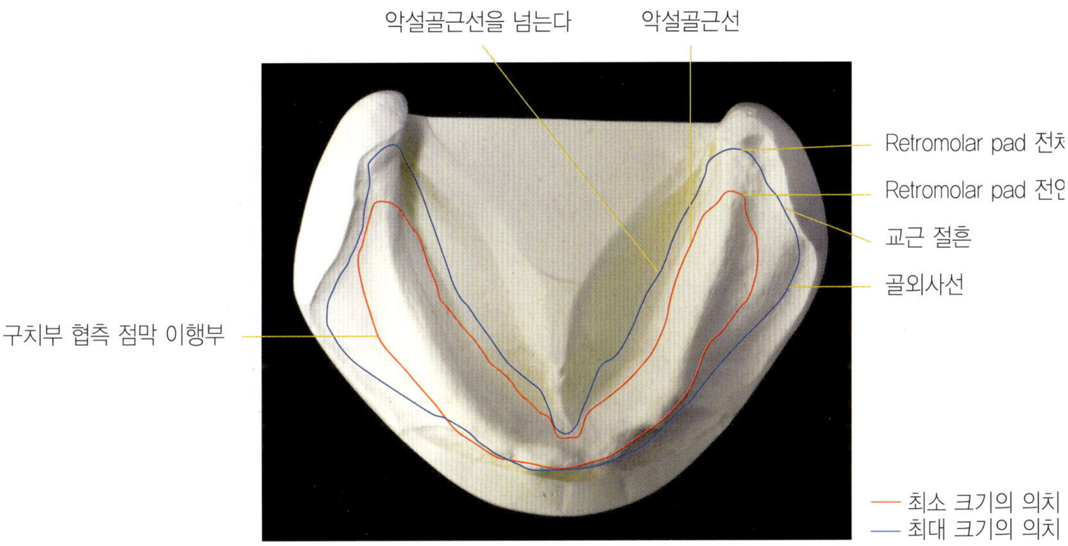

그림 6-3. 제작 개념에 따라 다른 의치상 면적.

해설 3. 인공치 배열과 교합 양식

인공치의 배열 위치는 치조제 조건이나 대악 관계에 따라 변화한다[36,37]. 특히 하악에서 피복 범위(지지 영역)가 큰 의치상은 자연치가 있던 곳에, 피복 범위가 좁은 의치상은 치조정 부근에 인공치를 배열한다. 지지력, 유지력을 고려해 인공치의 배열 위치와 교합 양식을 선택한다(그림 6-4).

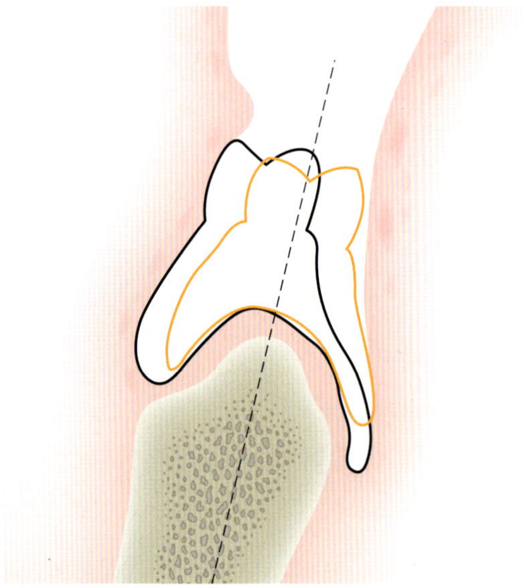

그림 6-4. 다양한 조건에 따라 인공치 배열은 변화한다.

역사적인 관점에서 안전한 교합 양식은 balanced occlusion이다. 그러나 현재는 총의치에 견치 유도를 부여해도 balanced occlusion과 만족도에 큰 차이가 없다는 논문도 증가하고 있다. 저작 중에 음식이 상하 치아에 들어가 분쇄될 때 치아는 접촉을 상실한다. 바꿔 말하면 저작 초기의 stroke를 제외하고 chewing cycle 범위에서 견치가 부딪히는 일은 거의 없으므로 총의치에서 견치 유도든 balanced occlusion든 어떤 교합 양식을 부여해도 큰 문제가 없다고 한다. "무치악에서 견치 유도 따위는 있을 수 없다"고 balanced occlusion 신봉자는 따지겠지만 이것도 "듣고 보니 그렇네요!"라고 납득할 만하다.

따라서 환자 만족도에 있어서 '인상의 중요성'이나 '교합 양식의 차이의 비중'이 그만큼 높지 않다는 것을 알 수 있다. 상하가 물리는 교두감합위를 정확하게 부여하지 않으면 배열과 교합 양식은 없다. '인상이나 교합 양식은 아무래도 좋다'는 것이 아니다. 난증례에 관해서는 교합고경과 수평적 하악위의 채득, 바꿔 말하면 "교합을 정확하게 재현한다!"는 가장 중요한 핵심에 집중력을 발휘해야 한다고 말하고 싶다.

해설 4. 상악 의치의 탈락과 하악 의치의 들뜸

총의치의 첫 번째 문제는 상악 의치의 탈락, 두 번째 문제는 하악 의치의 들뜸이므로(그림 6-5), 최우선은 상악 의치의 흡착과 안정이다. 대화하거나 식사할 때에 상악 의치가 탈락하는 일만큼 부끄러운 일도 없기 때문이다.

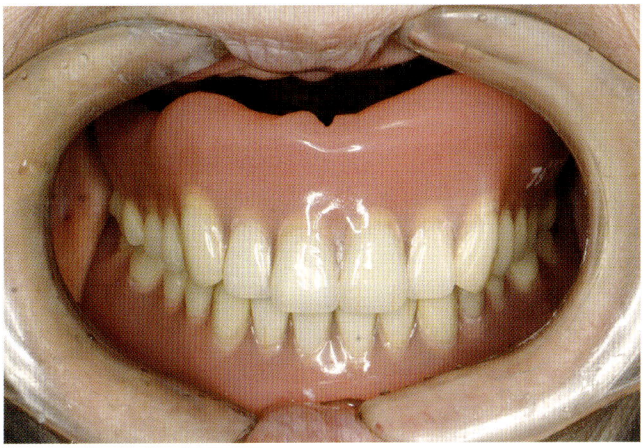

첫 번째 문제: 상악 의치의 탈락

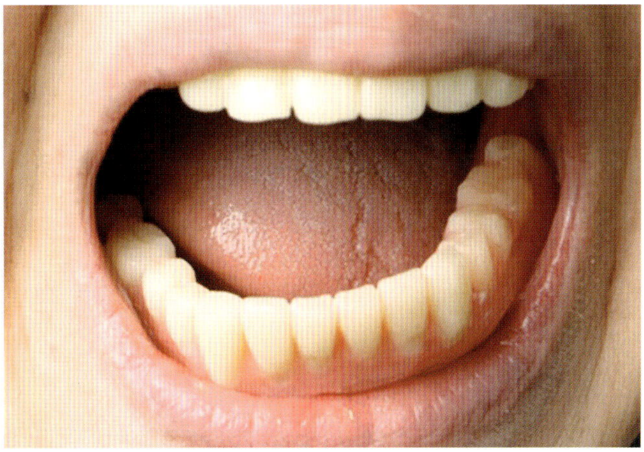

두 번재 문제: 하악 의치의 들뜸

그림 6-5. 총의치의 문제.

해설 5. 네 가지 의문

앞의 결과를 토대로 네 가지 의문에 대답해 보자. 아래의 대답이 난증례의 문제 해결과 관련이 있기 때문이다.

1. 큰 의치와 작은 의치 중에 어떤 것이 좋을까?
2 인공치는 항상 자연치가 있던 곳에 배열해야 하나?
3 의치의 형태는 좌 · 우 대칭일까?
4 연마면은 항상 볼록한 형태가 좋을까?

1. 큰 의치와 작은 의치 중에 어떤 것이 좋을까?

책에 소개되는 많은 의치를 보면 의치의 형태나 의치상의 크기에 시선을 빼앗기곤 한다.

의치의 크기를 말할 때 임상에서는 '크게 만들면 거추장스럽다', '작게 만들면 불안정하다'고 한다. 또한 커다란 상 외형이 맞다고 주장하는 사람은 작은 의치를 인정하지 않고, 반대로 작은 의치를 주장하는 사람은 "왜 그렇게 큰 의치가 필요한지 모르겠다"며 서로를 비판한다. 시각을 바꾸면 서로에게 단점이 있다는 것이다. "환자에게 적당한 크기의 의치란 어떤 것일까?"라는 질문에 아직까지 명쾌한 대답이 존재하지 않는다는 것이 혼란을 초래하는 이유이며, 어느 한쪽이 옳다고 손을 들어 줄 수 없다. 필자의 임상 경험에서 보면 어떤 의치든 70%의 성공률을 보장한다.

Compound로 의치를 제작했는데, 환자가 "커서 장착할 수 없다"고 호소해 wax denture로 교좌인상을 채득해 의치를 작게 완성한 예, 반대로 "의치가 입에서 논다"고 해서 compound로 크게 재제작한 예가 있는 것처럼 매번 다른 원칙을 가지고 의치를 제작한 경험이 있기 때문이다. 그림 6-6은 앞에서 설명한 5인의 치과기공사가 동일 증례에 대해 의치를 제작한 것 중 2개이다. 보는 것처럼 의치상의 크기가 다르다. 그러나 거의 동일한 교합고경, 동일한 하악위

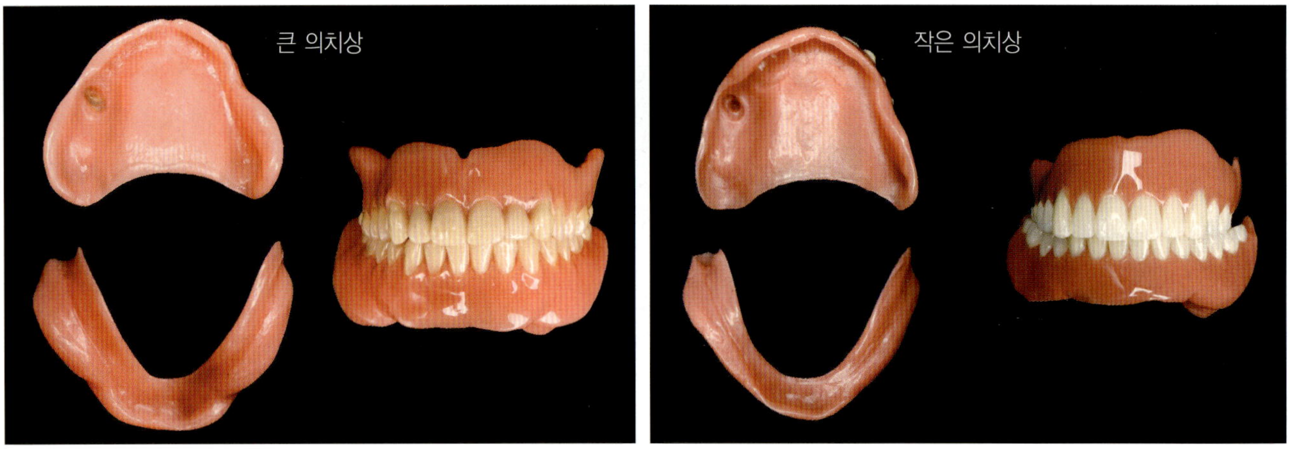

RDT. 스야마 조지 (동일 환자 증례) RDT. 고바야시 야스노리

의치의 크기는 의치 제작 개념에 따라 크게 변화한다.
좌측 그림: 근육의 부착부까지 의치상연을 확대하는 compound technique 개념에 환자의 기능인상을 더한 의치 제작법
우측 그림: 무구개 의치를 대표하는 야자키 히데아키 씨의 방해가 되지 않는 작은 의치상을 제작하는 개념
제작 원칙에 따라 의치상의 크기가 변한다.

그림 6-6. 의치 제작 개념에 따라 달라지는 의치의 크기.

에서 교합이 채득되고 동시에 의치상은 해부학적 landmark를 포함하고 있어 환자를 만족시키는 조건이 충족되었다. 환자의 치조제 상태와 기능에 적합한 치조제의 크기를 결정할 때는 작은 기초상의 개인 tray에 인상재를 축성하고 기능인상을 채득하는 방법이 좋다고 생각한다(제2장 참조).

2. 인공치는 항상 자연치가 있던 곳에 배열해야 하나?

의치상의 크기의 차이는 지지력의 차이로 발현되며 그 문제는 인공치를 배열할 때 연구하여 해결할 수 있다.

상이 크면 인공치는 치조정의 외측, 즉 자연치가 있던 위치에 배열하면 설방을 침해하지 않아 생리적이라는 의견, 의치상이 작으면 인공치는 의치의 전복을 피하기 위해 치조정 부근에 배열하면 좋다는 의견으로 갈린다. 후자는 설방은 침해될지 모르지만 어쨌든 거추장스럽지 않고 의치를 편하게 착용하는 것을 목적으로 한다. 의치상을 삼각대에 비유하면 크게 벌어지는 다리 쪽으로 인공치를 배열할 자유도가 증가하며, 작은 다리는 안정된 장소를 찾아 치아를 배열하는 것이 된다. 환자가 의치를 쾌적하게 사용할 수 있도록 각각의 입장에서 기술로 보완한다. 따라서 인공치는 항상 자연치 위치에 배열해야 하는가라는 질문에, 의치상의 크기나 제작 원칙에 따라 변경해야 한다고 대답할 수밖에 없다(그림 6-7).

3. 의치의 형태는 좌우대칭일까?

5인의 치과기공사 도전 증례처럼(p.18 참조) 하악 자체가 턱관절이나 근육의 기능 이상으로 인해 회전 이동하는 경우 의치는 좌·우 대칭이 될 수 없다. 좌·우가 대칭이 되는 증례는 상당한 비율을 차지하지만, 무치악 환자에서 턱관절의 형태 이상이 많이 목격되는 현재, 절대적이라 말할 수 없다. 그림 6-8은 하악이 회전한 증례이고, 치료용 의치를 장착해도 하악과두가 정상 위치로 돌아갈 가능성이 낮아 좌·우 비대칭의 형태가 된다.

5인의 치과기공사 중 몇 명이 이상한 대악 관계를 고려해 편측만 교차배열한 것도 그 이유다.

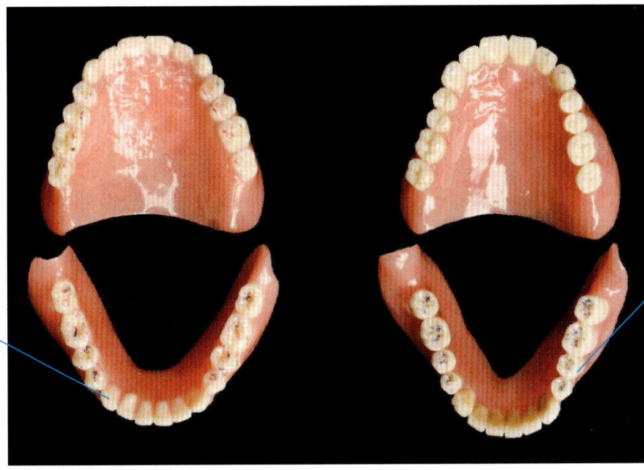

그림 6-7. 상의 크기가 같더라도 제작 개념에 따라 인공치의 배열 위치는 변한다.

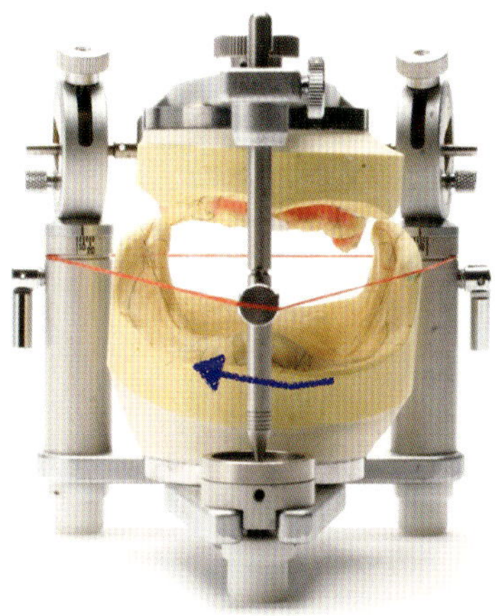

그림 6-8. 하악이 우측으로 틀어진 증례(p.18 증례에서).

4. 연마면은 항상 볼록한 형태가 좋을까?

연마면이 이상하게 부푼 증례를 잡지에서 볼 수 있는데, 그것은 협근의 기능 저하에 따른 것이며 무치악이 되어도 평소처럼 기능을 발휘할 수 있는 환자라면 연마면의 이상이라고 말할 정도로 과장된 풍융은 오히려 기능운동에 방해가 된다.

그림 6-9, 6-10의 증례는 건강하게 통원하던 환자가 알츠하이머병에 걸려 의치의 통증을 호소하며 재내원한 예이다. 뺨의 운동이 둔해져 음식이 협측 구치부에 정체된다고 호소했는데, 연마면을 풍융하게 했더니 문제가 해결되었다(그림 6-9).

이렇게 연마면의 형태는 뺨의 기능의 강약에 의해서도 달라진다. 술자가 '환자의 협근의 활동성을 감안해 compound로 변연을 형성하는 방법'은 풍부한 경험이 필요하며 초보자에게는 상당히 어려운 인상법이다. 그런 의미에서 손잡이가 없는 기능인상용 트레이 또는 기능적 교좌인상법으로 환자가 스스로 움직여 얻을 수 있는 연마면 형태를 모방하는 것이 환자에게 보다 적합한 형태를 재현할 수 있다(그림 6-10).

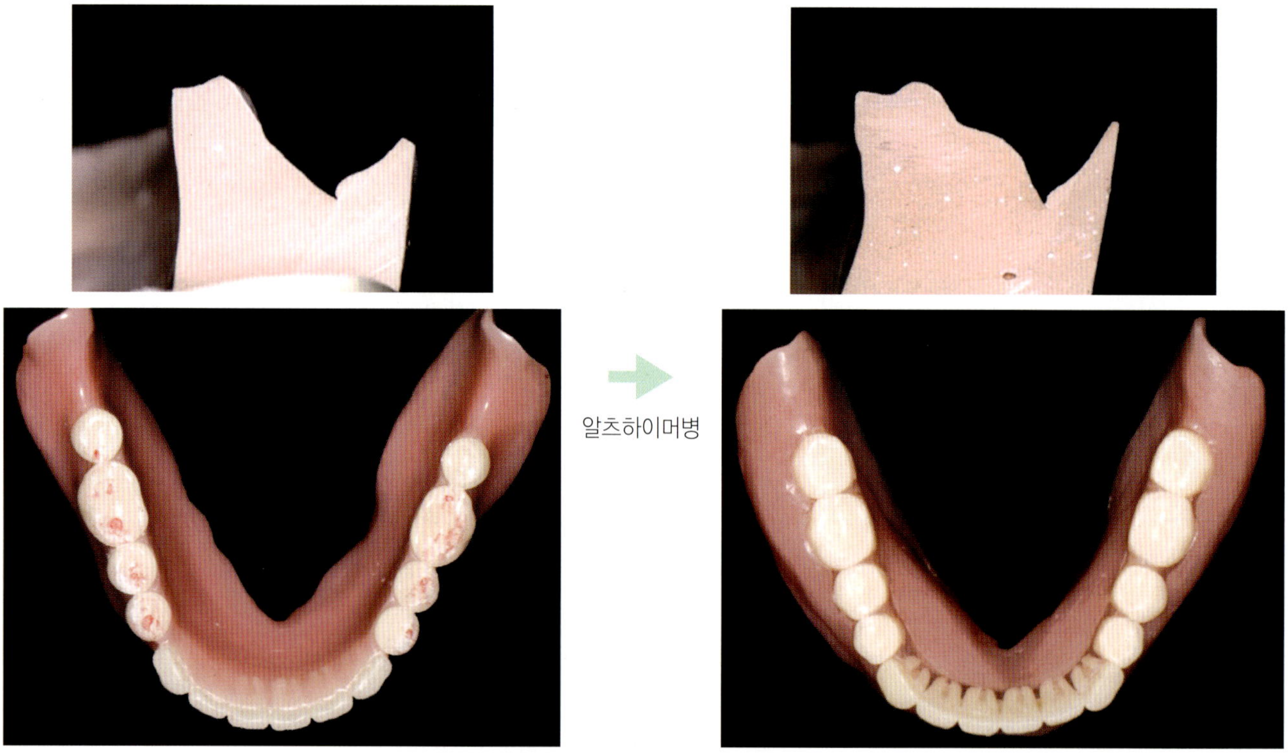

함몰 형태
Concave buccal polished surface

볼록 형태
Convex form of the buccal polished surface

그림 6-9. 협근의 기능 저하에 맞춘 연마면 형태.

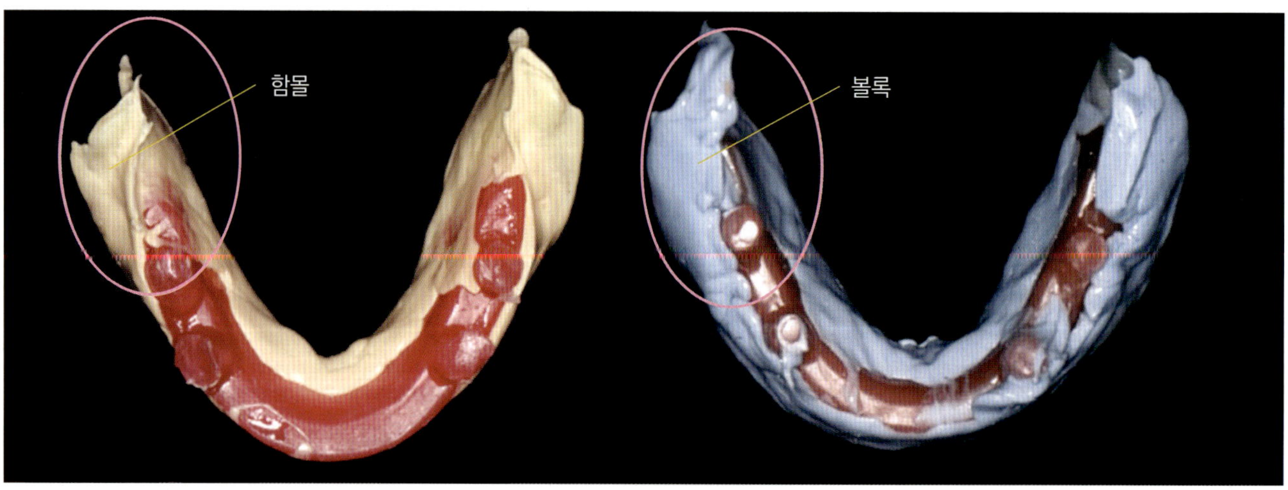

협근의 활력(강함)

협근의 활력(약함)

그림 6-10. 협근의 활력도가 다르면 의치상 후연의 형태도 달라진다.

제 2 장

난증례와 하악 흡착 의치, BPS

1 최적의 악간관계를 얻기 위한 의치 제작 시스템 (BPS)

POINT

BPS의 장점은 구 의치의 악습관을 제거하고 3단계로 악간관계를 결정하는 것이다

일반 임상에서 경험이 풍부한 치과의사는 주로 인상 기술에 중요성을 느끼고 있어 환자를 만족시키는 데 반드시 필요한 적정 교합고경의 채득, 수평 하악위의 결정에 대해서는 충분한 주의를 기울이지 않는다. 하악위의 진단에 유효한 턱관절 방사선 촬영이나 gothic arch 묘기법을 실천하지 않고 경험과 감각에 의지해 상하 wax rim을 물려 교합채득을 종료하는 증례를 볼 수 있다. 또한 미래를 담당할 젊은 치과의사들은 기존의 경험에 의존하는 방법보다 체계

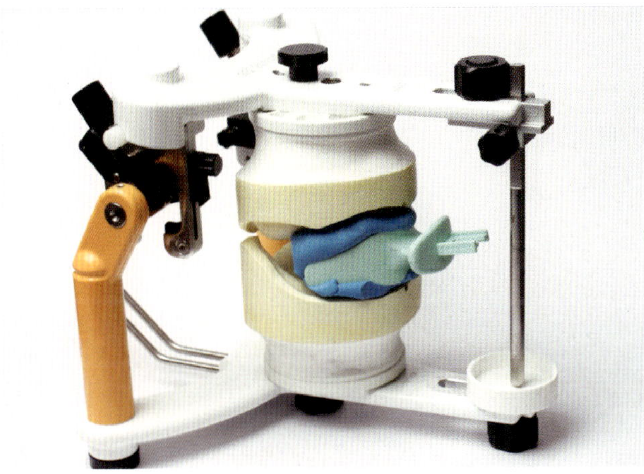

① Centric tray를 사용해 간이 교합채득한다.

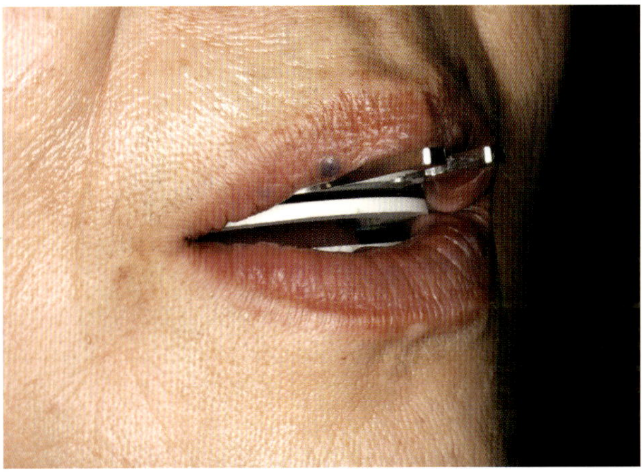

② 정밀 인상 후, 발음 상태를 확인하고 교합고경을 재확인한다.

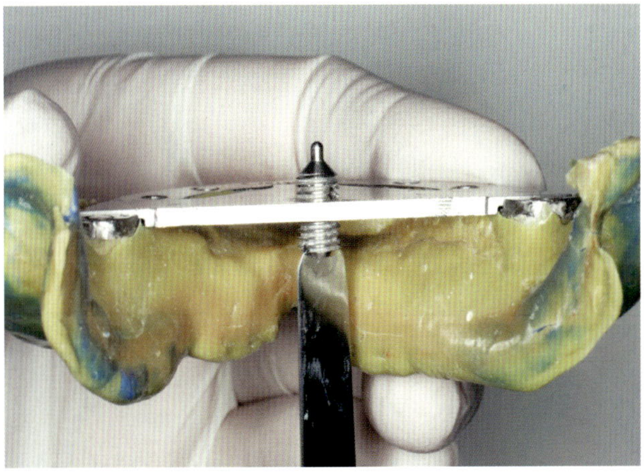

③ Gothic arch 묘기 스타일러스의 높이를 적절한 정도로 조절한 후 수평 하악위를 결정한다.

그림 1-1. 3단계에 걸쳐 교합을 결정한다.

적인 방법을 원하며 이런 경향은 세계적으로 확산되고 있다. 의치의 질을 떨어뜨리지 않고 최적의 악간관계를 채득해 보다 간단하고 확실하게 의치를 완성하는 것이 난증례의 극복으로 이어진다고 생각하기 때문이다. '필요 없는 실수를 줄이고 의치를 체계적으로 완성한다.' 그것이 Ivoclar Vivadent사가 개발한 BPS(Bio-function Prosthetic System: 생체 기능적 보철 기구)이다[1-5]. 단언컨대 개인적인 이유에서 한 회사만을 고집하는 것이 아니다. 확실한 방법이므로 독자에게 소개할 뿐이다.

필자가 BPS를 추천하는 이유는 두 가지이며 교합채득 시 장점이 있다.

첫 번째 이유는 3단계에 걸쳐(그림 1-1) 악간관계를 결정하는 제작 과정에 있다.

① 예비 인상채득과 동시에 centric tray를 사용해 간이 교합채득한다.

② 정밀 인상 종료 후에 발음을 해 교합고경을 재확인한다.

③ 정밀 인상체를 사용해 gothic arch를 묘기하고 수평 하악위를 결정한다.

제작 시스템에 준해 앞의 3단계를 거쳐 적정 하악위를 채득하는 과정은 다른 시스템에는 없는 장점이다.

두 번째 이유는, 정밀 인상이 종료될 때까지 약 1시간이 필요하므로 gothic arch를 묘기할 때에 deprogramming(표 1-1, 그림 1-2), 즉 지금까지 사용한 의치의 부적절한 습관성 하악위의 프로그램을 배제한 상태에서 ②의 교합고경의 재확인과 ③의 수평 하악위가 채득되기 때문이다.

의치를 제작하는 과정에서 가장 중요한 적정 하악위를 채득할 수 있는 최고의 시스템이며, 중요한 항목을 정리한 피라미드 정점(p.19 참조)을 확실하게 만족시키는 의치 제작 시스템이므로 추천한다.

아울러 전 세계 2곳의 회사에서 채용한 CAD/CAM denture 제작 시스템도 3회에 걸쳐 의치의 완성이 가능하다고 홍보하고 있으며, 2곳 모두 제작 과정 내에 Gothic arch 묘기법이 포함되어 있다. 의치 환자의 만족도를 높이는 데 가장 중요한 것은 적절한 하악위의 채득이며, 의치 제작의 우선순위를 표시한 피라미드의 정점을 확실하게 파악하고 있다. 이는 세계 기업가들의 빈틈없는 현명함을 깨닫게 한다.

표 1-1. Deprogramming

예가시 유세이[38]	Cotton roll을 약 5~15분 구치부에 올려 근육의 기억을 해제한다.
Wise MD[39]	보통 deprogramming에는 약 5~10분이 필요하고, 유도가 곤란한 환자는 15~30분이 걸린다.
Downs DH[40]	Deprogramming에는 최소 15~30분이 걸린다.

근육, 치주조직이나 턱관절에 있는 고유수용기 정보를 해제할 것

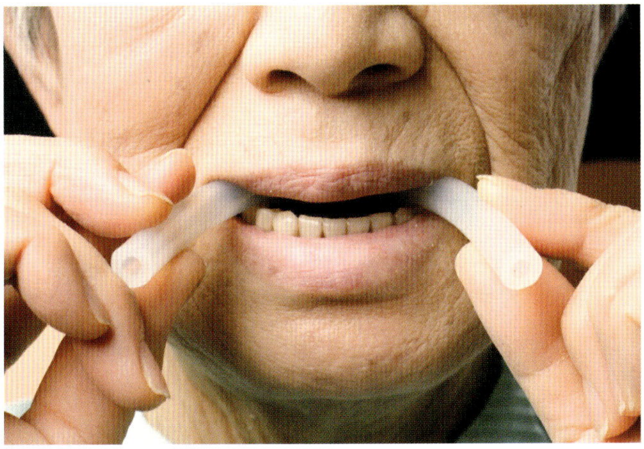

① 고무 튜브 훈련(와다정밀)
약 3~5분 간 고무 튜브나 컴락을 계속 씹으면 구 의치의 하악위의 기억(프로그램)을 해제할 수 있다.

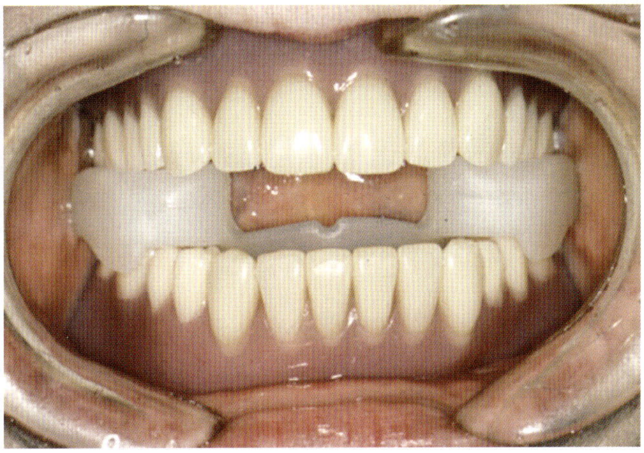

② 컴락(아이치현의 平岩愼次 선생이 고안)

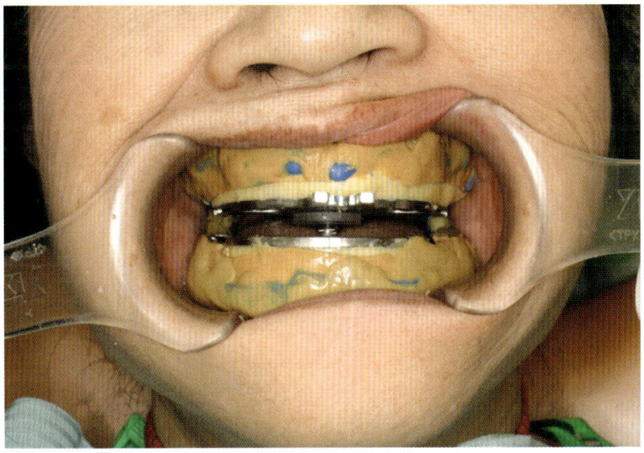

③ BPS의 인상, 약 1시간 소요
(Ivoclar Vivadent)
상하 인상을 채득하는 동안 구 의치의 불량한 하악위의 기억이 해제된다.

그림 1-2. Deprogramming. 근육 피로법을 이용해 습관성 교합위를 수정한다.

2 하악 흡착 테크닉과 BPS 의치의 제작 과정

BPS는 다수치 결손, 상하악 무치악의 총의치, implant overdentrure 등 폭넓은 범위에서 활용할 수 있는 의치 제작 시스템이다. BPS에 하악 총의치의 흡착 테크닉(그림 2-1)을 병용하면 보다 수준 높은 의치를 제작할 수 있다. 재

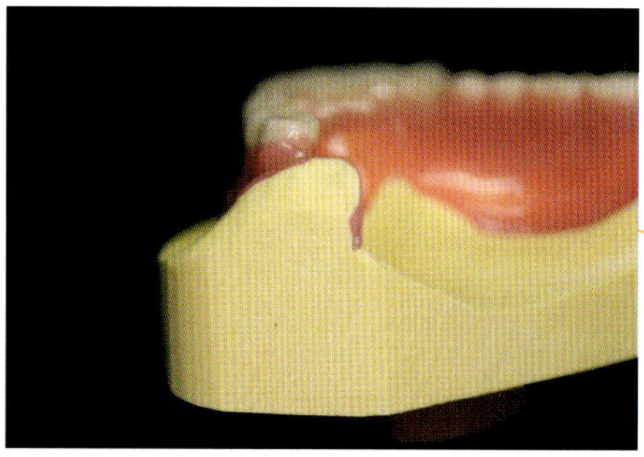

① 의치상 내면과 retromolar pad부의 접촉형 봉쇄.
Retromolar pad부의 주목적인 봉쇄는 적합이 좋은 개인 tray가 retromolar pad 전체를 덮으면 완성된다. 가능한 한 retromolar pad를 변형시키지 않는 예비 인상이 필요하므로 Frame Cut Back tray를 사용하는 방법이 좋다.

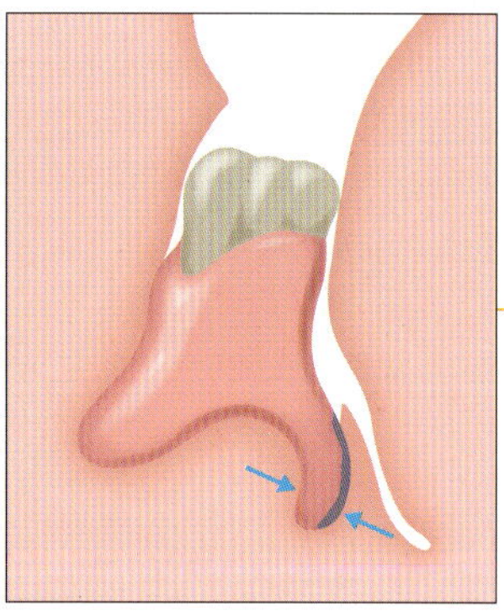

⑥ 설하주름부의 sponge상 조직에 의한 견고한 봉쇄.
두꺼운 의치상연이 흡착 효과를 최대한 발휘한다.

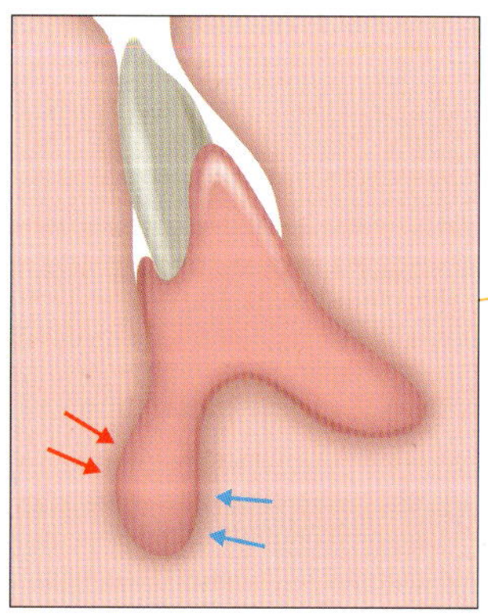

⑤ 전치부 내외측 2중 봉쇄.
전치부 의치상이 순측에서는 구순에, 설측에서는 치조제 점막에 끼여 봉쇄가 완성된다.

하악 총의치의 흡착을 실현하는 데 가장 중요한 것은 흡착 mechanism을 이해하는 것이다.

그림 2-1. 하악 총의치의 흡착 mechanism. (아베 외, 2011.[3])

료는 주로 비보험 진료용 제품을 사용하는데, 일단 부품을 구비하면 보험 진료에도 적용할 수 있다. 환자가 허락하는 경제 상황하에서 구강 1단위의 치과치료를 실천할 때 BPS는 매우 합리적이며 유용하다.

이번에는 개략적인 제작 과정을 소개한다(사용 재료와 제품의 문의처는 Ivoclar Vivadent).

③ Retromolar pad 의치상 상부에서 봉쇄. 혀와 협점막이 retromolar pad부에서 접촉한다(BTC point: Buccal Mucosa-Tongue-Contact point). Retromolar pad부의 2차 봉쇄 역할을 담당한다.

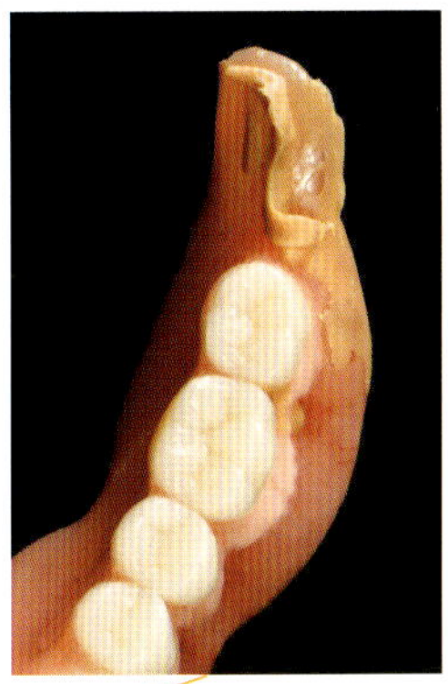

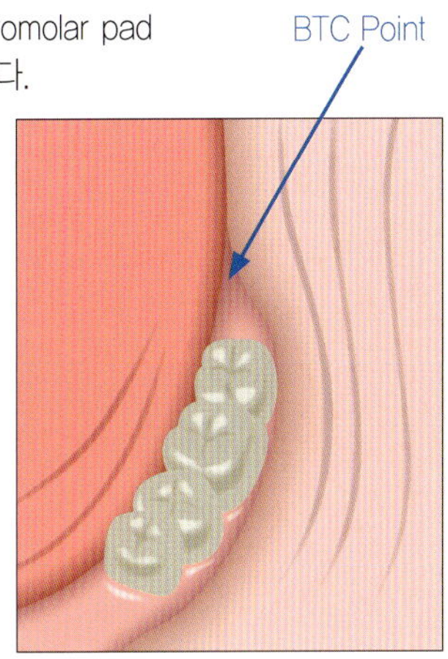

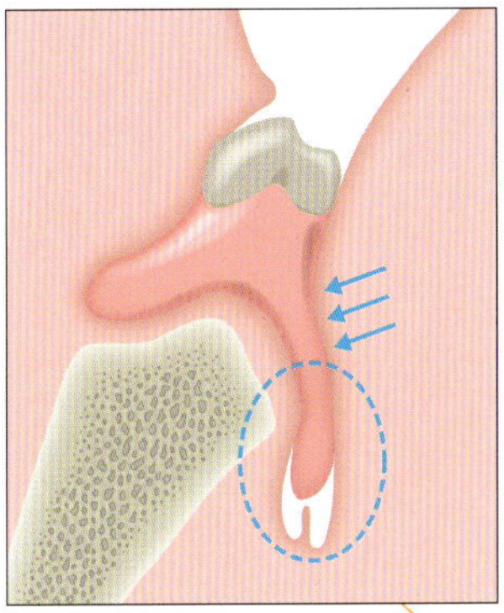

② 후악설골근와의 보상성 봉쇄. 혀의 측면이 의치상 설측 연마면을 누르면 봉쇄가 완성된다. 악설골근선을 2~3mm 연장한 곳에 의치상연을 설정한다.

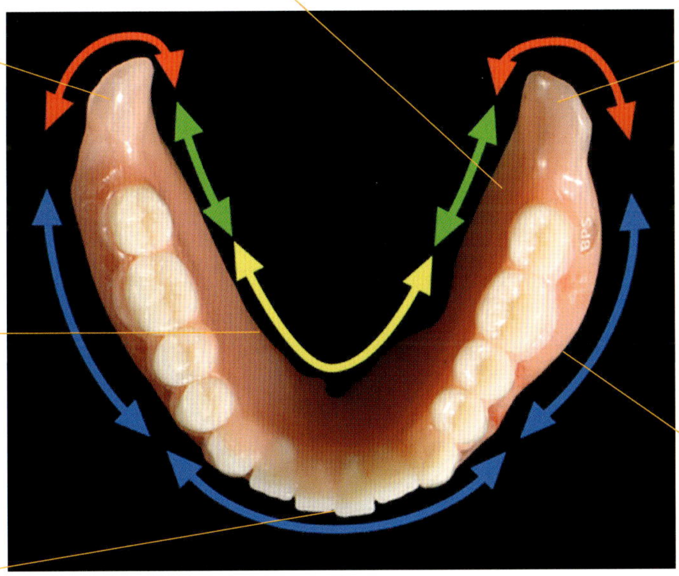

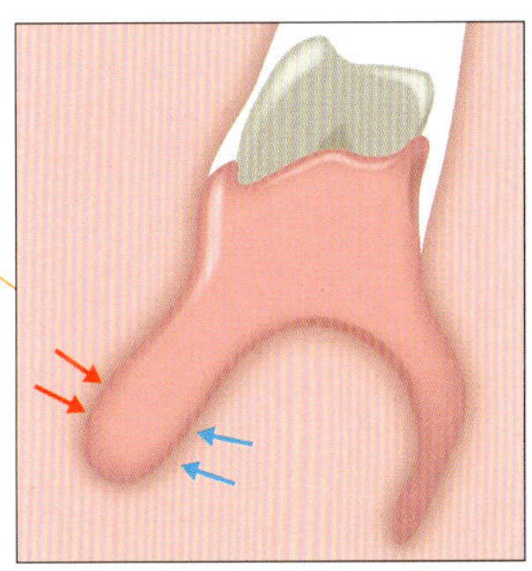

④ 구치부 협측의 내외측 2중 봉쇄. 구치부 의치상이 협측에서는 협점막에, 설측에서는 치조제 점막에 끼여 봉쇄가 완성된다.

1. 예비 인상(그림 2-2)

상악 예비 인상은 해부학적 landmark를 채득할 수 있는 Accu tray에 알지네이트 인상재(Vival)를 사용한 double impression technique을, 하악에는 Frame Cut Back tray(Morita)를 이용한다.

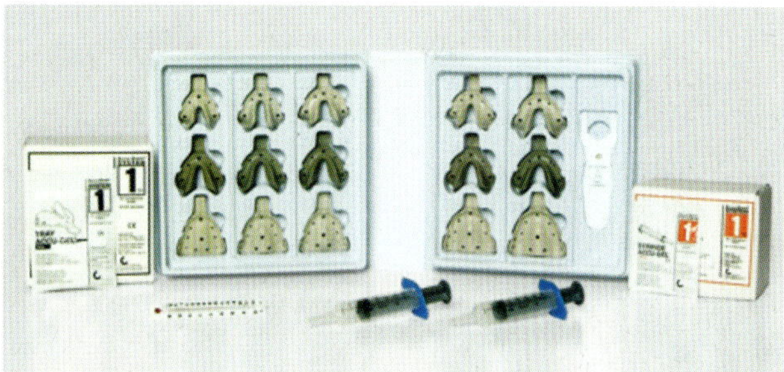

Accu Dent System

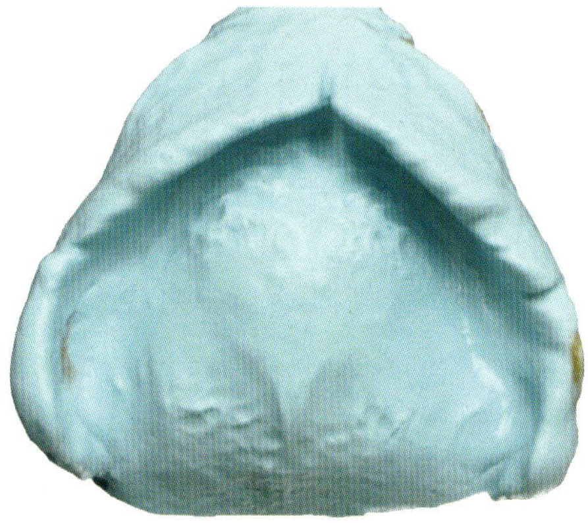

상악 예비 인상(Accu Dent System, Vival)

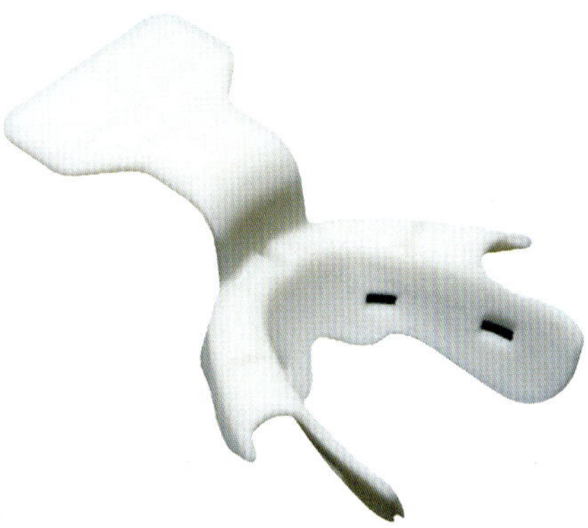

Frame Cut Back tray

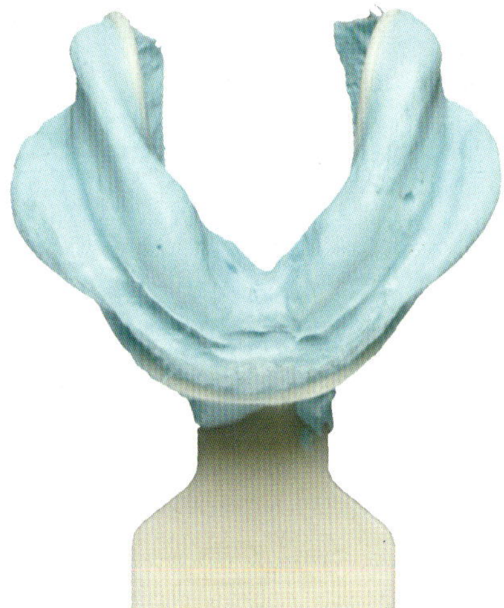

하악 예비 인상(Frame Cut Back tray, Vival)

그림 2-2. 예비 인상.

2. Centric tray에 의한 간이 교합채득(그림 2-3)

Centric tray(Ivoclar Vivadent)에 의해 예비 인상 시에 교합을 간단히 채득할 수 있다. Silicone putty 또는 혼수비를 조절해 유동성을 낮춘 알지네이트 인상재를 centric tray 상하에 축성하고 구강 내에 넣는다. 사전에 계측한 교합고경까지 정확하게 물게 하고 경화 후 구강 밖으로 꺼낸다. 지금까지 맞지 않은 wax rim으로 고통받았던 시간을 크게 절약할 수 있다. 그리고 이 centric tray를 사용해 대략적인 교합고경에서 인상용 개인 tray를 완성한다.

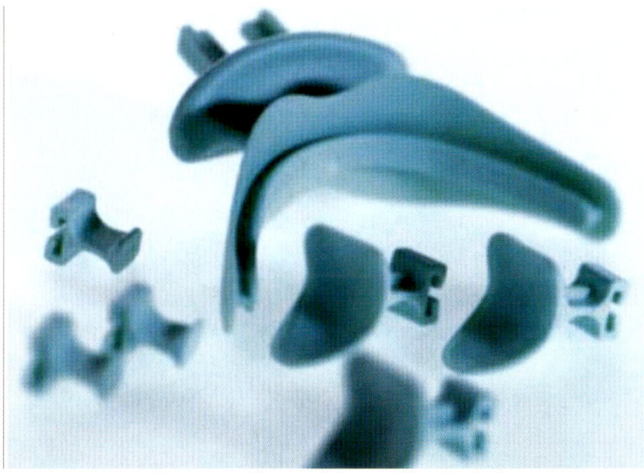

Centric tray

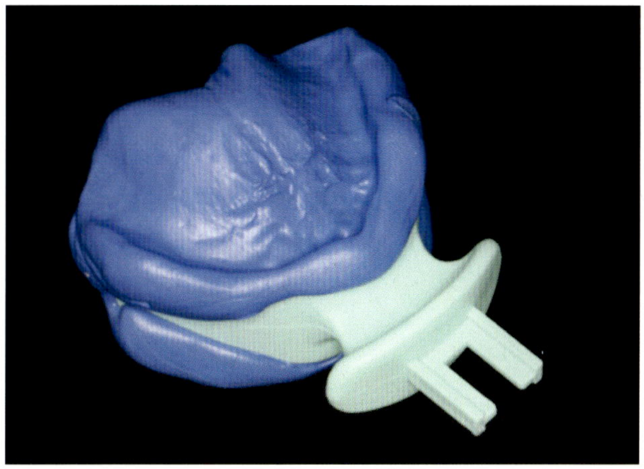

완성한 간이 바이트(Virtual: Virtual putty 사용)

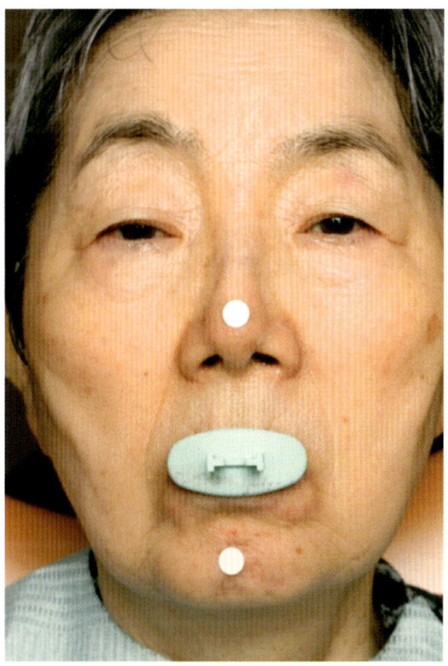

교합고경을 계측하고 인상재를 올린 centric tray를 적정 고경까지 물게 한다.

그림 2-3. Centric tray에 의한 간이 교합채득.

3. 예비 인상 모형을 교합기 정중앙에 설치하는 horizontal guide(그림 2-4)

상하악의 예비 인상 모형이 완성되면 horizontal guide를 사용해 교합기의 이상적인 위치에 하악 모형을 기계적으로 설치한다. 교합평면이 전후 · 좌우로 기울지 않고 모형의 mounting이 가능한 '매력적인 기구'이다.

Horizontal guide로 규정된 교합평면과 일치한 곳에 Gnathometer M의 bite rim mount(흰색 플레이트)를 설치한다. 상하악 개인 tray를 완성해 정밀 인상 준비를 마친다.

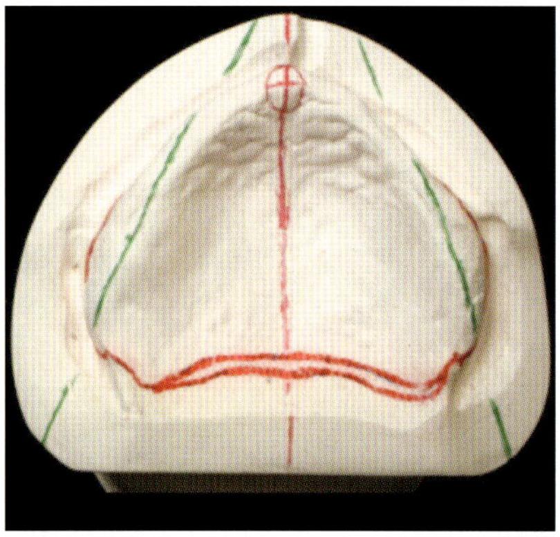

상하 예비 인상 모형

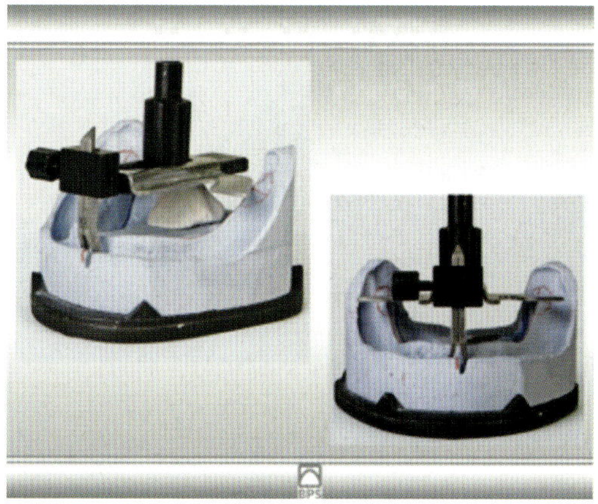

Horizontal guide(다른 증례)

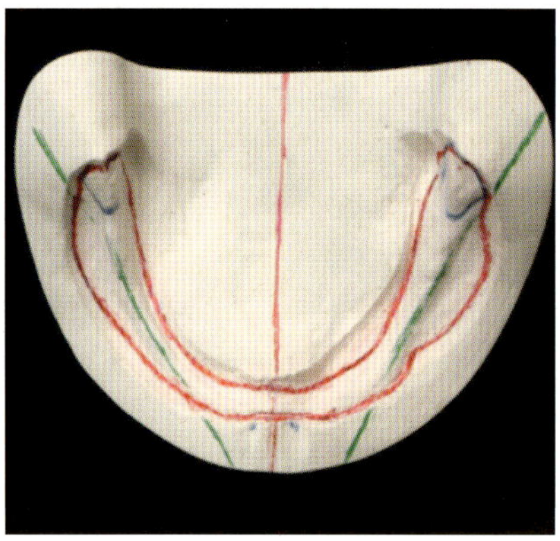

※ 개인 tray의 개형선은 그림 2-5 참조
개인 tray의 설계선은 하악의 경우 흡착 의치의 이론에 근거해 그린다. 종래형 compound 인상과 line이 다르므로 주의한다.

Centric tray bite를 사용한 예비 인상 모형의 mounting
Stratos 교합기(Stratos)를 사용.

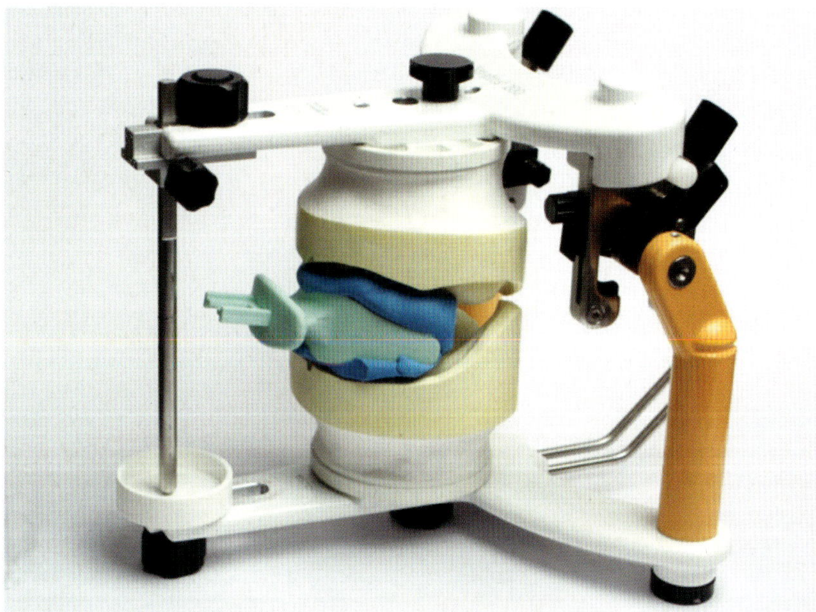

그림 2-4. Centric tray bite와 horizontal guide를 사용한 mounting.

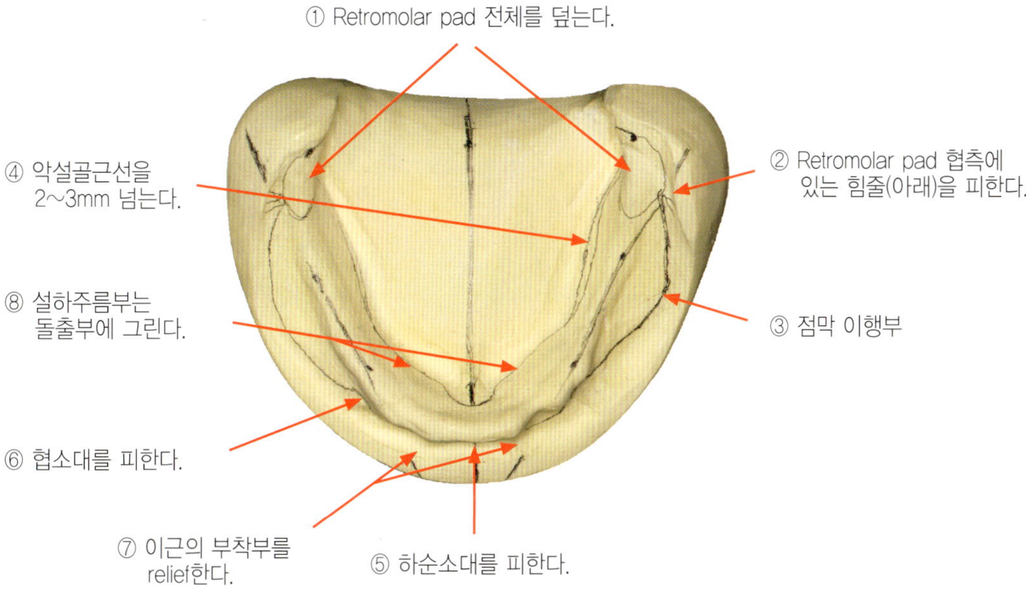

의치 제작 개념은 개인 tray 선에 표시한다.
이 설계선은 의치상 전체 주위를 구강 가동 점막으로 봉쇄하는 목적이 있고, compound를 사용한 종래형 tray 설계선과 많이 다르다.

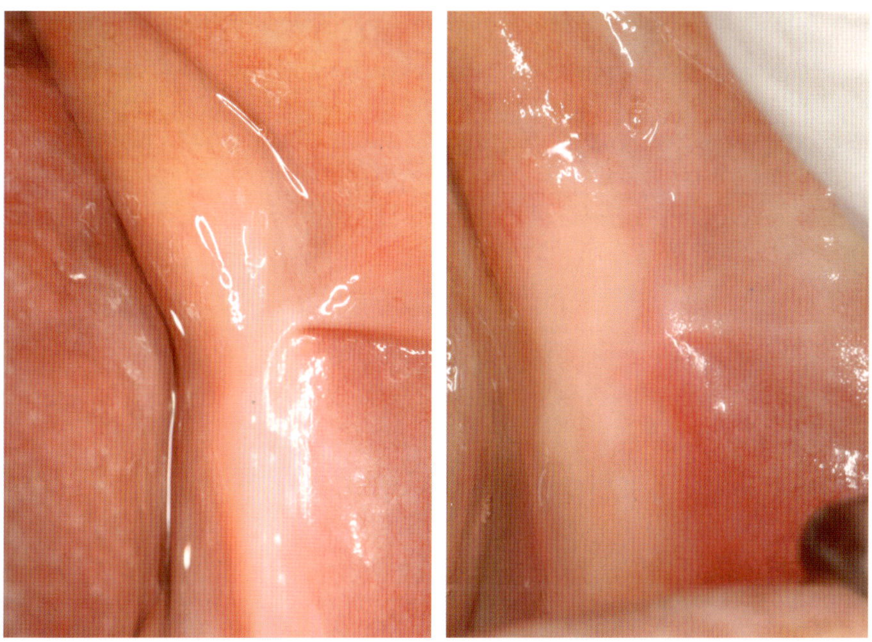

힘줄이란?
Retromolar pad의 협측에 존재하고 협점막을 안쪽으로 당기는 역할을 한다. 발현율은 10%로 낮다. 거울이나 손가락으로 협점막을 바깥쪽으로 밀면 힘줄의 발현율은 40%이다[41].

그림 2-6. 흡착을 달성하기 위한 개인 tray의 여섯 가지 고안(교합면 관찰).

4. Gnathometer M 부속 개인 tray의 제작(그림 2-6~2-8)

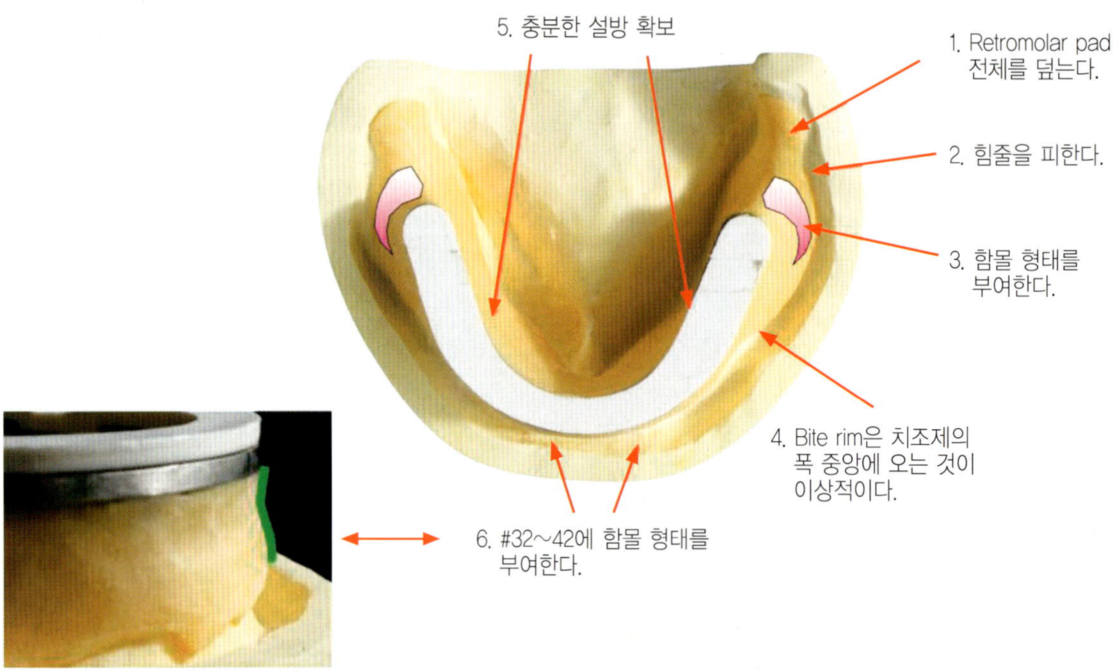

그림 2-6. 흡착을 달성하기 위한 개인 tray의 여섯 가지 고안(교합면 관찰).

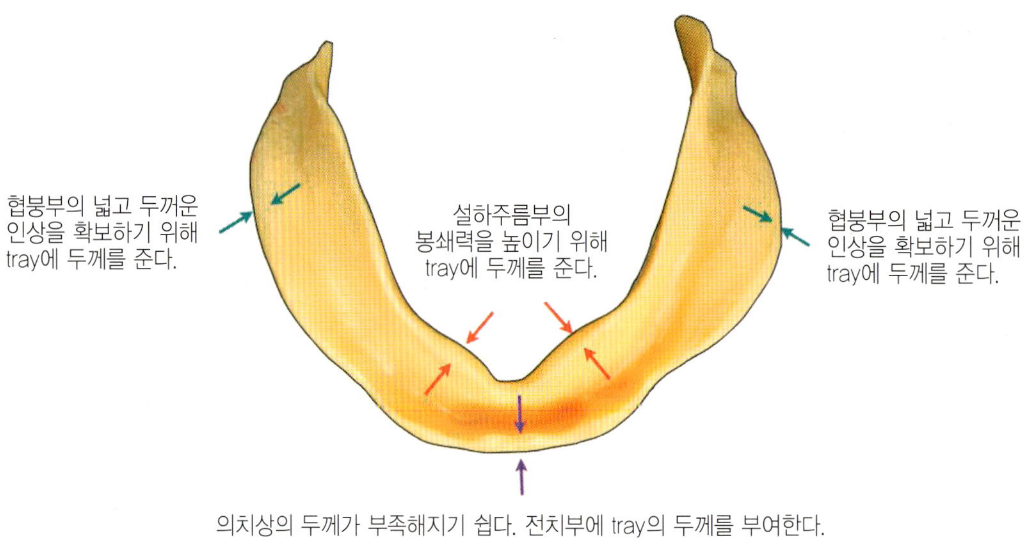

그림 2-7. 흡착과 지지를 얻는 데 필요한 개인 tray의 두께(내면).

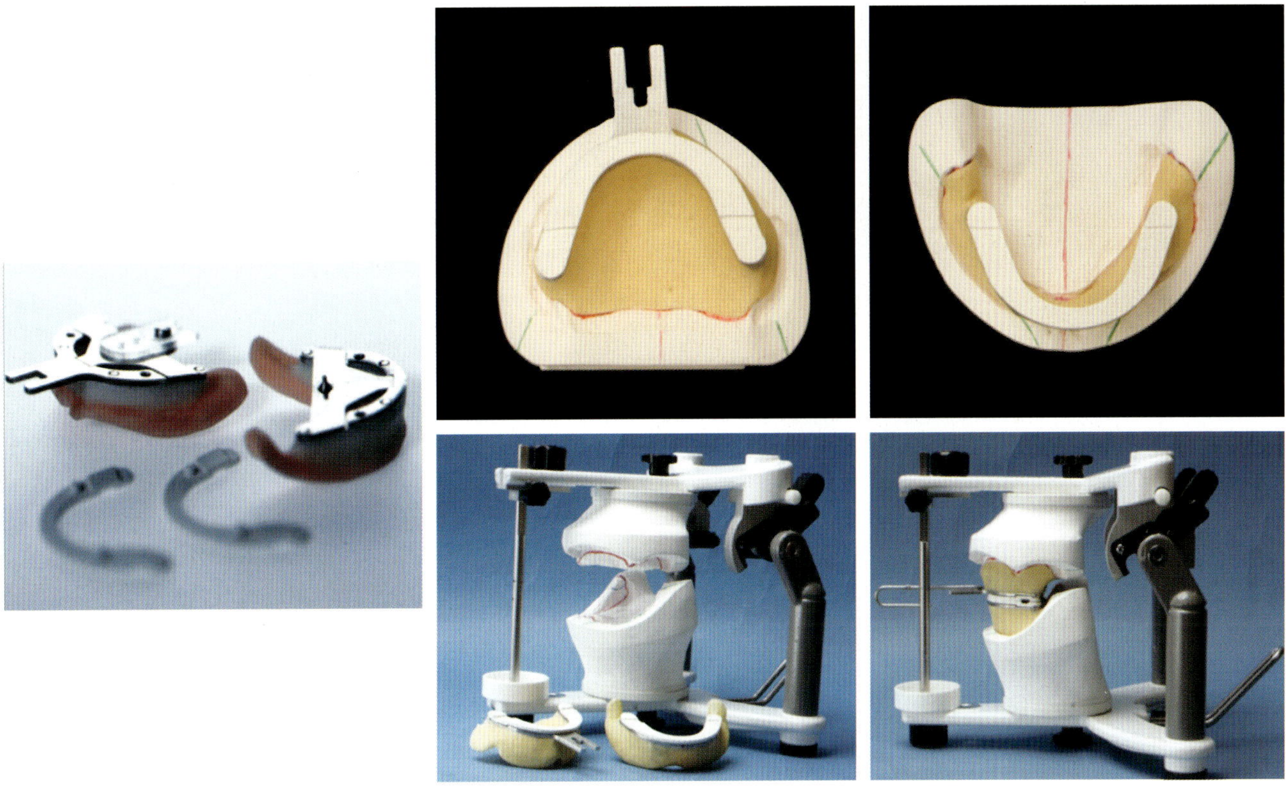

그림 2-8. Gnathometer M을 사용한 개인 tray의 제작.

5. 정밀 인상(그림 2-9~2-12)

Gnathometer M에 부속된 개인 tray를 시적하고 camper 평면, 정중의 위치를 확인한 후 기능적 정밀 인상을 채득한다. 인상재는 Virtual(Ivoclar Vivadent)을 사용한다.

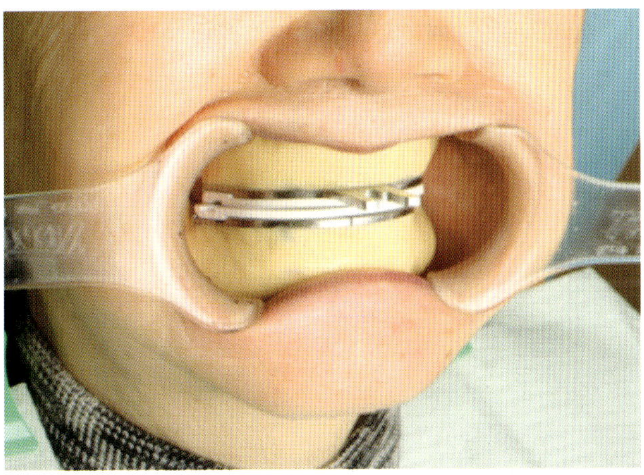

그림 2-9. Gnathometer M에 부속된 개인 tray의 구강 내 시적.

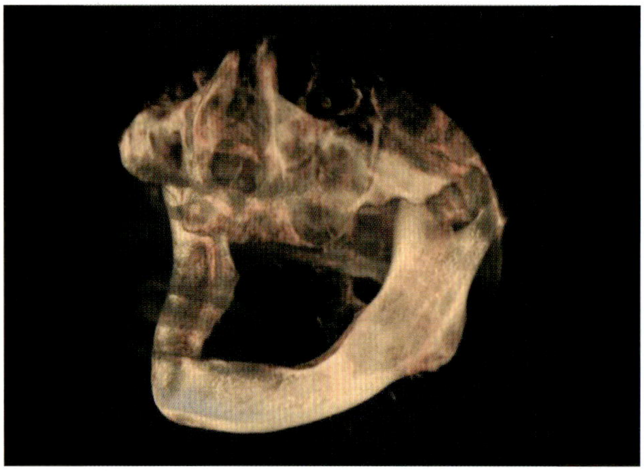

치조제 형태가 양호하고 개구 시 혀를 크게 당기지 않는 무치악자에 적용하는 인상법이다.

다섯 가지 기본 동작

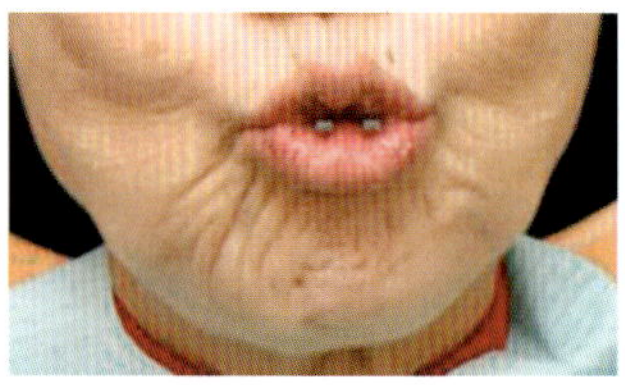

1. 입을 뾰족하게 한다(우–).

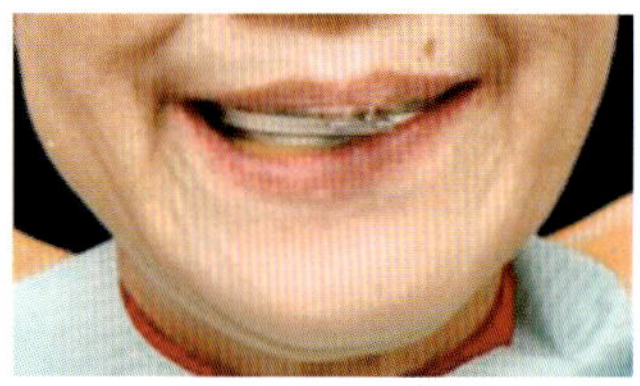

2. 입을 잡아당긴다(이–).

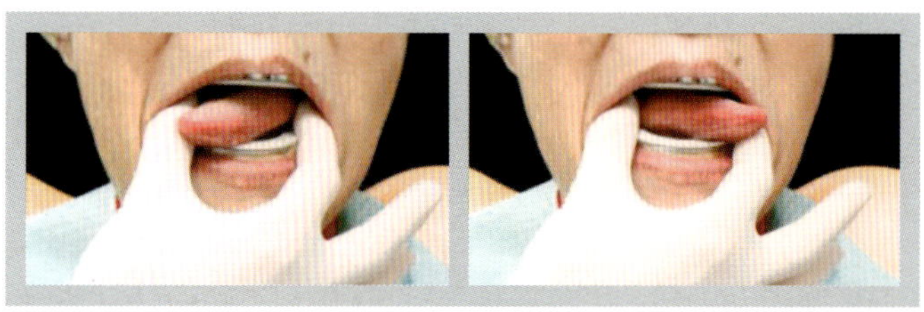

3. 혀로 상순을 가볍게 핥는다.

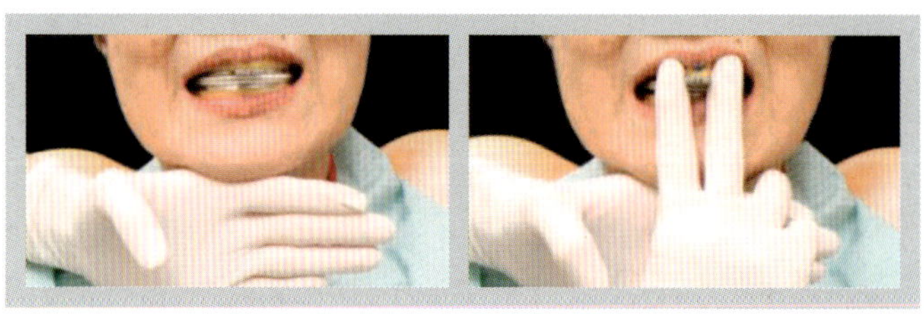

4. 입을 닫은 상태에서 트레이의 전치 인쪽을 혀로 민다.

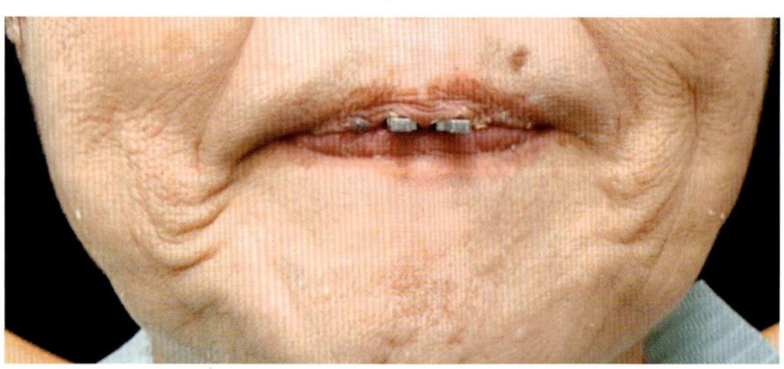

5. 연하(2~3회)

그림 2–10. 하악 정밀 기능 인상(치조제의 형태가 양형 · 중등도의 증례).

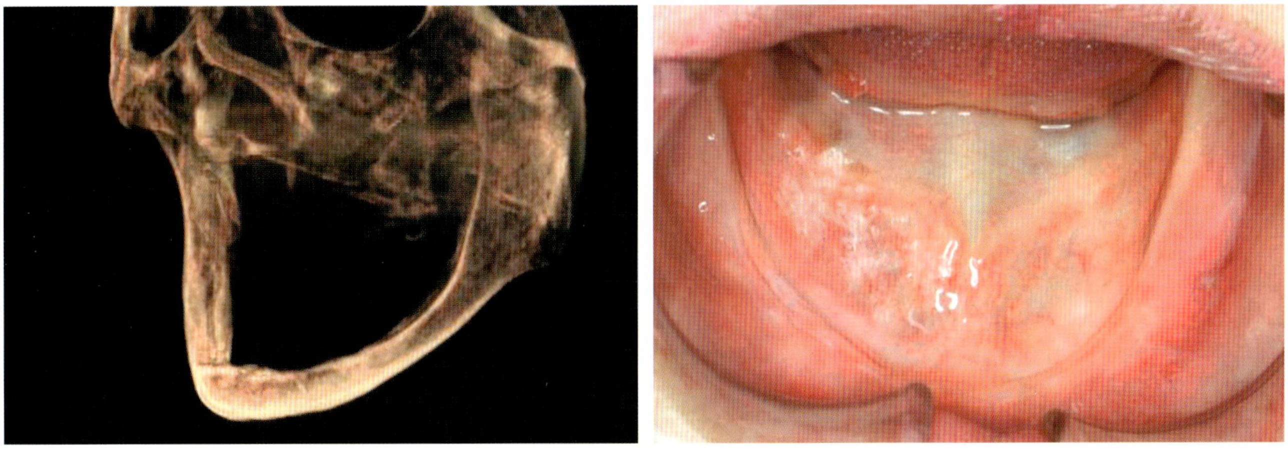

현저한 치조제 흡수

개구 시에 혀가 후퇴하면 설하주름부에 공간이 발생해 봉쇄가 불가능해진다. 술자가 개구 상태에서 트레이를 잡고 공간에 인상재를 주입해 봉쇄를 완성한다.

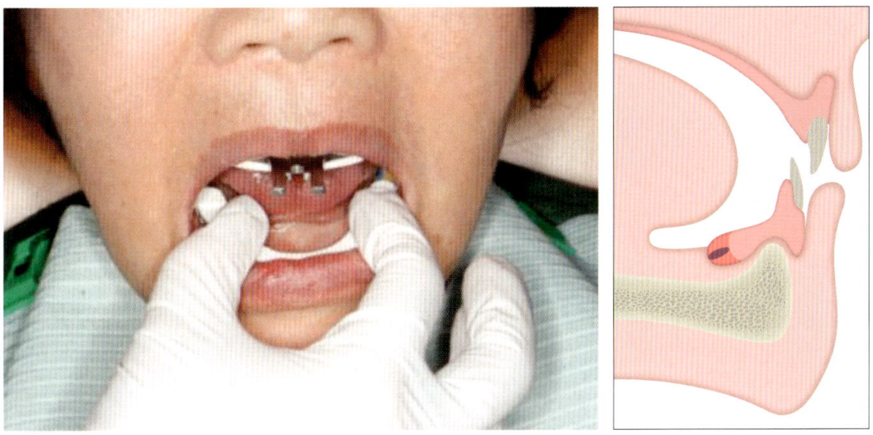

술자가 개구 상태에서 트레이를 잡는다 (약 10초).
→ 몇 번 반복하고 인상재가 경화하기 시작하면 개구 상태에서 트레이를 잡는다.

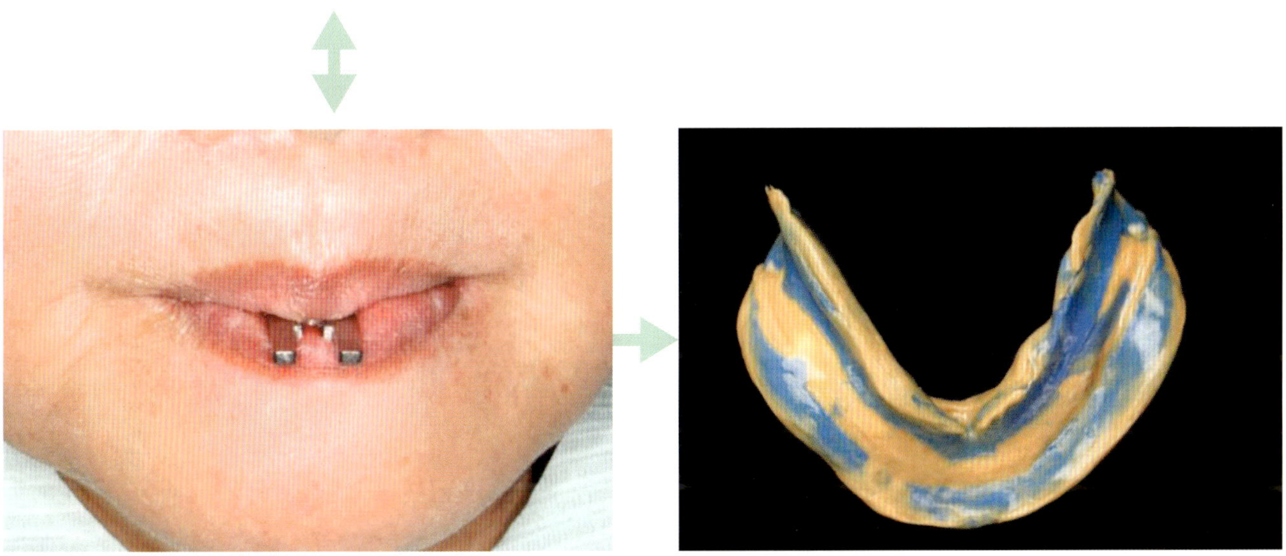

연하

정밀 인상체

치조제 흡수가 현저하고, 개구하면 혀가 후방으로 크게 이동하는 증례는 봉쇄 인상이 곤란하므로 두 가지의 기본 동작을 중심으로 인상을 채득한다.

그림 2-11. 치조제 흡수가 현저하고 개구 시에 혀가 후방으로 크게 이동하는 증례에 대한 기능 인상(두 가지의 기본 동작).

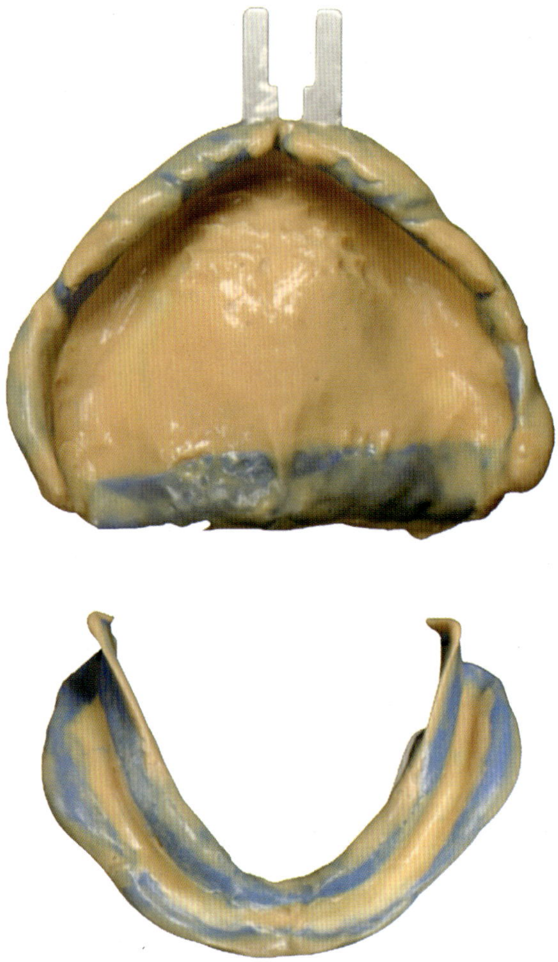

Virtual Heavy body와 Light body 2종류를 사용한 정밀 인상

그림 2-12. 기능적 정밀 인상.

6. 인상체를 사용한 Gothic arch의 묘기(적절한 하악위의 최종 결정)(그림 2-13)

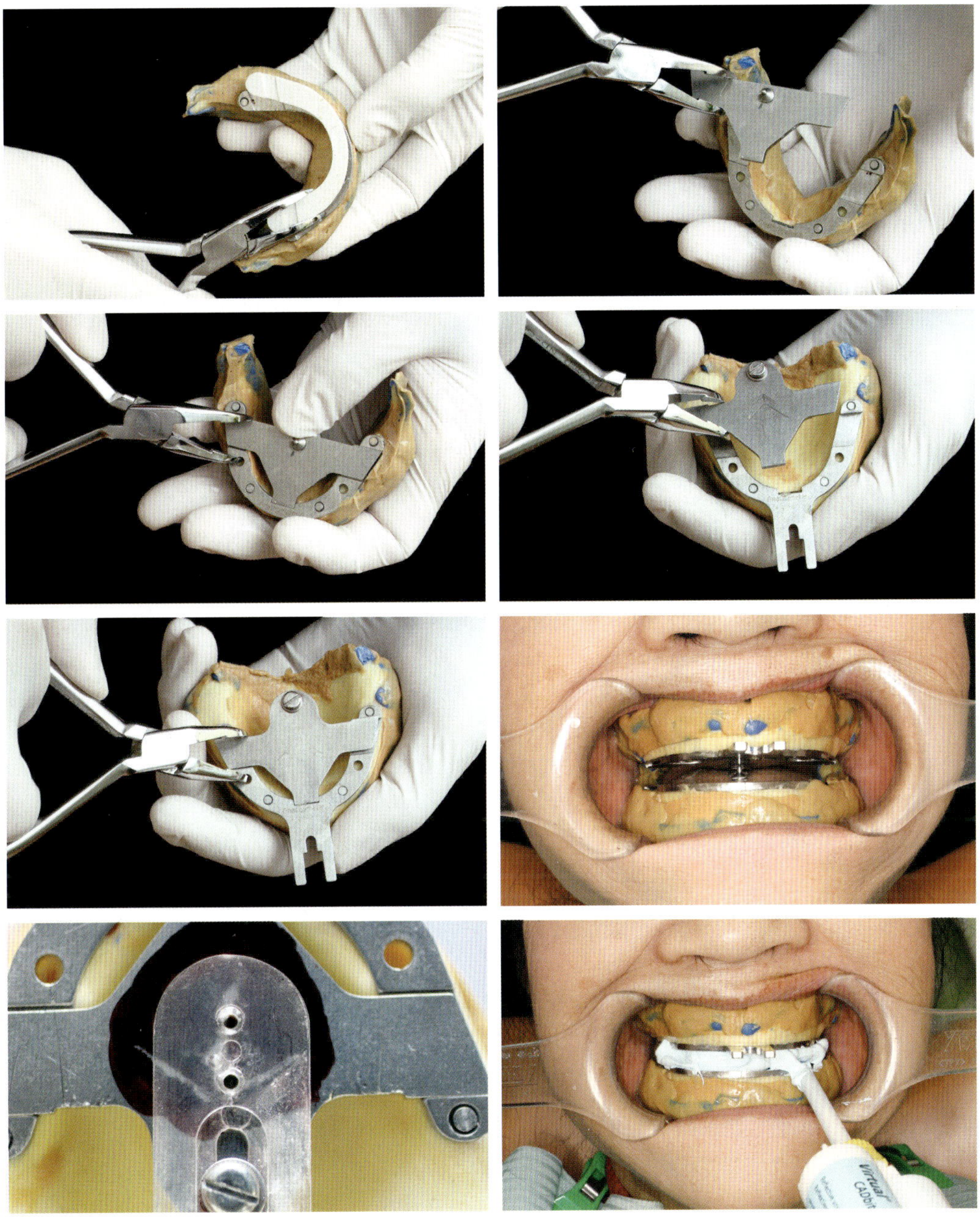

그림 2-13. Gothic arch의 묘기(수평 하악위의 채득). (아베 외, 2011.[3])

교합고경을 재확인한다. 임상적 하악 안정위를 이용하는 방법, air blow법, 발음을 이용하는 방법 중에 선택해 최적의 교합고경을 결정한다. Bite rim mount를 원터치로 Gothic arch 묘기판에 변환한다. 교합고경은 Gothic arch 묘기침을 회전시켜 조정할 수 있다. Gothic arch를 묘기하고 교두감합위를 부여할 장소(안정된 tapping point)[42]를 결정한 후 상하 bite를 고정한다.

7. Facebow transfer~Mounting(그림 2-14)

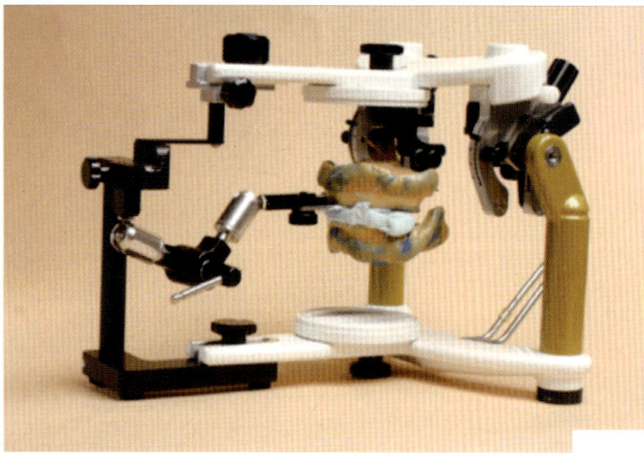

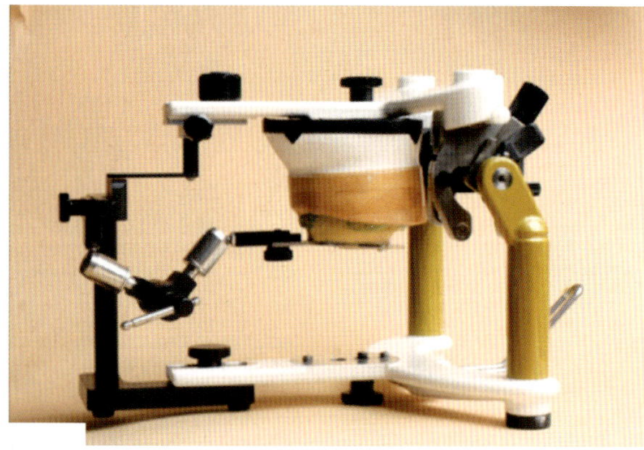

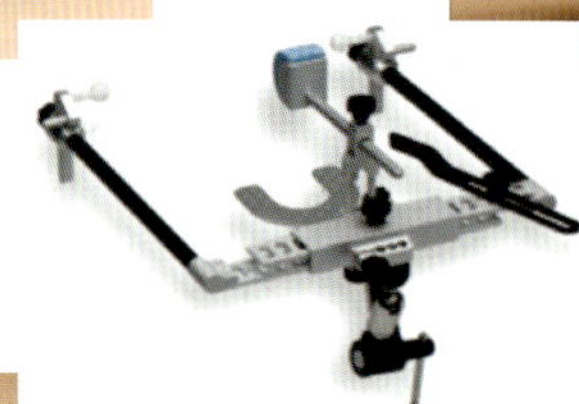

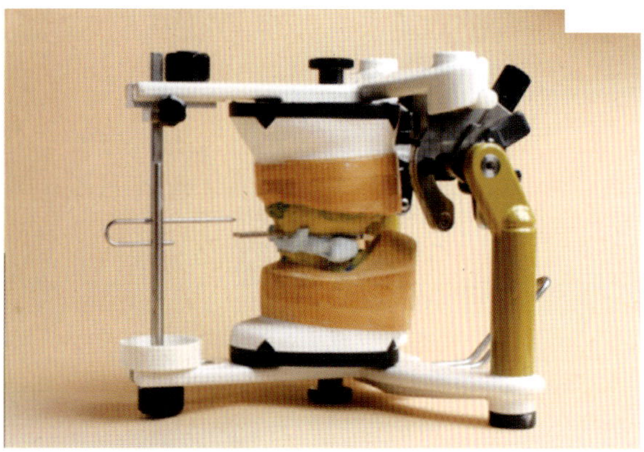

(교합기 Stratos 300: Stratos)

그림 2-14. Universal Transfer-Bow system을 사용한 mounting.

정밀 인상 종료 후 facebow transfer하고 모형을 mounting 한다.

Universal Transfer-Bow system을 사용하지 않는 경우에는 horizontal guide를 사용해 mounting도 가능하다.

8. Model analysis(모형 분석)와 인공치 배열

인공치를 배열하기 위해 model analysis(그림 2-15)를 한다. 해부학적 지표를 기록하고 그것에 준해 인공치를 체계적으로 배열한다.

Mounting이 종료되면 model analysis(모형상의 해부학적 지표를 설정하는 것)를 이용해 인공치를 배열한다(그림 2-16). 실제로 체계적인 인공치 배열이 가능하며, facebow transfer한 경우는 3D template를 사용하고, 하지 않은 경우에 2D template를 사용하면 무치악자의 평균 배열이 가능하다.

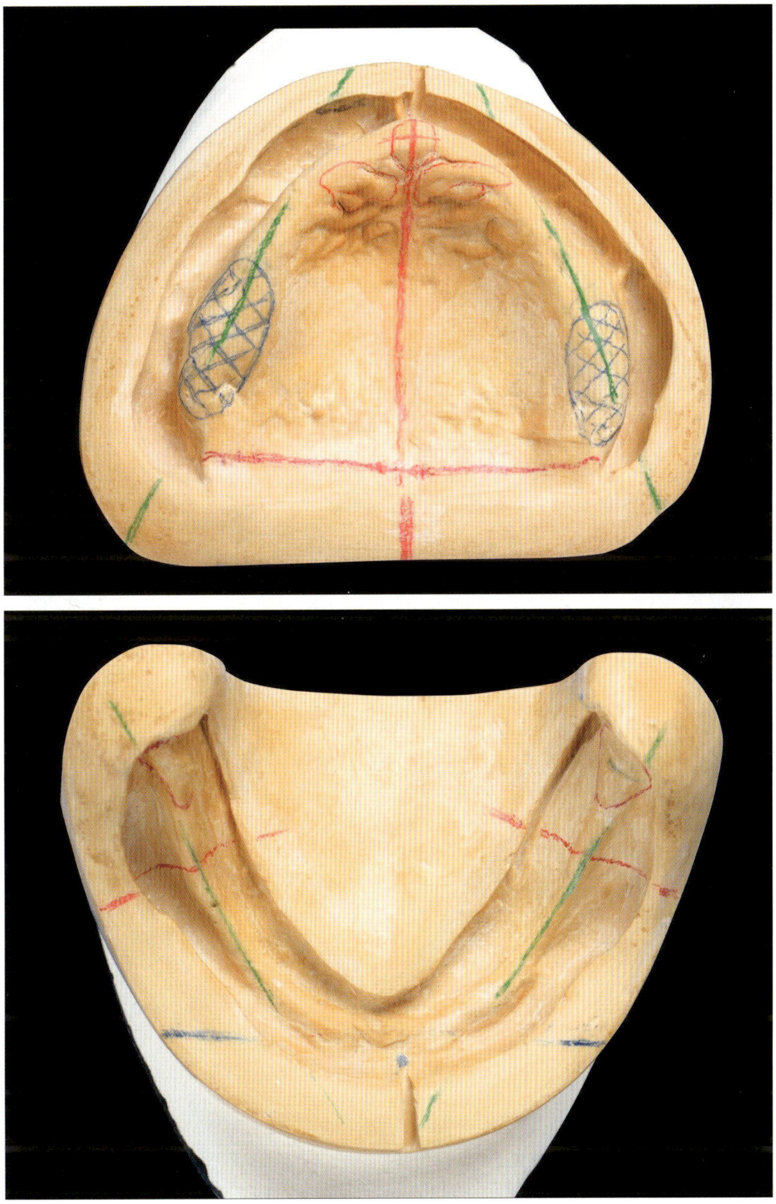

그림 2-15. Model analysis(모형 해석).

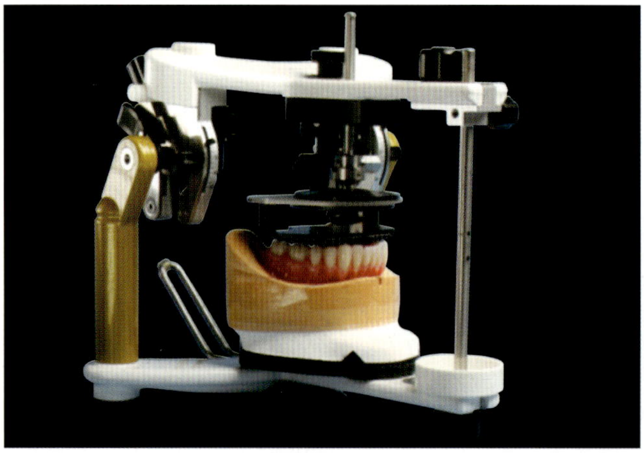

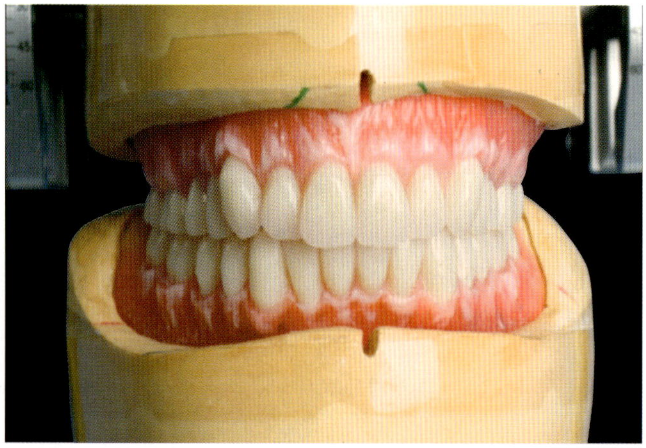

3D template

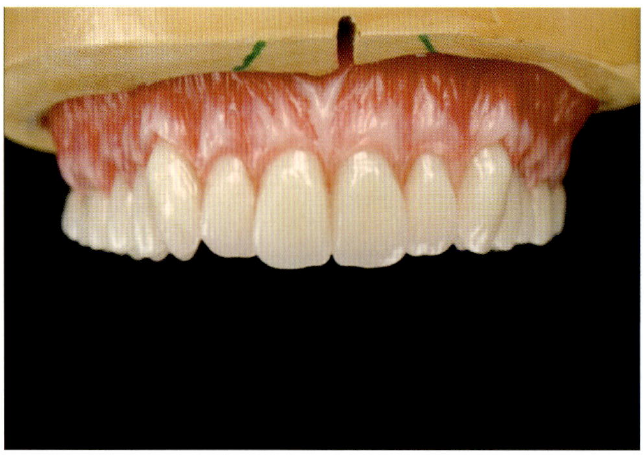

인공치 SR-Phonares II를 사용

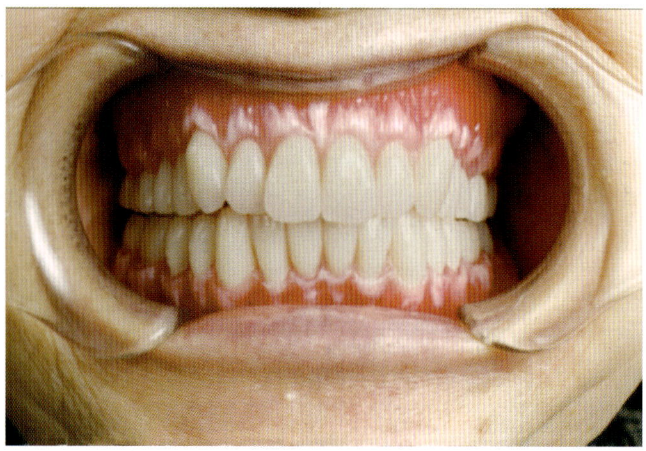

구강 내 wax denture의 시적

그림 2-16. Template를 이용한 인공치 배열.

9. IvoBase를 사용한 레진 중합과 Nexco에 의한 gingival characterization(그림 2-17)

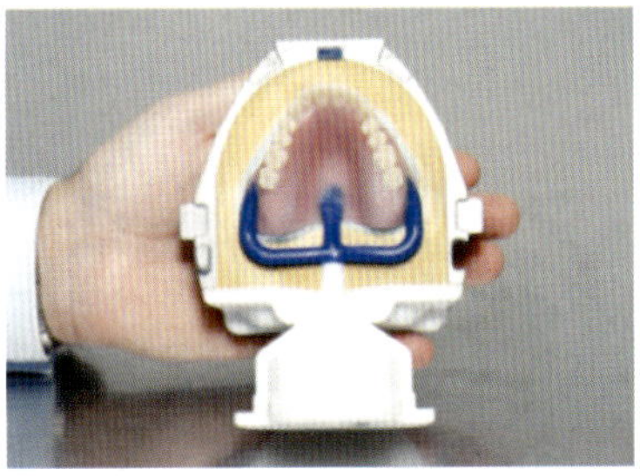

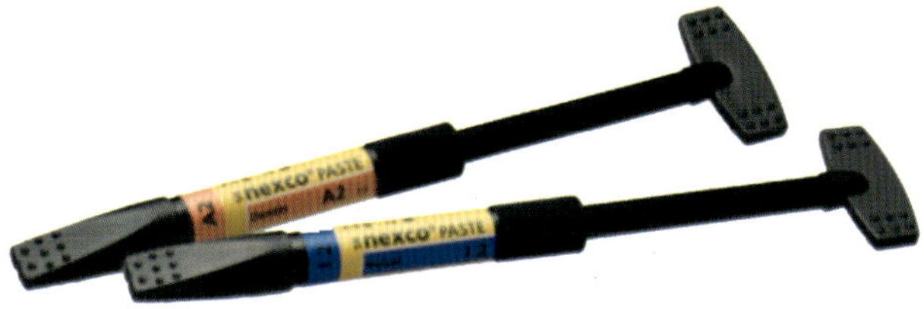

SR Nexco에 의한 gingival characterization

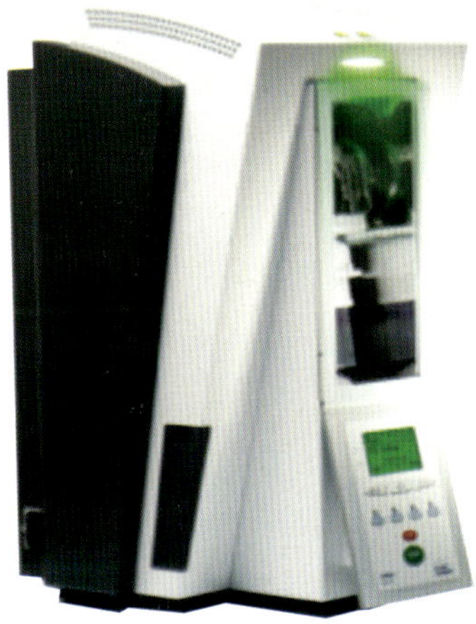

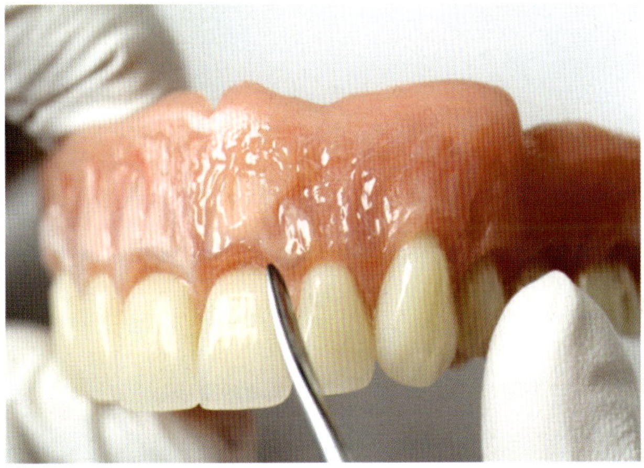

IvoBase에 의한 레진 중합

그림 2-17. IvoBase를 이용한 레진 중합과 Nexco에 의한 gingival characterization.

IvoBase는 Ivoclar Vivadent사의 새로운 중합 시스템이고 중합 시 기술적 실수를 크게 개선한 레진 중합기이다.

중합용 bath가 필요 없어 치과기공소 환경이 한층 깨끗해진다. 또한 이 기계로 제작되는 정밀한 중합 레진의 물성은 의치의 장기 사용에도 위생적이므로 높은 평가를 얻고 있다. 그리고 치은의 개성 표현도 심미성을 유지하는 데 중요하다.

All ceramic이나 zirconia가 급속도로 확대되는 것을 보면 알 수 있듯이, 높은 심미보철은 세계적으로 반드시 인정을 받으며 치과계의 구세주 역할을 한다고 말할 수 있다.

10. 최종 의치 장착(그림 2-18)

적절한 하악위의 재현은 환자의 심미와 기능을 크게 향상시킨다.

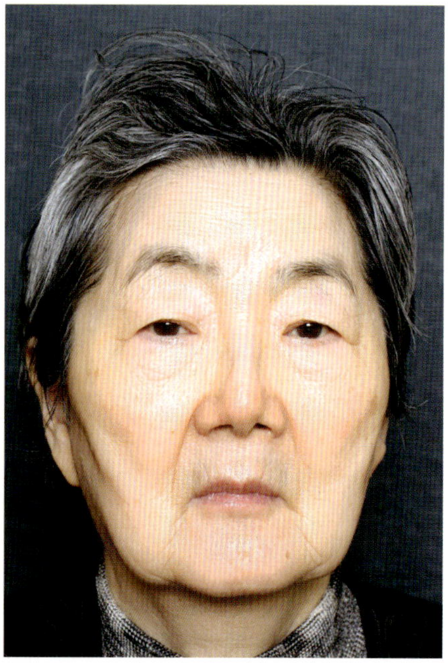

술전 표정

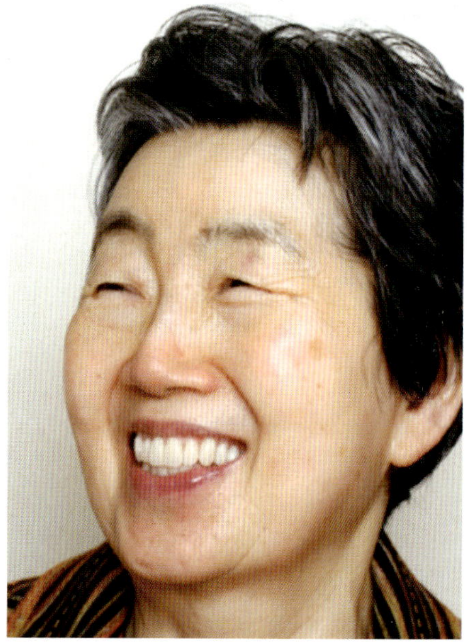

술후 표정

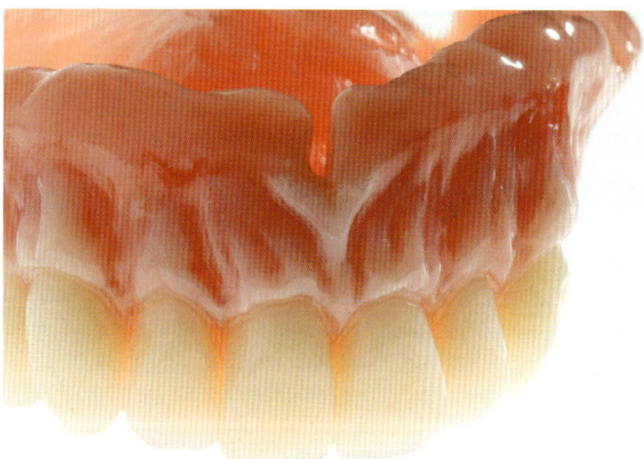

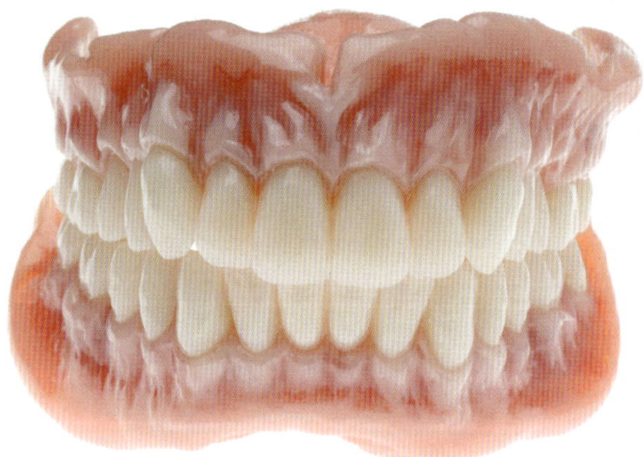

그림 2-18. 하악 흡착 테크닉과 BPS에 의한 완성 의치.

제 3 장

교합의 왜곡을 이해하다

1 술전 하악위 검사와 치료용 의치 필요성의 검토

난증례는 완성 의치의 조정 또는 reline이나 rebase처럼 의치를 부분 수정해 해결하는 경우와 치료용 의치와 완성 의치 2개를 제작하는 경우가 있다.

하나의 의치로 해결하는 경우와 치료용 의치를 거쳐 문제가 있는 곳을 수정해 다시 최종 의치를 완성하는, 즉 2개의 의치를 제작하는 방법은 제작 과정에 큰 차이가 있다. 술식, 환자의 비용 부담 측면에서도 어떤 방법으로 치료를 진행할지 술전에 진단해야 한다(그림 1-1). 치료를 시작한 후 Gothic arch 묘기법으로 하악위가 불안정한 것을 깨달아 "치료용 의치가 필요하다"고 환자에게 설명해도 "갑자기 그렇게 말씀하시면 곤란합니다", "치료 전에 치료용 의치가 필요하다는 설명을 못 들었어요", "왜 치료 전에 모르셨어요?"라는 언쟁으로 발전해 수정된 치료계획에 대한 동의를 얻기가 힘들어지는 경우가 종종 있다. 환자에게 불신감을 주지 않으려면 술전에 반드시 하악위의 검사가 필요하고, 그것은 환자와 보다 원활한 소통을 위해서도 반드시 필요하다. 그러나 ACP의 의치 난이도 분류(American College of Prosthodontists)(그림 1-2)를 대표로 지금까지 소개된 검사법은 주로 치조제 흡수 상태나 점막면의 이상을 파악하는 검사법이었다. 이것들은 인상의 어려움을 검사하는 데는 유효하지만 하악위의 안정 또는 불안정을 알아내는 데는 사용할 수 없다.

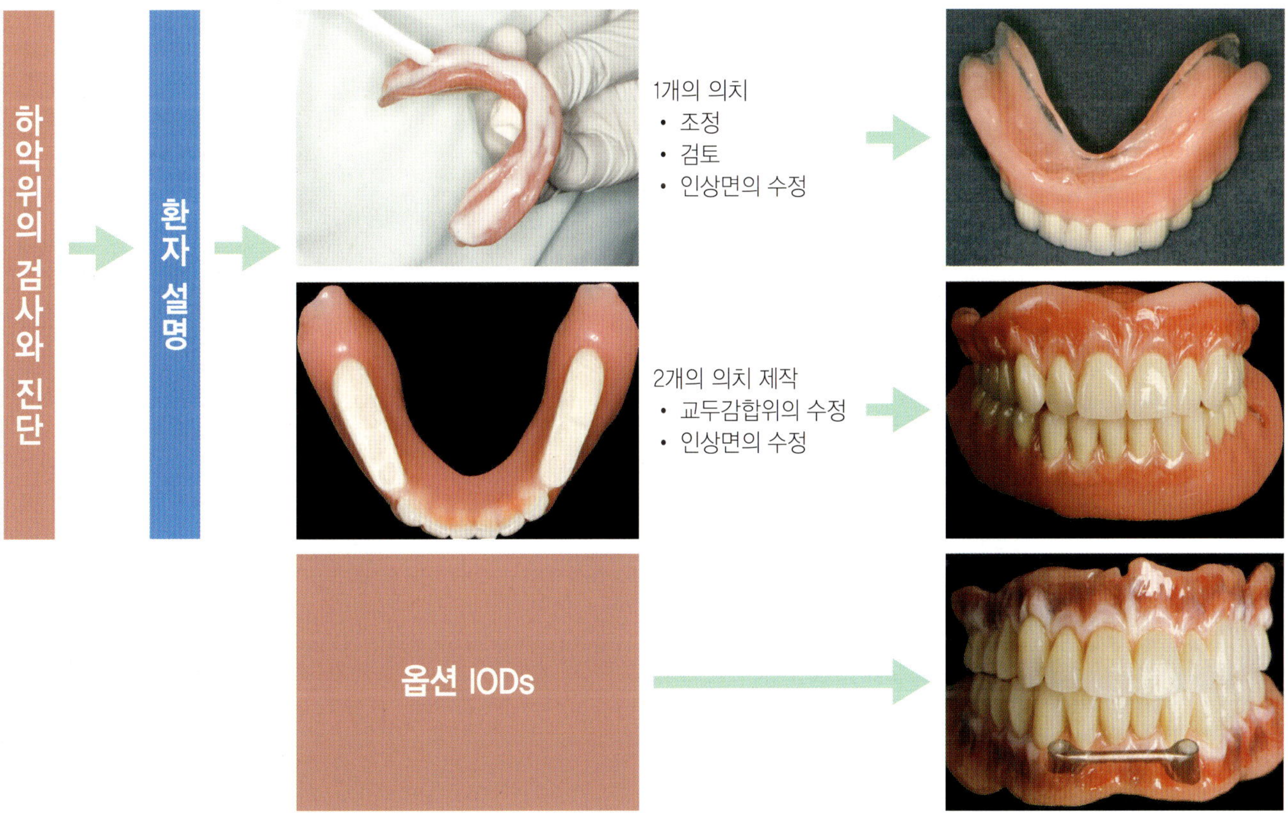

그림 1-1. 검사에 따라 달라지는 의치 제작 과정.

이번에는 환자가 안심하고 치료받을 수 있도록 술전에 치료용 의치가 필요한지 턱관절 방사선 검사를 통해 하악위를 진단하는 방법을 소개한다.

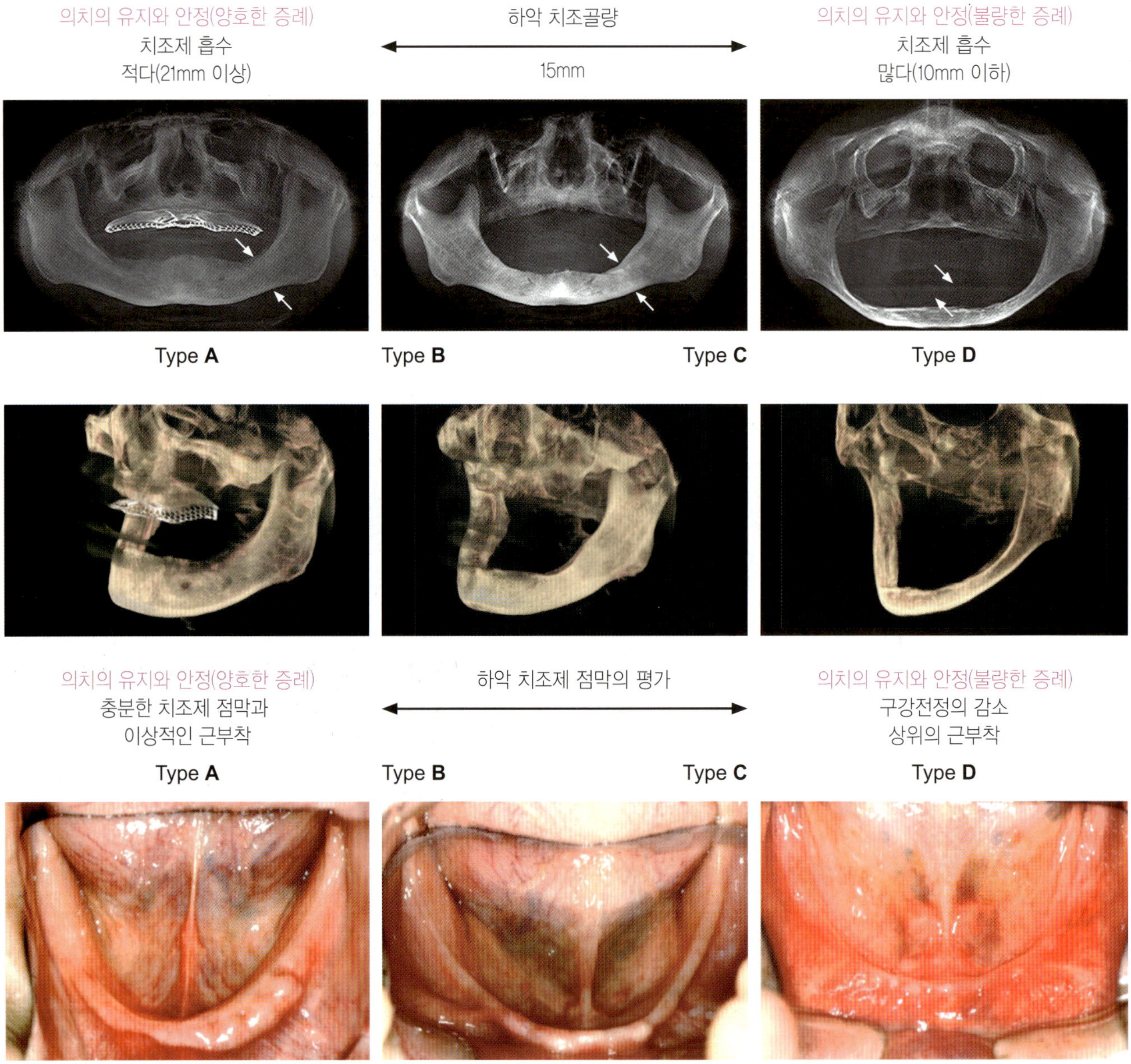

그림 1–2. ACP의 의치 난이도 분류.

2 적절한 하악위의 검사 – 방사선 진단

POINT

2D X선, 콘빔 CT에 의한 하악위의 검사

하악위의 왜곡은 턱관절부의 하악과두와 관절와의 위치 관계를 보는 것이 이해하기 쉽다. 파노라마 방사선은 치조제의 흡수 상태를 파악하는 데 유리하지만, 하악이 어느 위치에 있는지, 턱관절부가 이상한 구조인지는 거의 알 수 없다. 따라서 필자는 턱관절부 방사선 검사, 콘빔 CT나 2D 턱관절 X선을 이용해 적절한 하악위를 진단한다.

턱관절부를 관찰할 때는 파노라마 방사선(그림 2-1) → 2D 턱관절 X선(그림 2-2) → 콘빔 CT(그림 2-3) 순으로 정보량이 증가하고 방사선 피폭량도 많아진다. 턱관절의 관찰에는 콘빔 CT가 바람직하다.

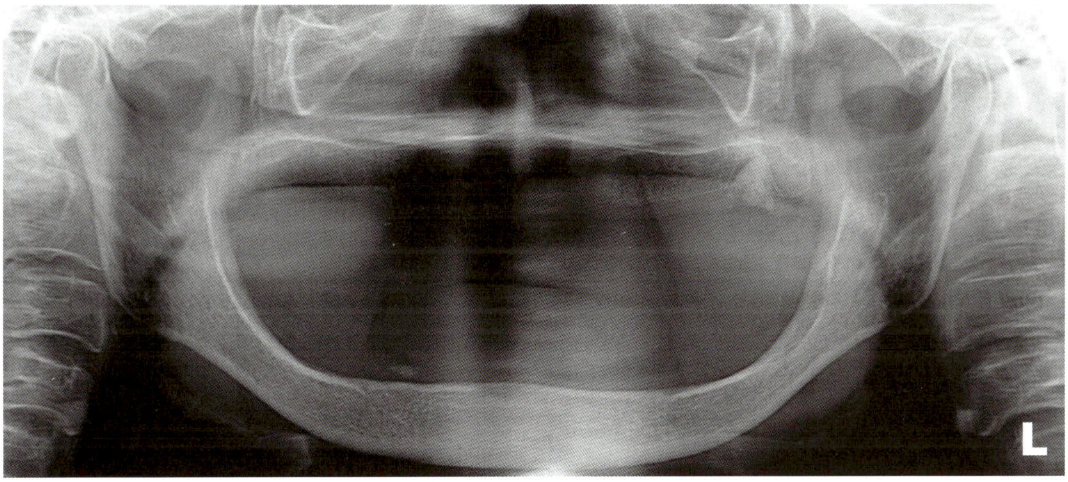

그림 2-1. 파노라마 방사선 사진.

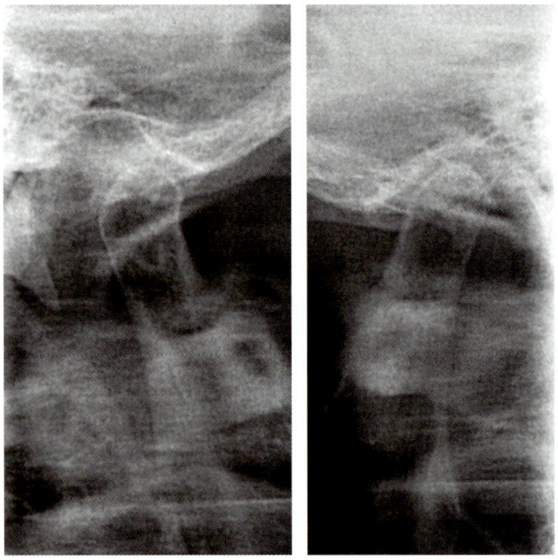

2차원으로 하악과두와 관절와의 위치 관계와 턱관절의 구조 변화를 알 수 있다.

그림 2-2. 디지털 2D 턱관절 방사선사진.

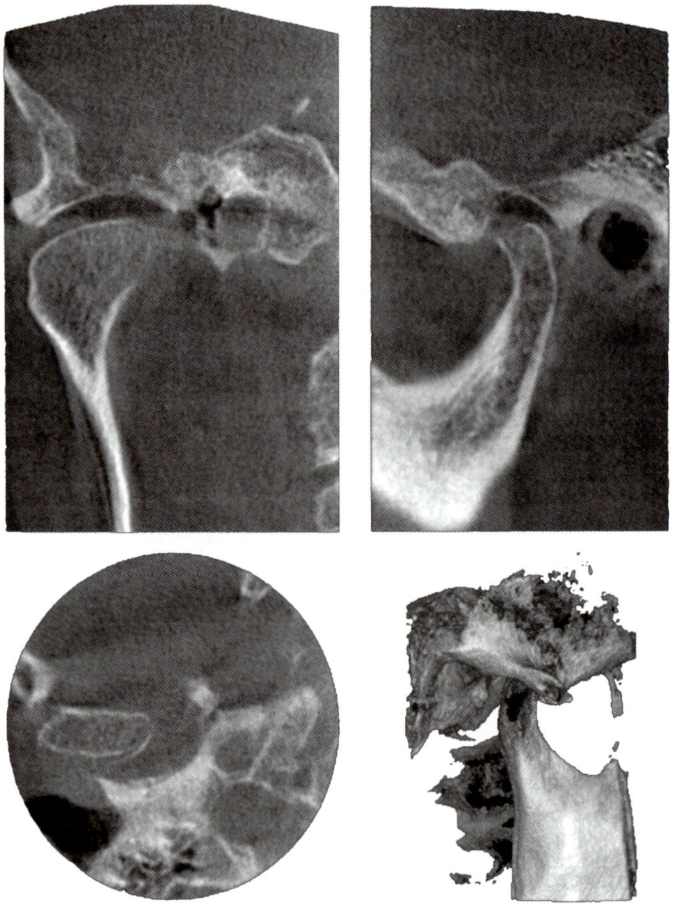

3차원으로 하악과두의 변위와 턱관절의 구조 변화(염증, 평탄화, 골극)를 알 수 있다.

그림 2-3. 콘빔 CT.

3 검사 후 치료에 대한 피드백

POINT

1. 의치를 제작할 때 턱관절 방사선으로 확인이 필요한 가장 중요한 내용은 관절와에서 하악과두의 위치와 좌우 차이이고, 의치를 장착한 후에 하악위가 크게 편위했다면 교두감합위를 재구축해야 한다.
2. 무치악자의 80% 이상은 턱관절에 이상이 있다(그림 3-1)[43-45]. 또한 하악과두나 관절와가 평행하지 않거나 피질골이 단열된 형태로 발현하는 경우가 많은 염증성 흡수상, 골극 형태의 변형이 없는지 등 형태적 특징(그림 3-2)을 관찰한다. 이런 형태 이상은 의치의 정밀한 교합조정이 필요하다는 것을 알려 준다.

1. 2D X선 증례

턱관절 방사선 검사에서 치료에 피드백하고 싶은 내용은 두 가지이다.

첫 번째는 제작 의치의 교두감합위가 적절한 하악위와 일치하기 쉬운 증례인가 하는 위치적 문제(그림 3-1), 그리고 두 번째는 평균적인 하악운동이 불가능한 상황인가 하는 기능운동적 문제이다(그림 3-2). 이 문제들은 환자에게 치조

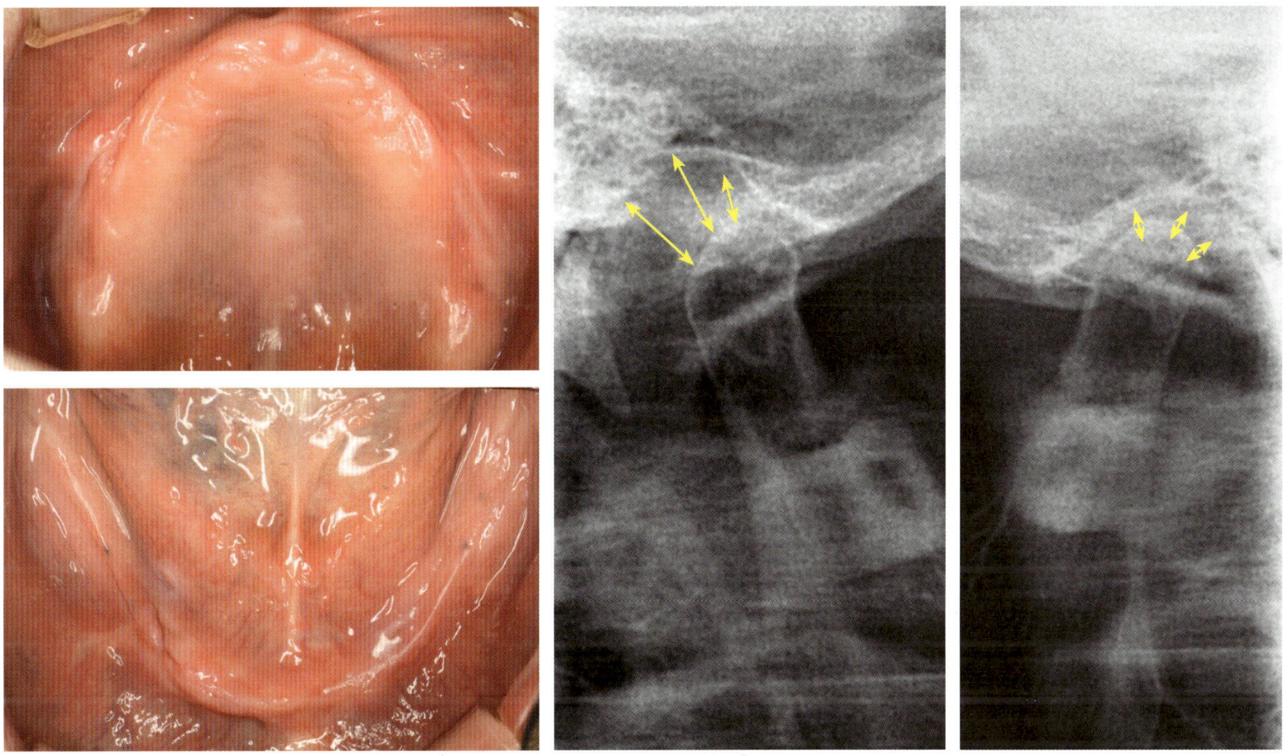

초진 시 턱관절 방사선 관찰에서 관절와나 관절결절에 대한 상대적인 하악과두의 위치관계에 부정이 관찰되었다. 특히 좌우 차이가 현저하다. 좌우 하악과두의 위치에 주목하면 우측 하악과두가 관절와에 대해 크게 전방에, 좌측은 후방에 위치하는 상황을 볼 수 있었다. 이런 증례는 첫 번째 의치를 치료용 의치로 사용하고 하악위의 변화를 지켜본 후 최종 의치를 제작한다.

그림 3-1. 좌우 하악과두의 위치 이상에서 치료 의치의 필요성을 예측한다.

제 점막의 통증을 유발한다. 그리고 중시할 점은 전자에 관련된 검사와 진단이다. 하악위의 편위가 심하면 애써 완성한 교두감합위를 재구축해야 하기 때문이다. 후자의 운동장애에 관해서는 교두감합위만 적합하면 그곳에서 측방운동이나 전후운동의 교두간섭을 제거하듯이 조정하면 인공치를 다시 배열하는 문제는 일어나지 않는다. 필자는 '검사 없는 진단은 있을 수 없다'는 생각을 가지고 의치의 교두감합위가 적절한 하악위와 일치하고 안정되는지를 사전에 턱관절 방사선 촬영으로 검사하고 진단해 치료계획을 세우고 있다.

초기 검사 단계에서 의치를 장착한 후에 하악위가 크게 변위할 것을 예측할 수 있다면, 치료계획 단계에 최종 의치를 한 번 더 제작할 가능성을 환자에게 전달할 수 있다. 현장에서는 충분한 사전 동의를 얻어 치료에 임하는 것이 중요하기 때문이다.

2. 콘빔 CT 증례

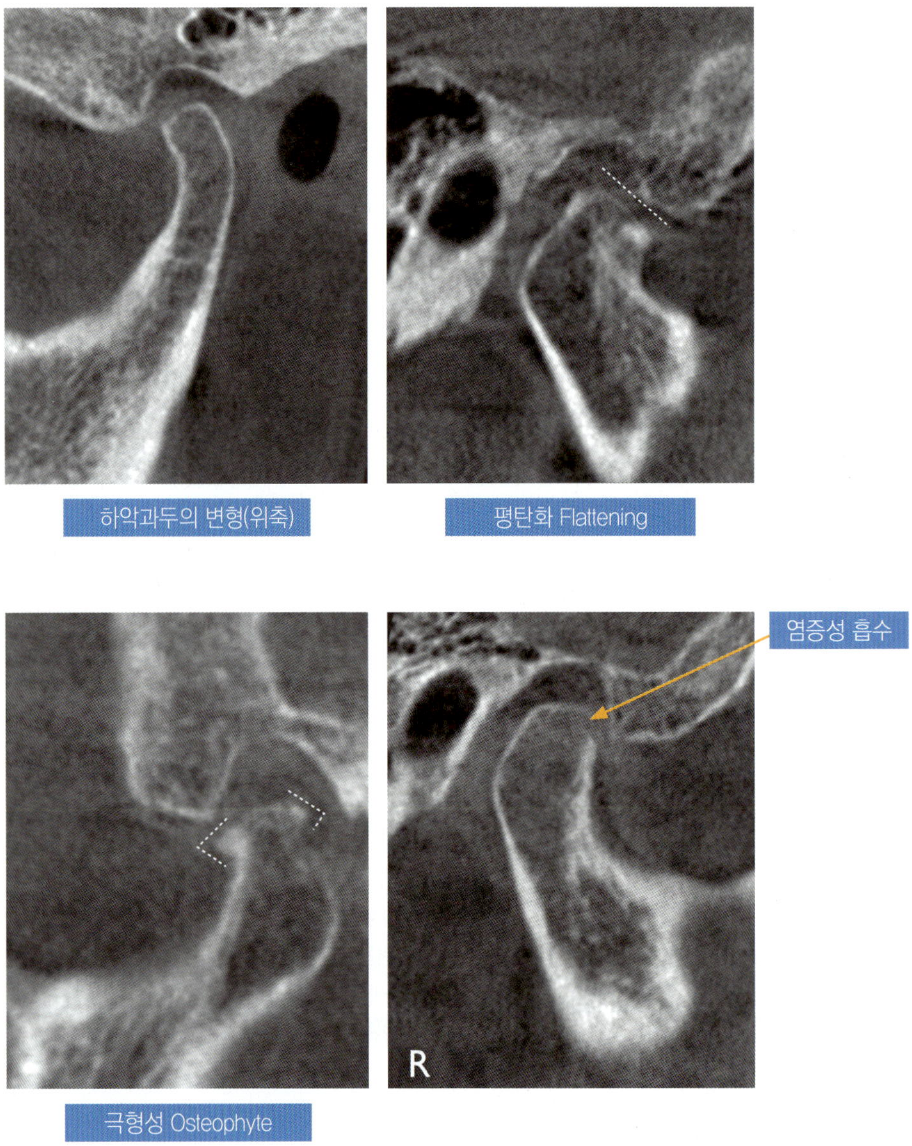

그림 3-2. CT에서 알 수 있는 하악과두의 변형.

4 턱관절 방사선 정보의 임상에 대한 피드백

POINT

턱관절 방사선 검사에서 하악과두의 위치 이상이 있는지, 좌우 차이가 있는지를 확인하고 그 결과로 치료용 의치가 필요한지 판단한다.

1. 치료용 의치가 필요 없는 증례

그림 4-1에 ACP의 치조제 흡수 분류를 적용하면 Type D(치조제 골폭 10mm 이하)의 난증례에 해당한다. 그런데 콘빔 CT로 관찰하면 관절와 내 하악과두의 좌우 위치 차이가 적고 우측 하악과두 전방부에 염증성 투과성이 확인되는 정도이다. 이렇게 하악과두의 위치가 꽤 안정된 상이 관찰되어 새로운 의치 장착 후 하악위의 갑작스런 변위는 피할 수 있다고 진단하였다. 장착 후에는 교합을 반복 조정하고 3개월 후에 rebase해서 치료를 종료하였다.

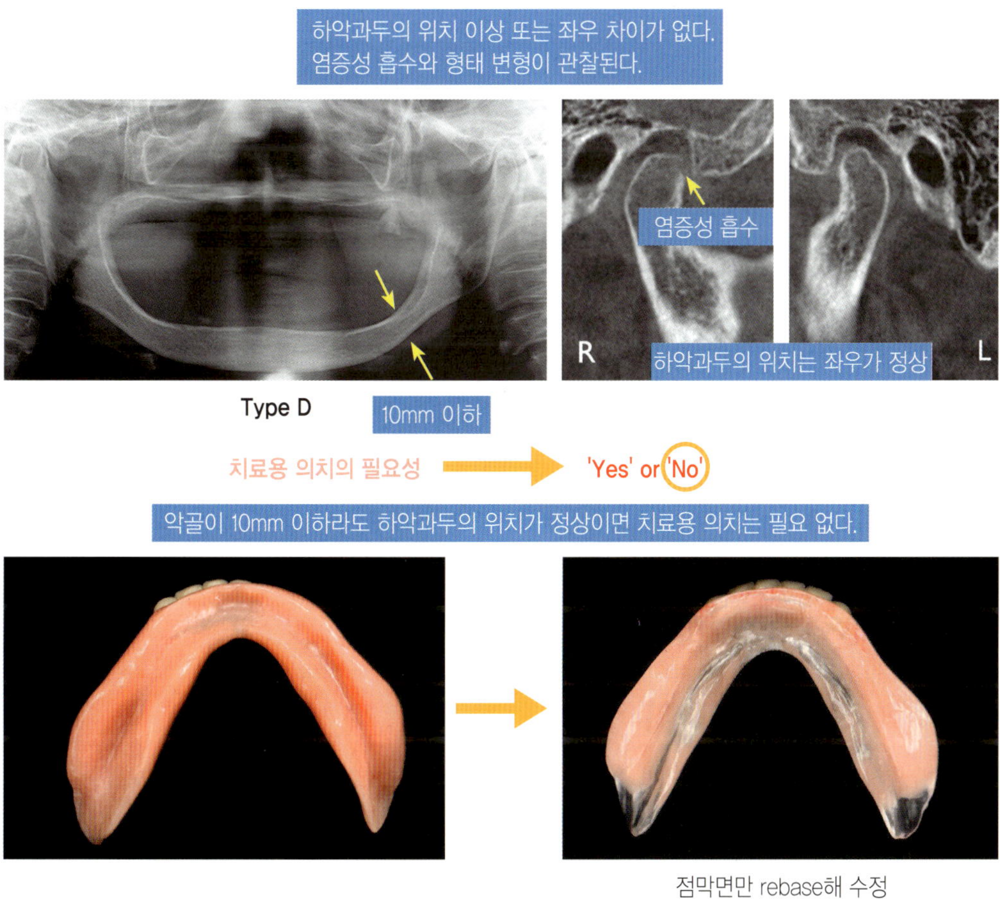

그림 4-1. 치료용 의치가 필요 없는 증례.

2. 치료용 의치가 필요한 증례

이 증례(그림 4-2)는 증례 1처럼 ACP 분류의 Type D 난증례에 해당된다. 콘빔 CT 관찰에서는 하악과두의 좌우 위치 차이가 크고 우측 하악 두부에 평탄화와 염증성 투과상, 좌측 하악 두부에는 전후에 극 형성, 상부에 평탄화가 확인된 정도이다. 좌우 하악과두 위치에 현저한 차이가 관찰되므로 하악위 변위를 예측할 수 있고 동시에 현저한 턱관절부의 변형으로 인해 안정된 교합을 기대할 수 없는 증례라고 진단해 치료용 의치가 필요하다고 진단하였다.

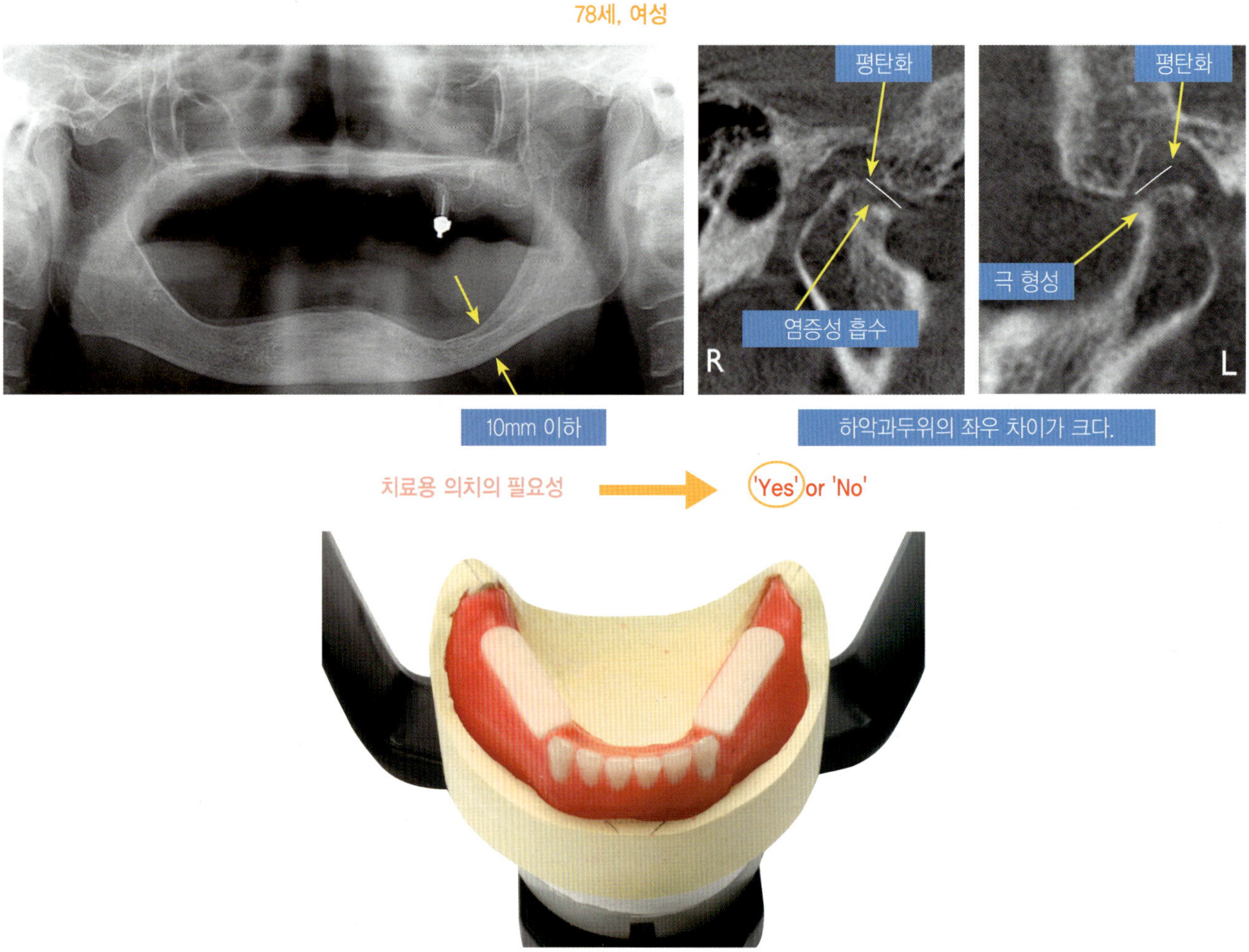

그림 4-2. 하악과두의 위치 이상과 좌우 차이, 염증성 흡수, 변형. *(계속)*

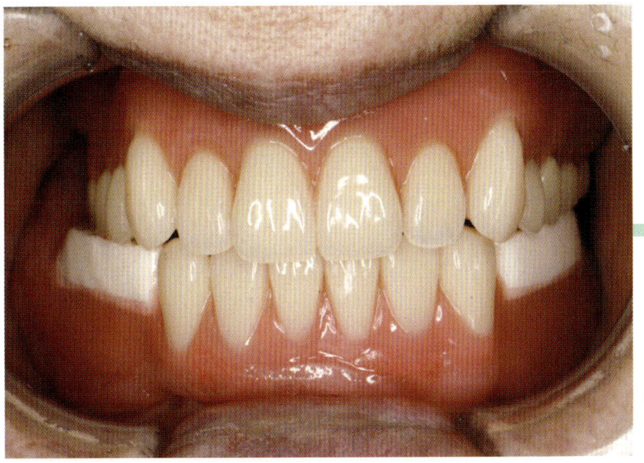

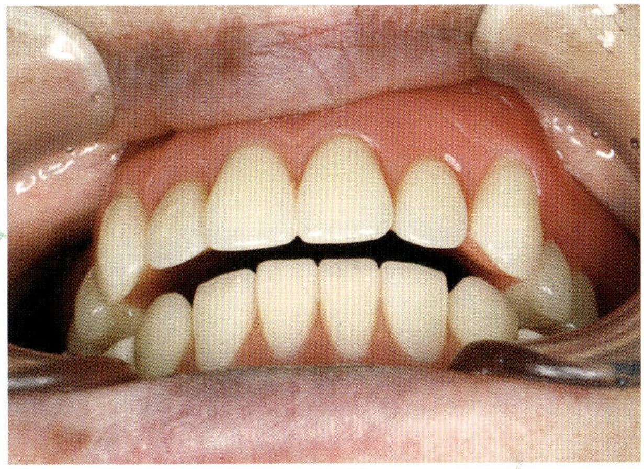

하악위의 변화
치료용 의치를 장착하고 2주가 되어 하악이 좌측으로 크게 회전하면서 후퇴하였다.

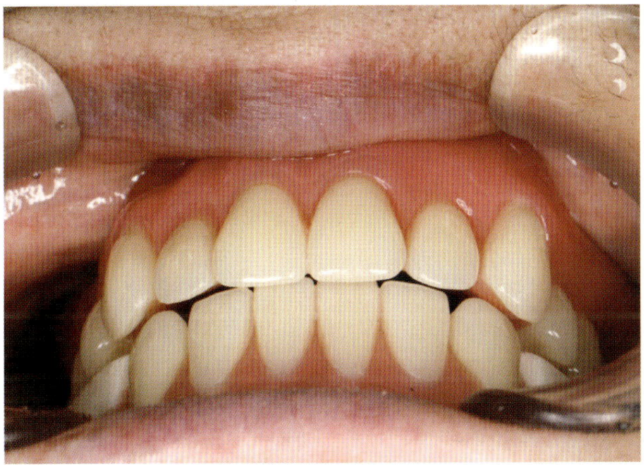

상하 치료용 의치의 장착. 하악의 구치 교합면에는 flat table을 사용하였다. 점막면에는 불안정한 하악위에 의한 의치의 접촉을 피하기 위해 tissue conditioner를 사용하였다.

새로운 의치 제작
치료용 의치를 사용해 하악이 우측으로 크게 이동한 상태이고 안정적이며 통증 없이 씹을 수 있게 되어 최종 의치로 이행하였다. 우측은 교차교합을 부여. X선에서 이런 턱관절 구조가 관찰되는 환자는 술후에도 하악이 불안정해지기 쉽다. 3~4개월 주기로 교합의 maintenance를 실천하는 것이 성공의 열쇠이다.

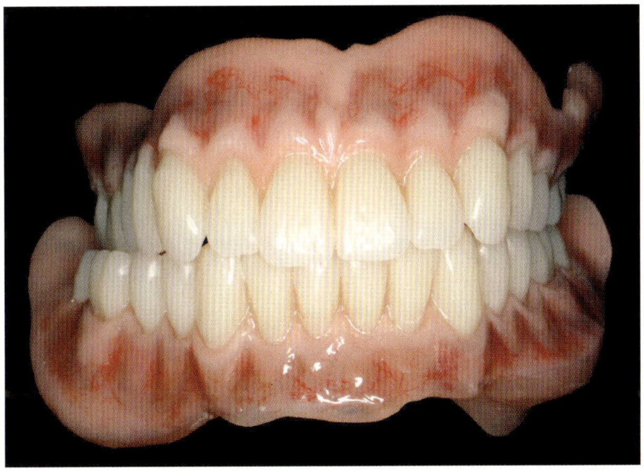

그림 4-2. *(계속)* 하악과두의 위치 이상과 좌우 차이, 염증성 흡수, 변형.

5 피폭 정보의 제공

POINT

CT를 사용할 때는 환자에게 피폭에 관해 충분히 설명한다.

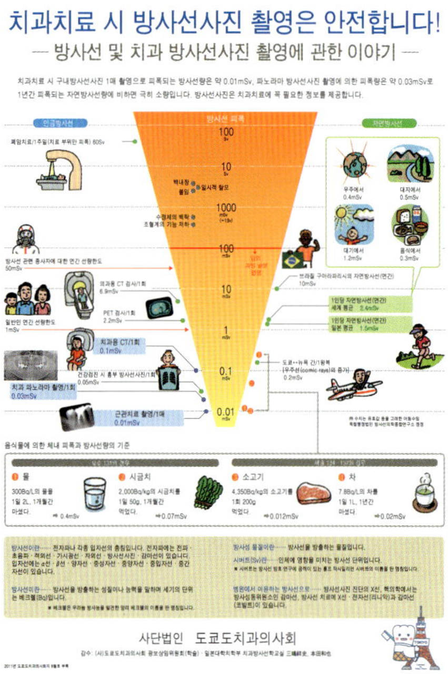

그림 5-1. 환자에게 피폭량을 통지한다. (도쿄치과의사회)

2011년 동일본 대지진에 따른 원전 폭발 사고로 인해 방사선 피폭에 대한 충분한 이해가 요구되고 있다. CT를 사용할 때는 반드시 환자에게 피폭 정보를 제공한다.

본원에서는 도쿄치과의사회의 환자 설명용 자료를 사용하여 환자에게 사전 동의를 얻고 있다.

이 자료는 인터넷에서 구할 수 있다. 또는 의원에서 사용하는 방사선 피폭 정보를 환자에게 출력해 제공하는 것도 중요하다.

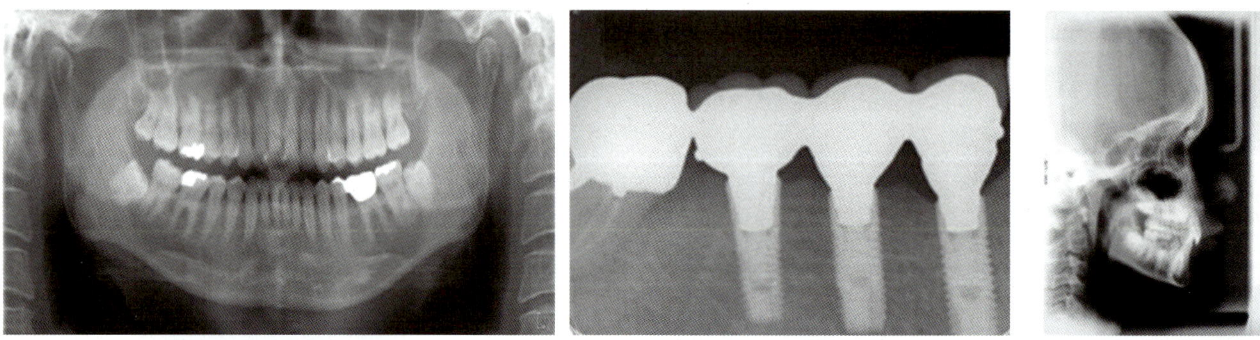

	1mmSv/파노라마 촬영 1년간 약 60매 촬영에 해당	1mmSV/구내 촬영 1년간 약 160매 촬영에 해당	1mmSV/세팔로 촬영 1년간 약 60매 촬영에 해당
디지털	0.010~0.020mmSV	0.010~0.020mmSV	0.002~0.010mmSV
필름	0.030~0.040mmSV	0.030~0.040mmSV	0.015~0.020mmSV

*필름은 D 감도 필름 기준

그림 5-2. ICRP(International Commission on Radiological Protection: 국제방사선방호위원회)에 의한 연간 피폭량의 국제 기준은 1mmSV이다. 항상 연간 피폭량을 고려하는 것이 중요하다.

6 검사가 기본이 되는 치과의원의 구축

턱관절 방사선 이외에도 무치악 치료에는 많은 검사가 필요하다. 그러나 대부분은 비보험 검사이므로 충분히 보급되지 않았다. 난증례를 해결할 때 검사를 해 통증의 원인을 특정하는 것은 치료 방침에 큰 영향을 미친다. 보험 적용에 관계없이 검사 중심의 치료를 실천하지 않으면 환자가 안심하고 치과치료를 받을 수 없는 시대가 되었다.

여기에서는 다음 검사를 통해 의치 통증의 원인이 빈약한 치조제 점막에 있다고 진단하여 의치 치료를 진행한 증례를 소개한다. 독자 여러분에게 많은 참고가 되기를 바란다.

1. 턱관절 방사선
2. OHIP 앙케트
3 야마모토(山本)식 총의치 저작 능률 판정표
4. Occluzer(GC)
5. 타액량(GC)
6. BITEEYE(GC)

의사: 치조제가 많이 흡수되었습니다.
환자: 어느 정도요?
의사: 턱관절이 좋지 않네요.
환자: 그렇게 나쁜가요?
의사: 저작이 잘 안 될 것 같습니다만.
환자: 입만 보고 그것까지 알 수 있나요?
의사: 교합이 좋지 않아요.
환자: 무슨 근거로 말씀하시나요?

위의 상황은 임상에서 흔히 볼 수 있는 대화이다. '치과의사가 무슨 근거로 나를 진단하는 걸까?'라는 의문을 가지는 환자가 많다. 지금까지 치과치료는 시진이나 감각, 경험에 의존해 애매하게 진단을 내려 왔던 것이 사실이다. 아마 대부분의 치과의사는 환자의 이런 질문에 거의 대답을 못할 것이다.

그러나 의과는 다르다. 내과에서는 반드시 소변과 혈액 검사를 하고 데이터 결과를 토대로 '당뇨병'을 진단한다. 안과에서는 '안저사진'이나 시력, 시야 검사 데이터를 보고 '녹내장'을 진단한다.

치과의원을 내원할 미래의 환자는 확실한 데이터를 가지고 진단하고 치료를 진행하는 치과의사를 찾아 모여들 것이다. 치과의사 과잉 시대에 앞으로 활동할 젊은 치과의사는 비보험 진료 비율이 높지 않으면 살아남기가 힘들어진다. 즉 중요한 것은 환자가 우리에게 무엇을 요구하는지 깨닫는 것이다. 따라서 데이터 진단에 기초한 명확하고 기록으로 남길 수 있는 진단 그리고 치료계획의 입안이 중요하다.

필자의 개인적인 예측이지만 갑자기 이런 생각이 든다. 가까운 미래에는 진단 데이터를 가지고 치료계획을 수립해 실천하는 치과의사가 두각을 나타낼 것이다. 그들은 기존 치과의사의 상식을 뒤엎고 새로운 타입의 치과의원을 구축해 치과계를 변혁시켜 나갈 것이다.

다수치 결손 환자나 무치악 환자의 검사가 건강보험에 도입될 때까지 기다릴 시간적 여유가 없다. 일단 이 시스템을 비보험 진료 검사에 도입하고, 먼저 행동하면 반드시 이긴다는 마음 자세로 진료에 임하는 것이 중요하다. 그러면 검사가 기본이 되는 치과치료의 실천이 인정을 받아 '신뢰할 수 있는 치과의원'이라는 평판을 얻을 것이다.

1. 취약한 치조제 점막에 대응

증례: 89세 여성 환자, 타 의원 소개

주소: 하악 의치가 아파 씹을 수 없다(오랫동안 농사를 지어 허리가 많이 굽었다).

하악위는 비교적 안정되고, 진료의자에서는 수평위로 진료를 받을 수 있다. 대답을 확실히 하기 때문에 치매의 의심은 없지만, 평소에 손을 벽에 짚거나 기어 이동한다고 한다. 2층에 있는 본원까지는 가족에게 업혀 들어왔다.

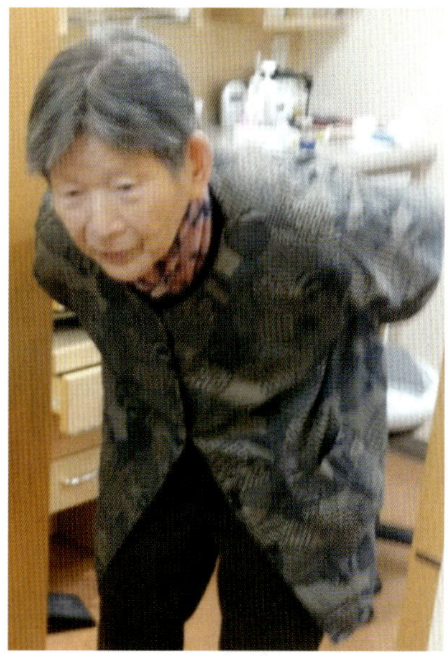

① 검사 결과에서 생각할 수 있는 통증의 원인

통증의 원인을 알기 위해 치조제의 파노라마 방사선, OHIP 앙케트, 야마모토식 저작 판정표, Occluzer로 검사하였다.

1. 교합력이 비교적 강하다. 특히 이동할 때 이를 악무는 경향이 의심되었지만, 예전 의치의 교합력은 56N으로 매우 낮았다(무치악자는 200N 정도의 교합력이 바람직하다).
2. 우측에 잔존해 있는 대합치를 습관적으로 악무는 것이 원인이 아닐까 생각했는데, 좌측에도 통증이 발현해 그 가정은 제외시켰다.
3. 턱관절 콘빔 CT 결과 하악과두의 위치는 안정적이라 진단할 수 있다. 통증의 원인이 교합채득의 실수에 의한 불안정한 교합은 아닌 것 같다.
4. 타액량이 부족하지만 구강 내는 습윤 상태를 유지하고 있다.

검사에서 교합력 값이 작은 데도 통증이 발생한 것을 알 수 있었고 빈약한 치조제 점막이 원인이 아닐까 생각하였다. 치료용 의치를 사용해 통증의 원인을 찾고 최종 의치에 이행할 계획을 설명하였다.

5. OHIP 스코어 40/70점(중등도의 환자 만족도)

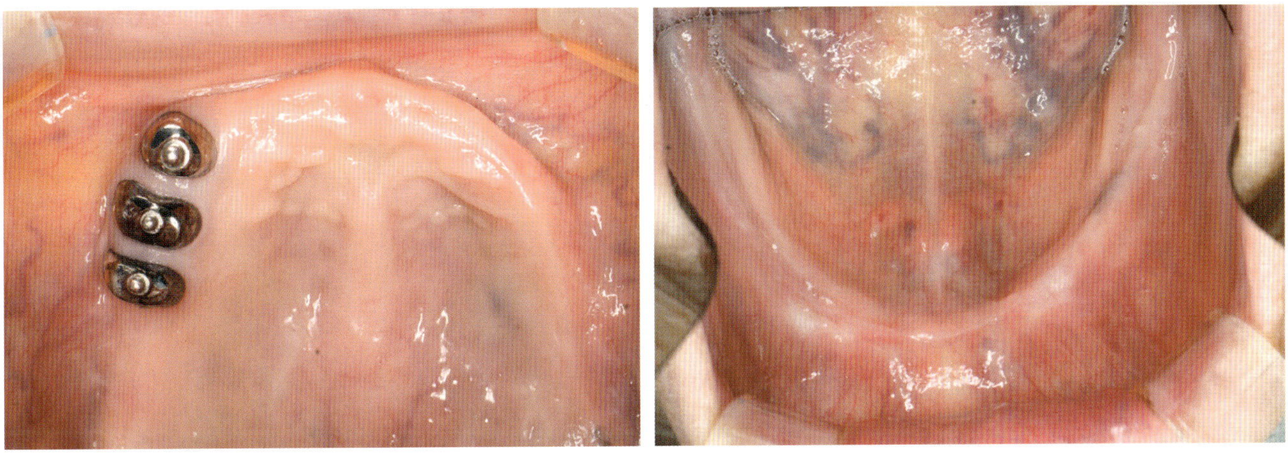

그림 6-1. 구강 내 소견.

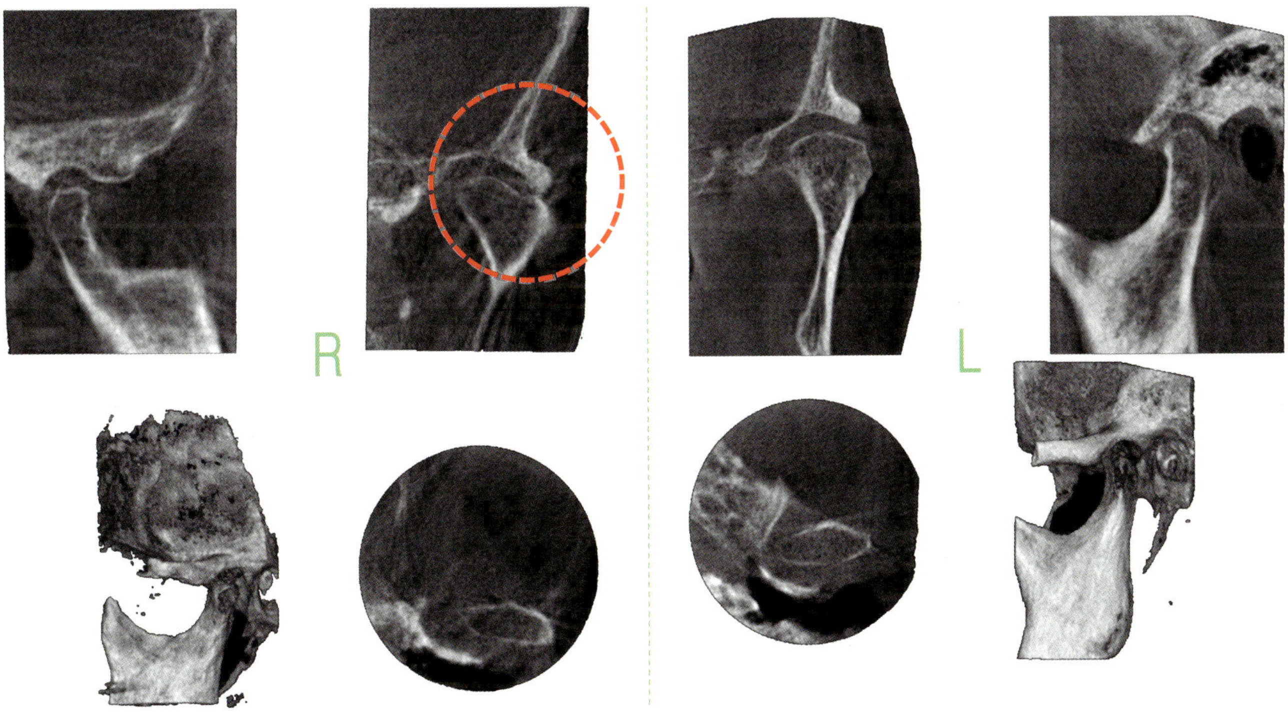

턱관절의 변형이 보이지만, 좌우 하악과두의 위치 이상이 관찰되지 않아 비교적 안정적인 교두감합위를 얻을 수 있으리라 추측한다.

그림 6-2. 콘빔 CT 소견.

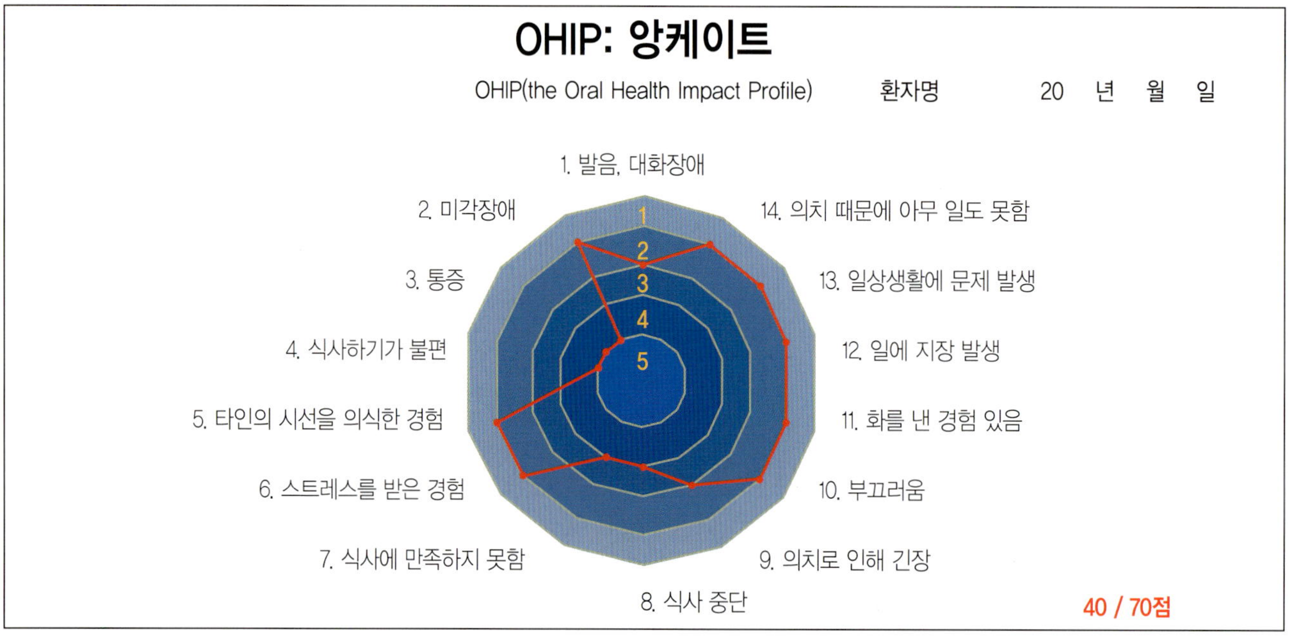

그림 6-3. OHIP.

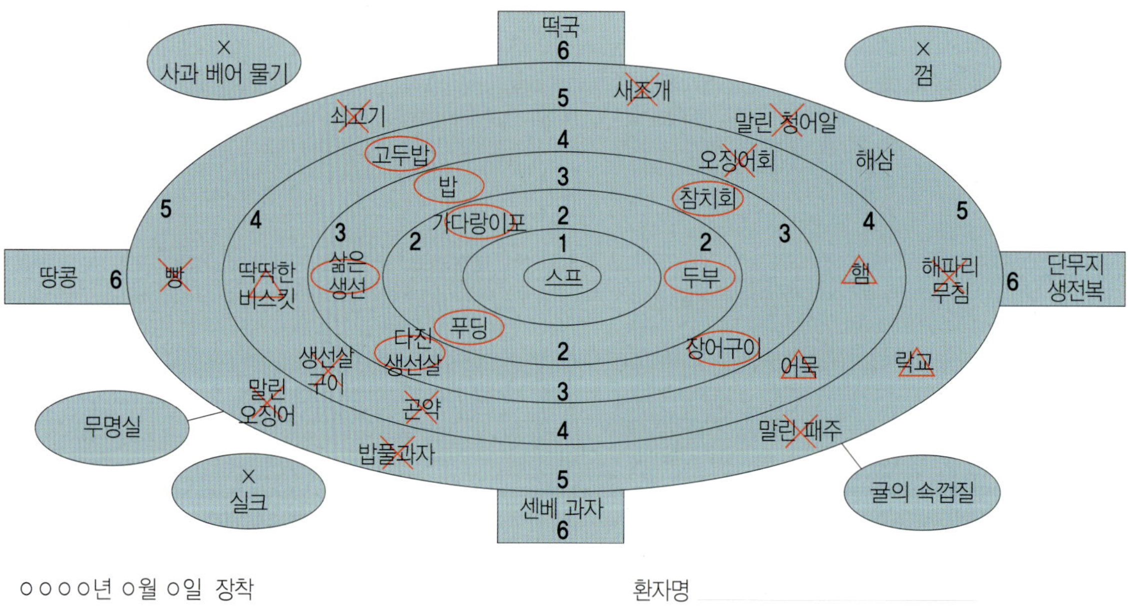

그림 6-4. 야마모토의 총의치 저작 능률 판정표.

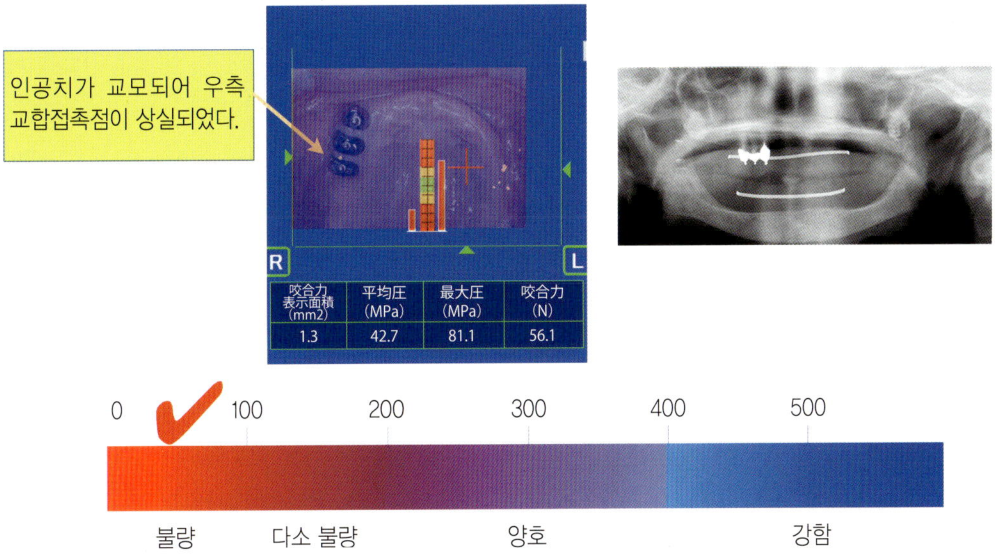

충분한 교합력을 발휘하지 못한다. 좌우 교합이 불균형하다.

그림 6–5. 교합력 판정 결과.

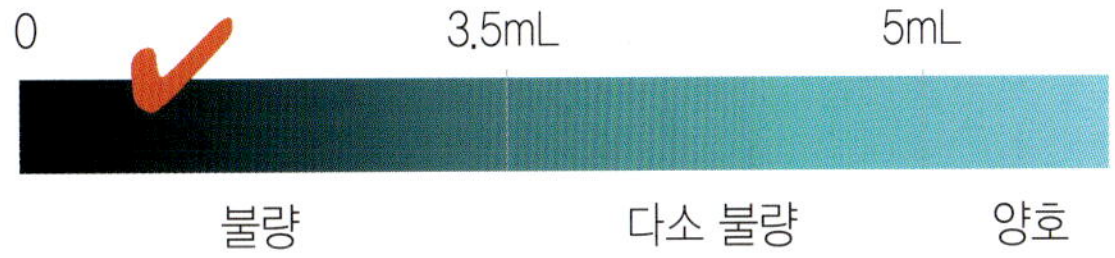

그림 6–6. 타액량의 검사(5분간).

② 검사에 의한 진단

‘의치의 통증이 사라지지 않는다’는 주소를 해결하기 위해 tissue conditioner를 사용하면서 연성 이장재가 필요한지 검토할 필요가 있다. 검사 결과에서, 통증의 원인은 적절한 하악위의 잘못이라기보다 타액량의 감소와 취약한 점막에 있다고 의심하게 되었다.

③ 통증을 제거하기 위한 치료용 의치

취약한 치조제 점막의 통증을 해소하기 위해, 저작 시 의치의 전복을 방지할 목적에서 치조정 가까이에 인공치를 배열하였다. 자연치가 있던 위치에 인공치를 배열한다는, 즉 이상적인 배열이 환자를 쾌적하게 만든다는 희망을 버린 것은 아니지만, 오랫동안 부적합한 의치를 사용한 환자에게 자연치의 원래 위치에 배열하는 것의 중요성을 찾을 수 없었기 때문이다. 설방을 확보하기보다 통증의 해소를 최우선으로 삼았다. 또한 좌위에서 기어 이동하는 자세의 변화에 대응해 교두감합위를 부여하기 위해 과로경사를 약하게 하고 wide centric으로 조정하였다(그림 6–7). 그리고 치료용 의치를 사용해 의치상을 충분히 확대하고(그림 6–8) 통증을 철저히 제거한 후(그림 6–9) 최종 의치로 이행하였다(그림 6–10).

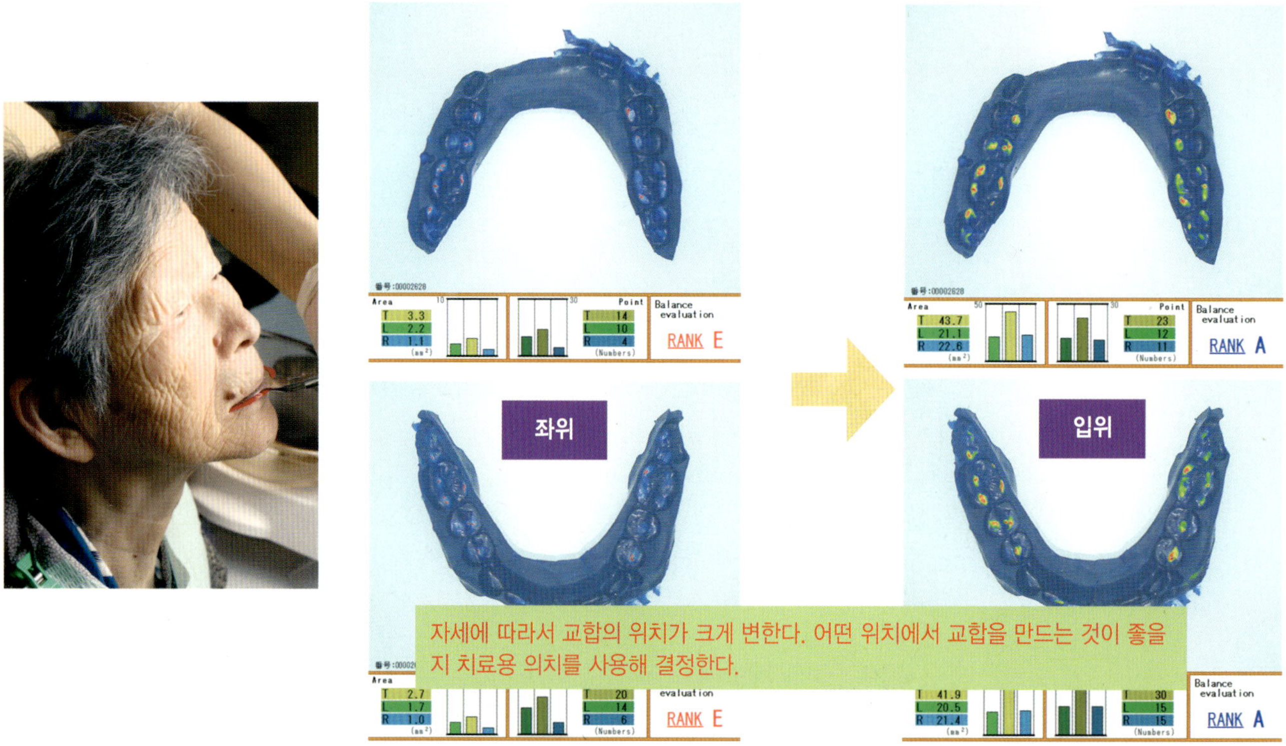

그림 6-7. 자세에 따른 BITEEYE 교합 변화 Hunch Back(굽은등).

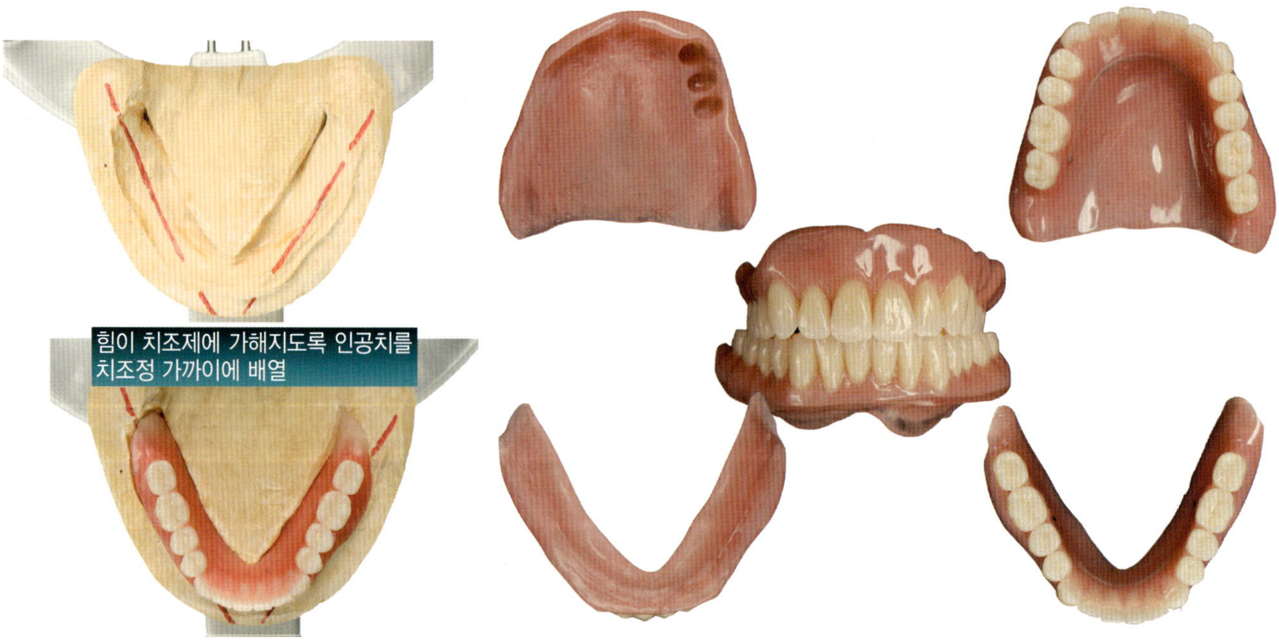

그림 6-8. 치료용 의치.

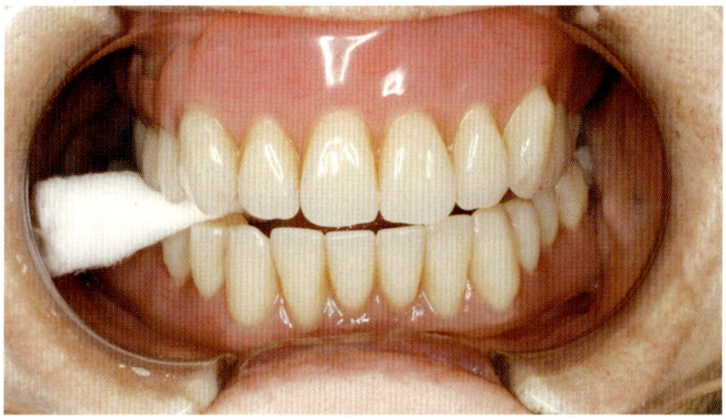

우측으로 씹으면 하악 의치가 동요한다. 통증이 그치지 않는다.

내압 면적의 확대

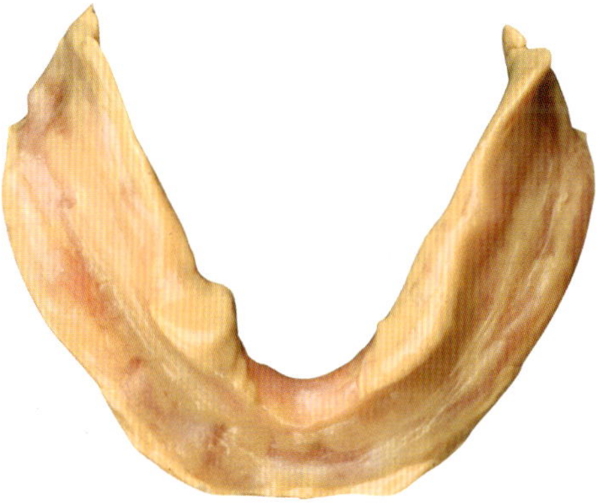

허용 범위 내에서 의치상의 확대. Tissue conditioner를 사용해 의치를 안정시킨 후 흐름이 좋은 실리콘 인상재로 인상(환자 주도형 인상)

그림 6-9. 교합조정과 tissue conditioner에 의한 통증의 제거.

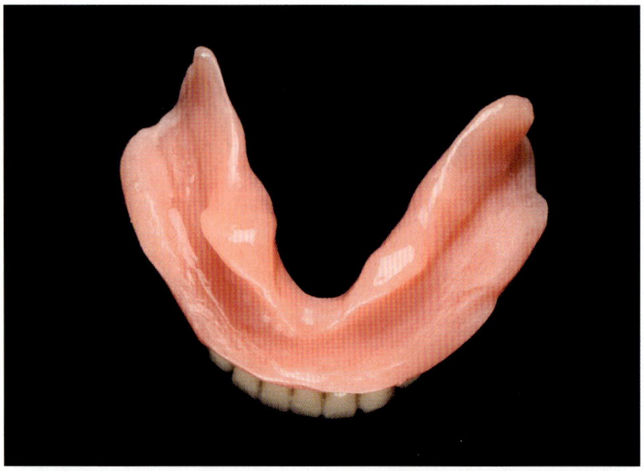

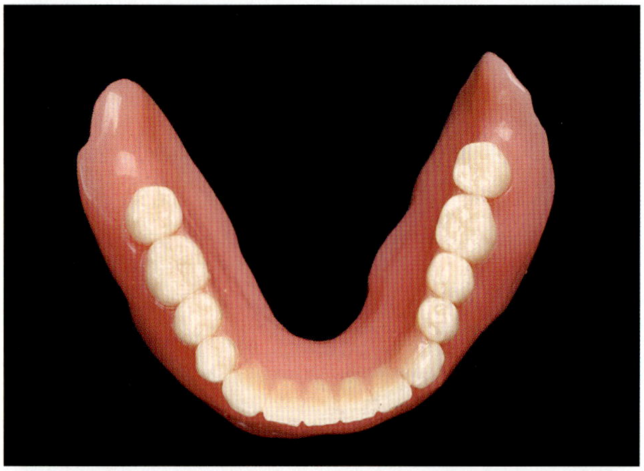

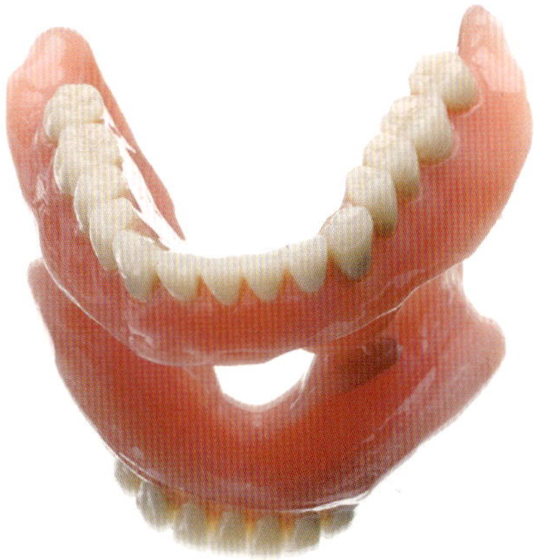

완성 의치/의치상을 허용할 수 있는 범위에서 확대.
인공치 배열은 의치의 전복량을 가능한 한 줄이기 위해 치조정 가까이에 배열하였다.

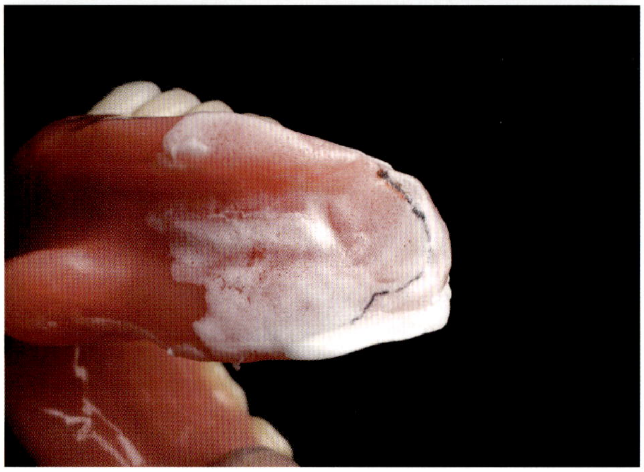

Retromolar pad의 형태에 맞춰 완성 의치의 형태를 수정하면 후연의 봉쇄가 개선되고 흡착을 쉽게 얻을 수 있다.

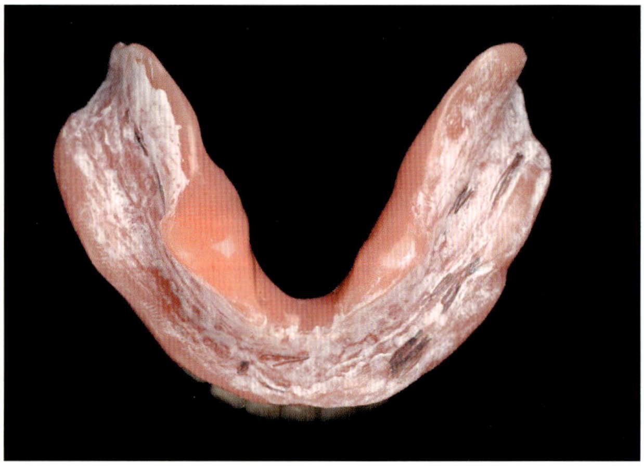

내원 시에 의치 내면에 PIP를 도포하고 부드러운 음식을 먹게 한다. 실제로 저작을 시키면 접촉하는 부위를 알 수 있다.

그림 6-10. 최종 의치로 이행.

제 4 장

난증례의 임상 대응

1 상악 의치의 난증례

POINT

상악 의치가 탈락하지 않는 것이 임상에서 가장 중요하다.

임상에서 가장 중요한 것은 상악 의치가 탈락하지 않는 것이다. 배우가 연설을 하던 중 의치가 탈락하는 장면을 보여 주는 TV 프로그램이 있었는데, 본인에게는 정말로 창피하고 심각한 상황일 것이다. 탈락한 상악 의치를 제작한 치과의사는 돌팔이 의사라는 평가를 받으므로 정말 피하고 싶은 문제이다.

그러나 의치를 삽입하면 구토 반사가 강한 환자, 전치부 조직이 곤약처럼 말랑말랑한 flabby gum, 상악 결절부의 골이 흡수되어 평탄한 치조제의 환자, Class Ⅲ 증례이면서 Class Ⅰ의 안모를 요구하는 환자 등 상악 의치가 탈락하기 쉬운 조건을 가진 환자가 여전히 많다.

때로 하악 전방치군만 남은 상악 single denture 증례가 상하악이 무치악인 증례보다 까다로운 경우도 있다.

앞에 소개한 난증례의 일부분은 implant에서 유지를 구해 보철로 해결했는데, 경제적인 이유에서 implant 보철로 이행하는 증례는 적고 의치로 해결해 주기를 원하는 환자가 많은 것이 현실이다. 또한 하악보다 실패율이 높은 상악 implant를 제거해 생각지 않게 치조제가 심하게 흡수된 난증례가 증가하는 것도 잊어서는 안 된다.

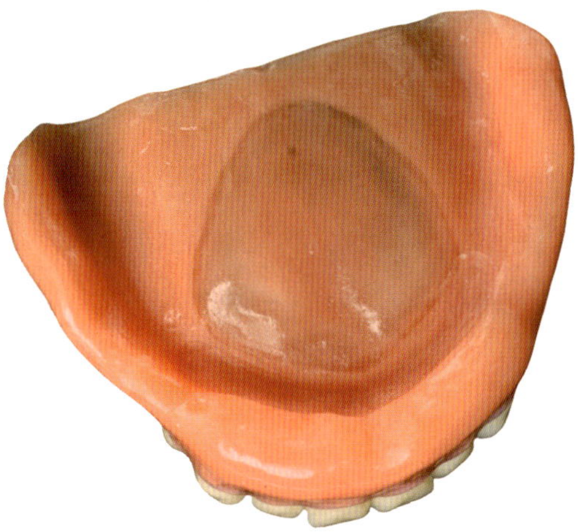

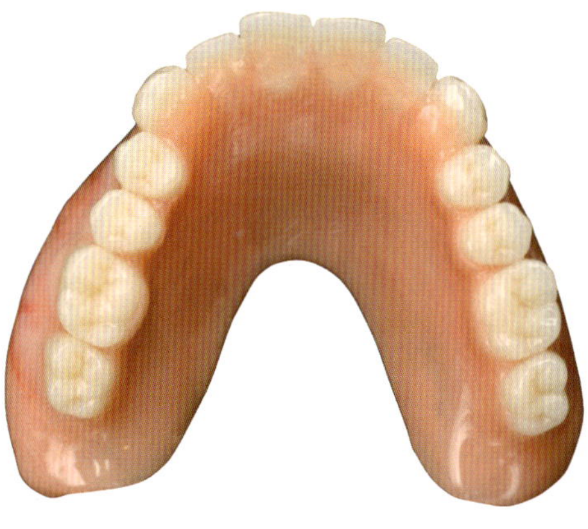

2 상악 난증례를 극복하는 방법

POINT

1. 상악 의치는 하악보다 개폐구 시 치은열구 이행부의 움직임이 작다.
2. 따라서 어느 정도의 의치상 확대밖에 기대할 수 없고, 안정성 확보를 위해 인공치의 배열 위치나 교합접촉 관계를 중심으로 대처한다.

우리들이 임상에서 실천할 수 있는 방법은 제한적이다. "의치에 능숙하다!"고 하는 치과의사는 제한된 수법을 이용해 문제를 해결하는 것이지 마법의 테크닉을 가지고 난증례에 대응하는 것이 아니다. 상악 의치의 특징으로 개폐구 시 치은열구 이행부의 움직임이 하악보다 훨씬 작다는 것을 들 수 있다. 즉 상악의 치은열구 이행부는 가변 요소가 극히 적다. 어느 정도의 의치상연 확대밖에 기대할 수 없으므로 의치의 안정에 관해서는 인공치 배열 위치나 교합접촉 관계를 중심으로 해결하게 된다.

구체적으로 살펴보면 다음과 같은 방법이 있다.

① 소구치부의 인공치를 치조정 가까이에 배열한다.
② 야자키(矢崎)의 균형면 삭제.
③ 후방 구개 의치상 내연을 매우 얇게 제작한다.
④ 전치부 치은상연에 두께를 부여한다.
⑤ 경구개에 연성 이장재를 사용한다.
⑥ 의치 접착제를 사용한다.

①~③은 구토 반사가 강한 무구개 의치에 이용하는 테크닉이고 143쪽 이후에서 설명한다. ④, ⑤는 상악 전치부의 flabby gum 증례에 사용하는 테크닉이고 179쪽 이후에서 설명한다.

3 하악 난증례를 극복하는 방법

POINT

1. 하악 의치의 문제점은 하악 치조제 점막의 통증과 의치의 들뜸이다.
2. 들뜸에는 흡착, 통증에는 원인에 맞는 해결책이 필요하다.

두 번째 문제는 하악 치조제 점막의 통증과 의치의 들뜸이다. 입을 벌렸을 때 의치가 들뜨는 문제는 하악 총의치의 흡착 mechanism에 적합한 의치 제작에 신경을 쓰면 해결할 수 있다. 성공률은 70~80%이다. 그러나 통증에 관한 문제는 그렇게 간단하게 해결할 수 없다.

하악 의치의 통증을 유발하는 원인은 술자가 하악위를 잘못 설정했거나 골융기, 저작 시 의치의 동요도, 한쪽으로 씹는 습관, 취약한 점막, 무치악의 bruxism, dry mouth 등 다양하다.

1. 하악 난증례 극복을 위한 방법

상악의 경우처럼 하악 난증례에 대해서도 임상에서 실천할 수 있는 방법은 제한된다. 구체적으로 다음과 같은 방법들이 있다.

① 소구치부의 인공치를 치조정 가까이에 배열한다.

구치부의 인공치 배열에 관해서는 이전의 치조정간선의 법칙에서 자연치가 있던 위치에 배열한다는 의견이 압도적으로 많아졌다.

자연치의 위치에 인공치를 배열하면 인간이 가지고 있는 자연스러운 혀와 뺨의 운동을 방해하지 않고 생리적인 의치를 완성할 수 있다는 이유에서 이 견해가 보급되고 있다. 그러나 과거의 책에서는 인공치가 치조정부에 배열된 작은 의치를 자주 볼 수 있었다. 의치상이 작거나 교합력이 강한 경우에는 치조정 부근에 인공치를 배열해 저작 시 의치의 경사를 억제하는 것이 물리적으로 이치에 맞다. 한편 자연치의 위치에 배열하는 방법을 채용하면 인공치가 치조정보다 바깥쪽에 배열되므로 측방압을 지지하는 협붕부에 비해 소구치부에서 의치의 협측으로 전복이 필연적으로 증가한다. 이 문제를 해결하려면 전복에 대해 저항할 수 있는 충분히 넓은 의치상을 부여해야 한다. 이 견해가 현재는 의치 성공의 왕도가 되어 의치상을 근육 부착부까지 확대하는 compound 인상법으로 치학부 교육에 채택되고 있다. 그러나 다양한 환자가 있는 만큼 임상은 어렵다. 과거 수년간 작은 의치상에 만족하던 환자에게 상이 큰 의치를 장착하게 하면 "이런 의치는 착용할 수 없다"고 거부하는 증례가 있듯이, 모든 환자가 큰 의치상을 수용하는 것은 아니다. '작은 의치상 ⇄ 인공치 배열을 안쪽으로, '큰 의치상 ⇄ 인공치 배열을 자연치의 위치, 협측으로' 이렇게 상황에 맞게 인공치의 배열 위치와 의치상의 크기를 고려해 제작하지 않으면 임상의 성공은 있을 수 없다. 특히 소구치로 저작하는 습관이 있는 증례, 치조제 형태가 좋고 치조정이 뾰족한 증례는 치조정부 부근에 인공치를 배열해야 전복력이 감소하고 통증도 발생하지 않는다.

② 구치부의 ski zone에 배열하지 않는다.

최후방부의 치조제 흡수가 현저하고 retromolar pad에서 전방을 향해 경사가 급한 경우가 있다. 그곳에 배열한 인공치로 음식을 분쇄하려고 하면 의치가 치조제상에서 전방으로 미끄러지므로 ski zone(그림 3-1)이라 부르는데, 의치의 이탈과 통증을 감소시킬 목적으로 슬로프가 25° 이상인 부위에는 제2대구치를 배열하지 않도록 주의한다.

③ 가능한 범위에서 의치상의 면적을 확대한다(clinical side). (그림 3-2)

하악의 인상이 어려운 이유는 인상의 크기가 개인 tray의 설계선에 좌우되거나, 술자가 요구하는 확대량의 인식 차이로 인상 범위가 전혀 달라진다는 것이다. 누가 인상을 해도 똑같이 채득할 수 없는 이유는 큰 하악 구치 협측부의 가변량에 있다고 말할 수 있다.

Tissue conditioner를 사용해 무리가 없는 크기까지 확대하는 것이 중요하다.

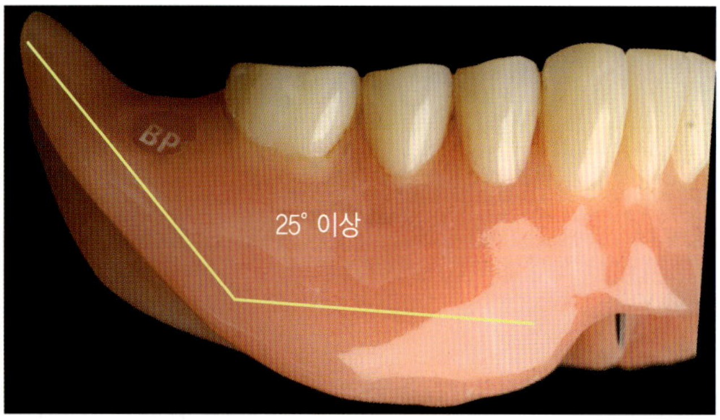

Ski zone: Retromolar pad가 전방을 향해 25° 이상의 각도가 있는 영역을 말한다.

그림 3-1. Ski zone과 의치.

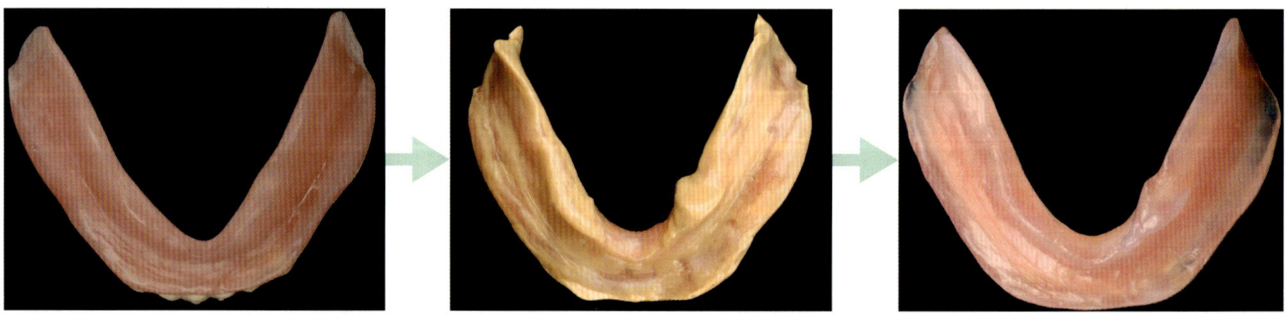

허용 범위 내에서 의치상 확대(환자 주도형 인상) 보정 후

Tissue conditioner를 이용해 의치를 사용한 후, 통증의 소실을 확인하고 injection type의 silicone으로 최종 인상. Base resin을 새로운 재료로 교체(rebase).

그림 3-2. 무리하지 않는 범위에서 tissue conditioner를 이용해 의치상 확대.

④ 교합력이 강한 환자, 치조제 점막이 취약한 환자에게 연성 이장재를 사용한다.

무의식적으로 악물거나 통증이 발생하기 쉬운 치조제 점막에 대해서는 교합력이나 치조제 점막의 성질을 바꿀 방법이 없으므로 연성 이장재를 사용해 대응할 수밖에 없다. 연성 이장재는 내구성이 낮고 열화하기 쉬운 경향이 있으므로 환자에게 일정한 주기로 교환이 필요하다고 설명하고 동의를 구한 후 진행한다.

취약한 치조제 점막이나 bruxism 증례에 대해서는 비교적 상을 크게 부여하고 내압 면적을 확대하는 것도 하나의 해결책이다.

⑤ 의치 접착제의 사용(흡착이 불가능한 증례, dry mouth)

고령인 경우 많은 양의 약제를 복용하는 환자가 많다. 혈압강하제, 신경안정제 등 타액량을 감소시키는 약제를 많이 복용해 dry mouth가 된 경우는 의치 제작 기술에 관계없이 시판용 접착제의 적극 사용을 피할 수 없을 때가 있다.

4 임상 증례를 소개하기 전에

POINT
난증례는 술자의 기량에 좌우된다.

'난증례란 무엇인가?'라고 물으면 보통은 '술자가 최선을 다해 보철물을 제작하려고 해도 좋은 결과를 예측할 수 없는 증례' 또는 '술자가 제작한 의치의 결과가 좋지 않은 증례'라고 대답한다.

지금까지의 무치악 관련 서적들을 보면, 한 권의 책 속에 난증례에 대한 대책을 정리해 놓은 것은 적다. 가장 큰 이유는 난증례라 여겨지는 증례 자체가 치과의사의 기량에 따라 달라지며 한 권의 책에 정리하기가 어렵기 때문이다.

따라서 다음 대화처럼 술자의 경험과 기량의 차이로 인해 대화의 내용을 공유할 수 없는 경우도 종종 있다.

의사 A: 난증례 환자가 있어 힘드네요.
의사 B: 어떤 증례인가요?
의사 A: 치조제가 없어 의치가 불안정하네요.
의사 B: 얼마나 흡수됐나요?
의사 A: 평평해요. 아주 평평.
의사 B: 평평하다면 얼마나요?
의사 A: 파노라마를 보여 드리죠.
의사 B: 이 정도면 치조제가 충분한데요.
의사 A: 제가 보기엔 치조제가 없어요.

5 난증례를 극복하기 위해 실천할 내용

POINT

난증례를 극복하는 방법은 자신에게 기준이 되는 의치 제작법을 습득하고 그곳에서 다양한 기술을 배워 나가는 것이다.

1. 자신에게 맞는 평균 의치 제작법을 공부한다.
2. 다양한 의치 제작법을 배우고 잘되지 않은 증례에 적용한다.

이 두 가지가 난증례를 극복하는 데 필요한 내용이다.

치과 임상의 환경은 세계적으로는 각국의 보험제도의 상황, 국내 치과의원의 사정에 따라 다르다.

보험 중심, 보험 치료 + 비보험 진료, 비보험 진료 중심의 치과의사 등 다양하며, 치과의사는 환자를 구원하고 생활을 해 나간다. 따라서 난증례를 다루려면 일단은 각자의 환경에서 평소에 실천하는 방법을 환자에게 적용하고 결과를 검토한 후 정리해 최종 의치를 완성하는 것이 좋다. 그 방법이 소위 '1회 의치'에 상당하는 수준 높은 의료라면 더 좋다.

이번에는 다양한 난증례를 소개하려고 한다. 의치를 제작하는 과정에서 독자에게 도움이 되는 조언을 충분히 실었다고 자부한다. 이번에 습득한 기술은 앞으로 난증례에 직면하는 데 큰 무기가 될 것이다. 치료법의 선택 범위가 넓을수록 난증례를 해결하는 방법이 증가한다는 것은 말할 필요도 없는 일이기 때문이다.

일반적인 의치
제작법을 몸에 익힌다.

다양한 옵션을 배워
적용한다.

난증례의
구체적인 대응책과
의치의 제작

난증례의 구체적인 대응책과 의치의 제작

여기에 소개하는 증례는 필자의 치과의원에서 실제로 경험한 임상 보고이다. 본원에서는 혼자 걸어 내원할 수 있고 의사소통이 가능한 환자를 대상으로 치료를 진행한다. 자비 비율이 높은 것도 독자를 당황스럽게 만들지 모른다. 그러나 이런 장벽을 극복하고 치과의사와 치과기공사의 노력과 테크닉을 배우는 데 집중해 주었으면 한다.

필자의 임상에서 의치 제작법은 하악 총의치의 흡착 기법을 시작으로 한다. 난증례에 대해서는 이 의치가 치료용 의치가 되고 거기에서 많은 것을 배울 수 있다. 본서에서는 필자가 주로 실천하는 임상 테크닉을 소개하고 싶다.

증례 소개

1. 의치를 장착하기 곤란한 증례

POINT

1. 생체보상(biologic adaptation)과 구강 용적의 위축
2. 의치를 착용하지 않는 환자, 착용하지 못하는 환자의 보철은 정말로 어렵다.

1.하악 유리단 결손에서 생체 보상이란?

생체보상(biologic adaptation)이란 '구강 내에 부자연스러운 공간이 생기면 그 공간을 가동점막조직이 채우려고 하는 현상'이다[46]. 그 근원은 하루에 약 2,000회 이상 행해지는 연하 시의 음압이며, 이 음압에 의해 구강 가동조직이 결손 공간을 향해 끌려 들어가는 작용을 말한다. 하악 유리단부에서 현저하고 치조제 흡수를 동반하는 결손 공간의 축소가 관찰된다. 때로는 협근의 부착부가 내측에 위치할 정도로 치조제 흡수가 진행된, 다시 말해 강한 위축을 보이는 경우도 있다(그림 1-1).

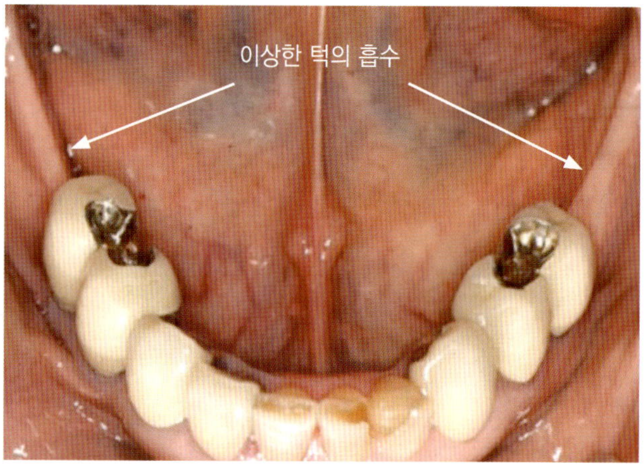

그림 1-1. 결손부의 치조제 흡수가 현저한 단축치열 증례.

이런 증상을 유발하는 원인은 하악 치은열구 이행부의 가동량이 상악의 2~3배인 점(그림 1-2), 상악골에 협근이 거의 수직으로 부착되는 데 반해 하악골은 안쪽으로 경사진 상태에서 협근의 부착이 벗겨지기 쉽고 안쪽으로 이동하기 쉬운 형태를 보이는 점(그림 1-3), 또한 retromolar pad의 협측에 소대처럼 생긴 힘줄이 존재하는 점(그림 1-4)을 들 수 있다. 대표적인 예가 제2소구치부까지만 보철한 단축 치열[47]이다. 하악 유리단 결손부가 장기간 방치되어 현저한 치조제의 흡수가 관찰되는 동시에 때로는 설하부의 가동조직이 증식한 '이중설(double tongue)'이 관찰되기도 한다(그림 1-5). 결손부는 생체의 가동성 연조직에 묻히고 생체의 일부가 결손을 완전히 보철해 버리므로 필자는 이런 생체반응을 생체보상이라 명명하였다. 그리고 이런 상태가 되어 버리면 부분 상의치 같은 인공의 대형 보철물을 장착할 수 없다. 결손부에 침입한 가동점막을 좌우로 밀어 헤쳐 이중으로 보철되기 때문이다.

① 협근의 부착부가 안쪽으로 이동할 가능성

해부학에서 근육의 부착부는 이동하지 않는다고 한다. 또한 넓은 의치상 면적을 획득하고 저작 능력의 향상을 목적하는 compound 인상법에서는 협측 의치상연을 협측 부착부의 하악골 외사선까지, 그리고 그 위치를 벗어난 위치에 설정해야 한다고 가르치고 있다. 그리고 부분 상의치의 하악 유리단 결손 증례에서도 총의치처럼 다루어진다. 그러나

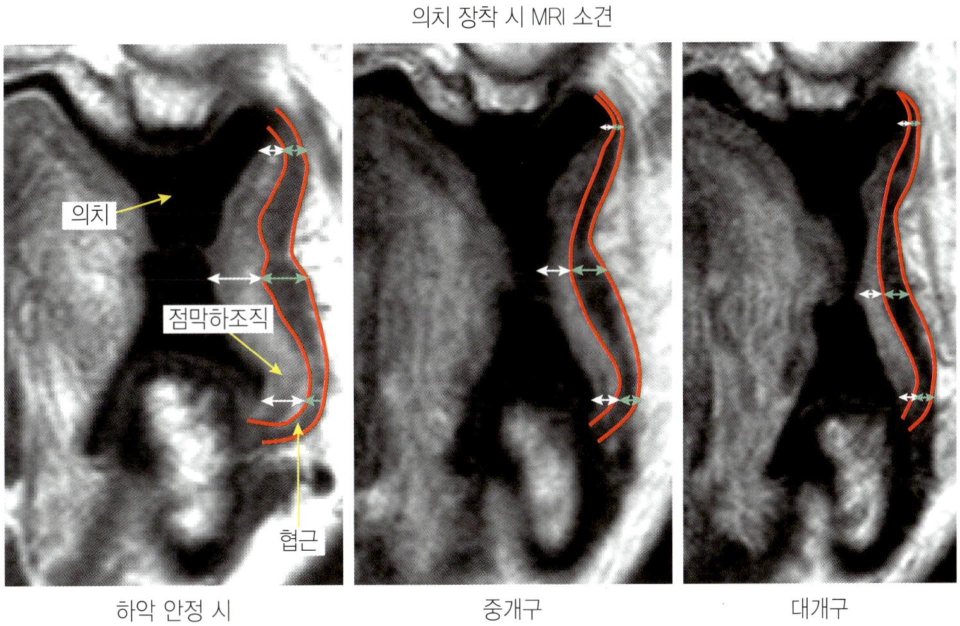

그림 1-2. 하악의 치은열구 이행부(muco buccal fold)가 움직이는 양은 상악의 2~3배. 개구 하면 상악보다 하악의 근육 및 점막하조직이 크게 변화한다.

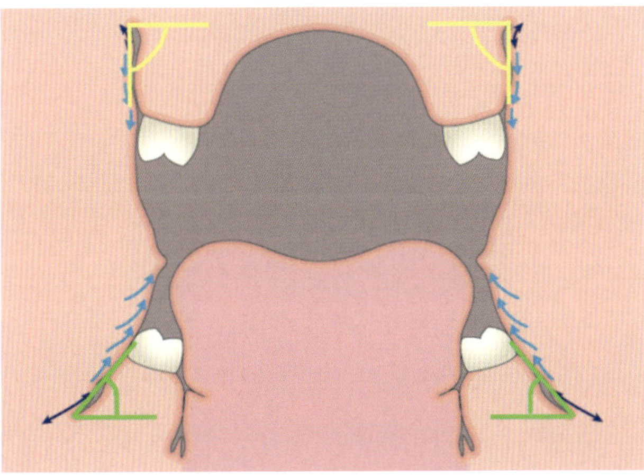

그림 1-3. 상악골은 협근이 거의 수직으로 부착해 있는 데 비해, 하악골은 안쪽으로 경사진 상태에서 협근의 부착이 쉽게 벗겨지는 형태를 보인다.

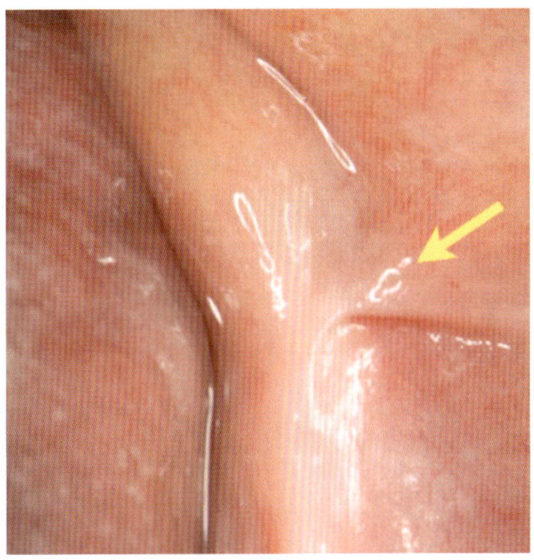

그림 1-4. Retromolar pad 협측에 있는 주름. (소메타니(染谷), 2008.[41])

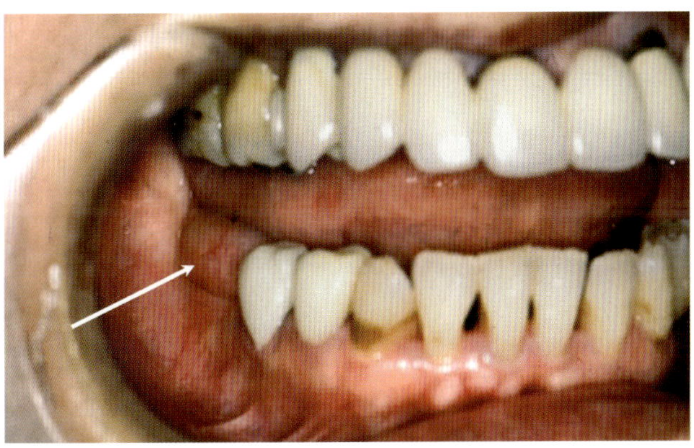

그림 1-5. 이중설.

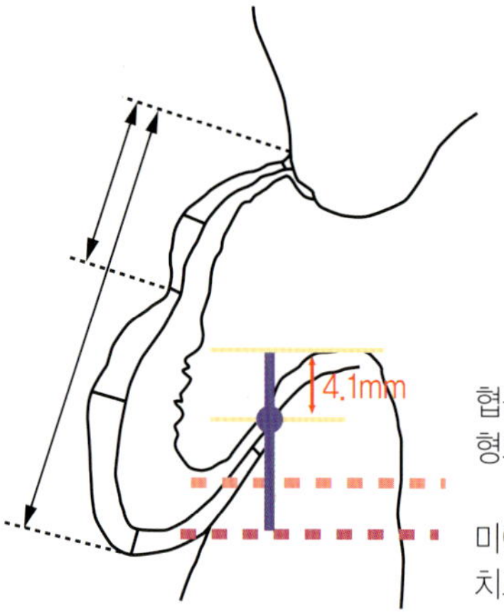

협근의 부착 부위라고 생각되는 골 외사선 위치에 협근이 부착해 있지 않을 가능성이 있고 특히 인상모형으로 판단하기는 어렵다.

미야오(宮尾)[48]의 연구에 따르면, 협근은 치아가 없는 치조정에서 4.1mm 협측에 위치한다. 치조제 흡수에 동반하는 부착은 치조정 가까이로 이동한다.

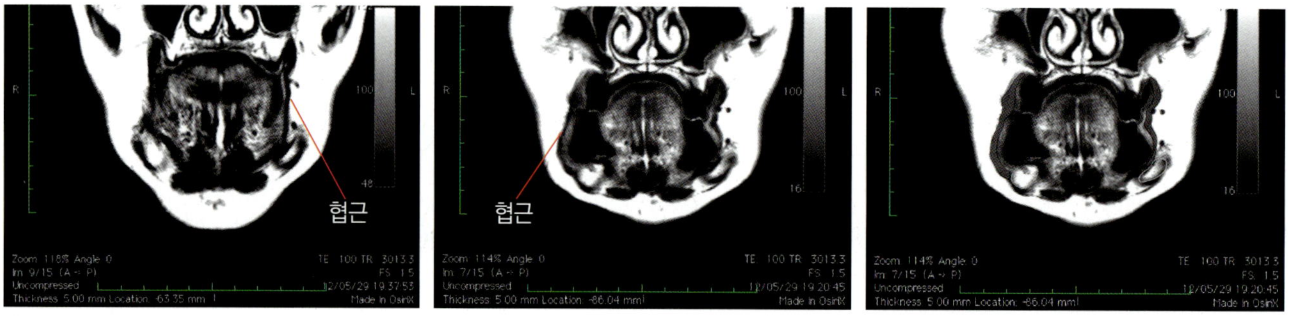

개구 상태 : 우측 협근은 하악골의 골 외사선에 부착, 좌측은 골의 설측에 부착.

의치 장착 상태 : 좌측에서는 의치상이 협근 위에 있는 상황을 엿볼 수 있다.

그림 1-6. 협근의 부착 위치.

단축 치열 증례처럼 대구치부의 결손을 장기간 방치한 증례는 의치상연을 협측으로 확대하려고 해도 거의 확대할 수 없다. 즉 협근이 치조정부에 부착해 있거나 치조정을 지나 치조제의 설측에 부착해 있다고 생각되며 협근 부착의 내측 이동을 의심할 수 있다. 미야오(宮尾)[48]의 연구에 따르면 협근은 치아가 없는 치조정에서 4.1mm 협측에 위치하고, 치조제 흡수가 진행될수록 부착부는 상대적으로 치조정 부근으로 이동한다(그림 1-6). 어디까지나 평균값이므로 사람에 따라 더 치조정 가까이 부착이 위치하는 경우도 있다. 그런 증례에서는 치조제 흡수에 동반하는 부착은 설측에 존재하게 된다. 최근에 왕도마뱀 연구[49,50]에서 근육의 부착이 벗겨져 이동할 가능성을 시사한 점도 흥미롭다. 필자는 앞의 이유와 30년의 임상 경험에서, 생체 보상에는 근육 부착의 이동을 동반하는 현상과 부착의 이동을 동반하지 않는 '구강 용적의 위축' 2종류가 있다고 생각한다. 특히 협근의 부착이 내측으로 이동한 증례에서는 의치상의 협측으로 크게 확대하기란 불가능하다는 것을 주장하고 싶다. 이런 증례는, 특히 결손이 진행되었을 때에 대형 보철물에 의한 의치상의 확대를 기대할 수 없고 충분한 저작 기능의 개선이 어려워진다.

2. 무치악자의 생체 보상

1. '구강 용적의 위축'이 의심되는 증례

2002년: 본원에서 상하악 총의치를 제작. 특히 하악은 흡착 의치의 임상 테크닉을 이용해 제작.

인공치: GC SURPASS

의치상 레진: Palajet Vario

2012년: 10년만에 내원한 이유 '하악 의치가 들뜸'

의치를 관찰했더니 매일 치마제를 사용해 동일한 스트로크로 연마하는 것을 알 수 있었다. 결국 깎인 면이 치조부까지 도달해 협측 연마면에 구멍이 뚫려 있었다(그림 2-1).

하악 의치와 상악 의치는 흡착의 조건이 동일하고 한 곳이라도 공기가 들어갈 공간이 있으면 상악 의치는 쉽게 탈락하고 하악 의치는 들떠 오른다. 하악 총의치가 들뜨기 시작한 것은 연마면에 구멍이 뚫렸기 때문이다. 구멍을 막으면 원래대로 흡착되어 환자에게 쾌적한 의치가 되는 것이 명백하지만, 이번 기회에 인공치의 마모에 의한 교합고경의 저하, 연마면의 심한 형태 변화를 수정할 수밖에 없어 의치를 수리하였다.

10년 만에 내원한 82세 여성
주소: 하악 의치가 갑자기 들뜨기 시작했다.

연마면이 마모되어 점막면에 구멍이 뚫린 것이 원인

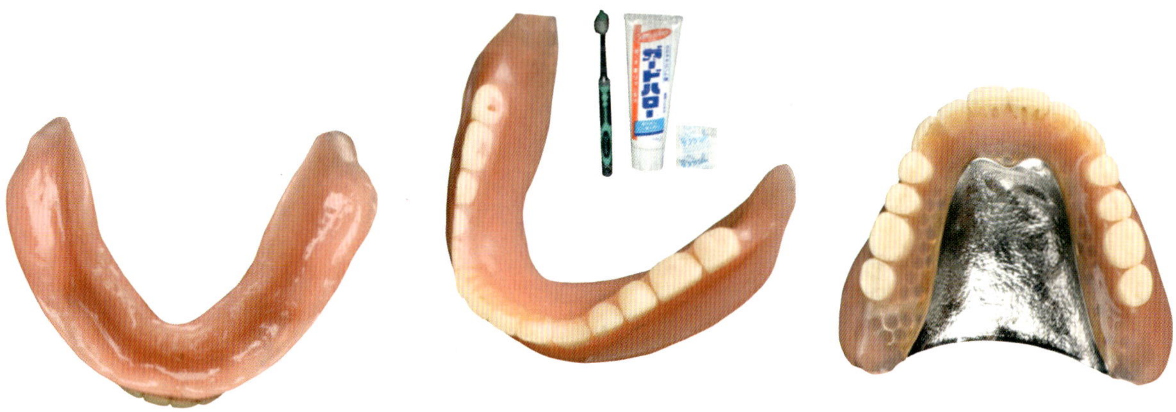

2002년: GC SURPASS, Palajet Vario 사용

그림 2-1. 과잉 양치질에 의한 의치 마찰.

2.문제의 예측

그런데 인공치와 의치상 연마면을 이상적인 형태로 변경하면 환자에 무슨 일이 일어날까? 칫솔을 사용해 기계적으로 삭제하면 누구나 이곳에 음식이 정체되는 것은 당연하다고 생각한다. 그러나 환자에 따르면 깎여 나간 협측 연마면에 음식이 정체하는 일은 전혀 없다고 한다. 서서히 삭제된 마모부로 협점막이 서서히 들어가게 되었다. 즉, 점막부가 안쪽을 향해 위축된 상태에서 의치를 쾌적하게 사용했다고 이해할 수 있다(그림 2-2). 의치의 함몰에 맞춰 협점막이 운동하는 상황이 된 것이다. 따라서 함몰된 연마면 형태를 원래 형태로 수복하면 협점막이 볼록한 새로운 연마면에 의해 바깥쪽으로 확대되어 '뺨을 씹거나', '좁은 의치가 되는' 현상이 일어날 수 있다. 위축의 특징은 적응하는 데 시간이 걸리지만 원래 상태로 되돌아간다는 것이다.

의치를 수정해 일어날 수 있는 환자의 불편에 대해, 치과의사 측은 "처음에는 좁을지 모르지만 시간이 흐르면 괜찮아집니다. 몇 번이고 조정하러 오세요"라고 설명하는 것이 중요하다.

지금까지 10년간 쾌적하게 사용한 의치도 수정을 해 작은 문제가 큰 문제가 될 수 있으므로 충분히 설명하고 환자와 신뢰 관계를 확립할 필요가 있는 증례이다.

수리 후 trouble의 예측: 뺨을 깨문다, 의치가 좁아졌다.

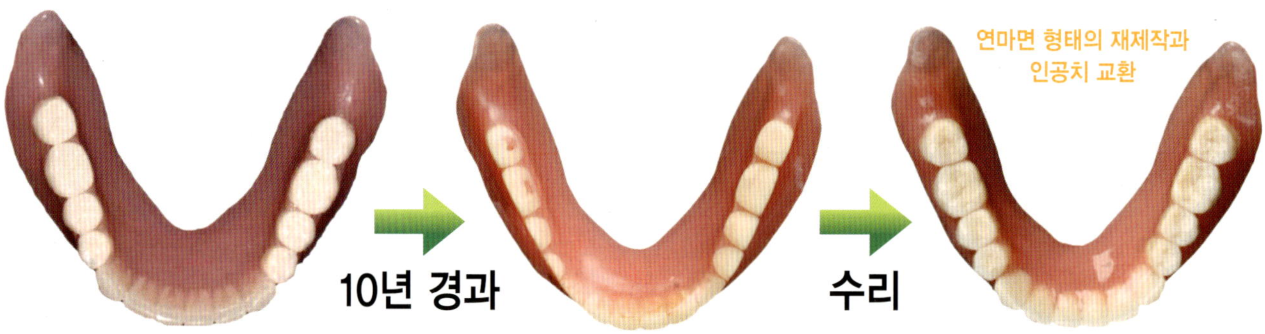

그림 2-2. 인공치와 의치상 연마면을 이상적인 형태로 변경하면 환자에게 무슨 일이 일어날지 예측할 수 있을까?

3. 의치를 장기간 미장착한 환자

의치를 장착하지 않고 생활하는 사람은 일반적으로 하악이 많고 상악은 심미나 사회적 문제 때문에 그 수가 적다. 하악 치조제의 흡수가 현저하고, 장착해도 능숙하게 사용할 수 없으며, 아프다 등이 하악 의치를 장착하지 않는 주요 원인이다.

한편 상악 의치 미장착자의 경우는 구토 반사가 첫 번째 원인이고, 의치를 착용하지 않거나 무구개 의치를 제작했지만 자꾸 탈락해 장착을 거부한 것이 두 번째 이유이다.

1. 의치 미장착자의 임상적 특징은?

1. 오랫동안 의치를 착용하지 않았다.
2. '의치를 착용하지 않지만 모든 음식을 먹을 수 있다'고 대답한다.
3. 치경으로 혀를 젖히면 '기분이 나쁘다'며 구토 반사를 일으킨다.
4. 입안을 보면 대부분의 의치 공간이 혀나 가공 점막조직으로 채워져 치조제가 보이지 않는다.
5. 의치를 착용하지 않지만 발음이 명료하고 대화가 가능하다.

특히 '5'는 특징적인 징후이다. 의치를 장착하지 않지만 또박또박 발음이 가능한 이유는 구강점막하조직이 공간을 채우고 있기 때문이다. 즉, 의치를 장착하지 않아도 구음할 때에 혀와 협점막이나 구개점막의 접촉 관계를 능숙하게 구현하는 구강 환경이 완성되고 구강의 가동 점막조직이 결손 공간을 보철해 기능을 수행하는 상황을 추측할 수 있다. 이것이 무치악 환자에 있어서 생체보상(biologic adaptation)이며, 의치를 새롭게 제작해도 장착할 수 있을지는 알 수 없다. 즉 술후 좋은 결과를 예측할 수 없는 난증례라고 말할 수 있다.

4. 상악 의치를 장기간 미장착한 증례
— 상악 무보철에 의한 생체 보상

1. 개요

2012년: 초진. 60세 여성 환자

주소: 하악 치아의 치료와 상악 의치의 제작을 원한다.

10년간 의치를 전혀 착용하지 않고 생활했지만, 안모나 특별한 음식을 못 먹는 불편 외에는 큰 문제가 없었다고 한다(그림 4-1). 구토 반사 경향이 관찰되었다. 의치를 장착하지 않았다는 생각이 들지 않을 정도로 또박또박 발음할 수 있다(안모 Class Ⅲ).

2. 치료 설명

과거의 경위를 보아 의치를 받아들이지 않으리라 생각하고, 상악의 implant 고정성 bridge의 치료와 비용까지 설명한다. 치과의사가 할 수 있는 한 최선을 다하겠지만 최악의 경우 고정성 implant 보철의 가능성도 제시하는 것이 서로의 신뢰 관계를 얻는 데 매우 중요하다.

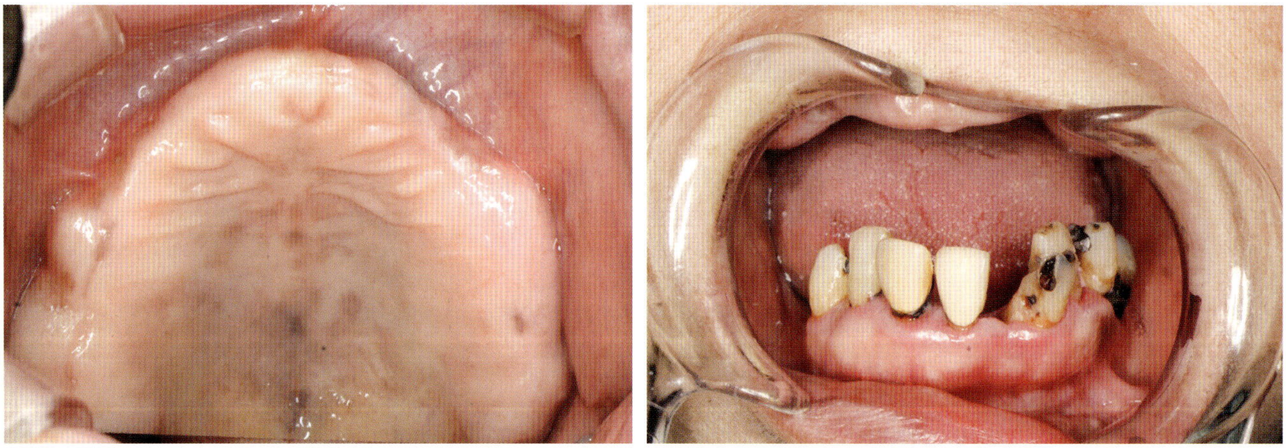

최종 목표: 결손부에 보철물을 장착하고 쾌적한 생활이 가능하도록 한다.

그림 4-1. 10년간 보철하지 않고 생활한 환자의 구강 내 모습.

3. 문제점과 해결

구강점막의 adaptation이 작용해 결손 용적을 메울 가능성이 있다. 이 조건하에서 의치를 장착시키기는 지극히 어렵다.

구토 반사가 강하고 무구개 의치도 수용할지 알 수 없다.

☞ 인상할 때 구토 반사를 일으키지 않도록 충분히 주의하고 치료용 의치를 제작한다.

무구개 의치의 기공 테크닉을 최대한 활용한 치료용 의치를 수용할지 어떨지 판단한다.

턱관절 콘빔 CT에서 관찰되듯이, vertical stop이 전혀 없으므로 하악과두가 전방위를 보인다(그림 4-2). 하악과두나 관절와에 형태 이상을 볼 수 없으므로 하악 전방위의 원인은 턱관절부의 기질적인 변화가 아니라 의치 미장착에 의한 습관성 하악 전방 변위라는 것을 알 수 있다.

치열 교정치료에서 관찰되는 open bite 환자가 상하 전치 사이에 혀를 집어넣고 연하하는 소위 tongue thrust 상태처럼 연하할 때에 혀를 전방으로 내밀어 하악 전치와 상악 치조제에 넣고 연하한다. 구강의 결손 공간을 습관적으로 막아 버리는 상황을 떠올릴 수 있다. 의치를 장착하면 혀 습관을 개선할 수 있을지도 불확실하다.

☞ 치료용 의치를 장착할 수 있을지 확인하고 동시에 구치로 교합해 연하가 가능한지에 대해서도 상황을 보아야 한다. 교근부에 검지를 올리고 교합시켰을 때 교근의 풍융을 느끼게 해 구치 저작을 달성할 수 있도록 연습시킨다(그림 4-3).

하악 우측 치조제는 결손의 장기 방치로 인해 협근 부착의 내측 이동을 동반하는 치조제 흡수가 현저하며(그림 4-4) 협측으로 의치상의 확대를 기대할 수 없다. 좌측 하악 치조제는 잔존치가 남아 있어 치조제 흡수가 심하지 않다.

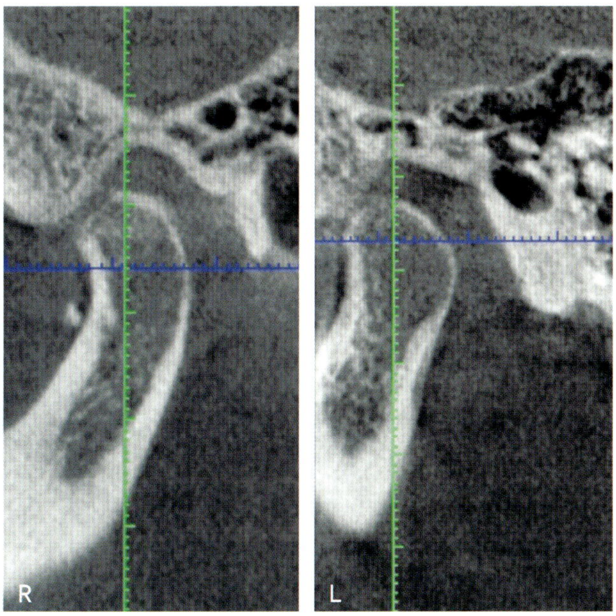

좌우 하악과두의 현저한 전방 변위. 하악과두나 관절와의 형태 이상을 볼 수 없다.

그림 4-2. 콘빔 CT로 과두위의 습관성 전방 변위를 확인한다.

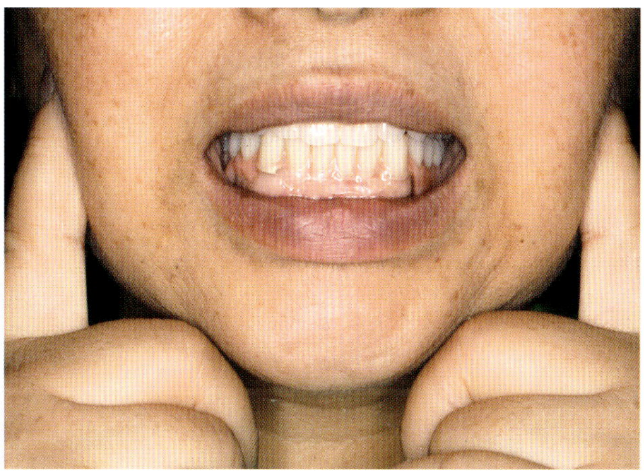

교근부에 손가락을 올리고 "구치로 씹으세요!"라고 지시한다. 그때 교근의 풍융을 느끼게 하면 서서히 구치 저작을 달성할 수 있다.

그림 4-3. 구치로 저작해 연하가 가능한지 확인한다.

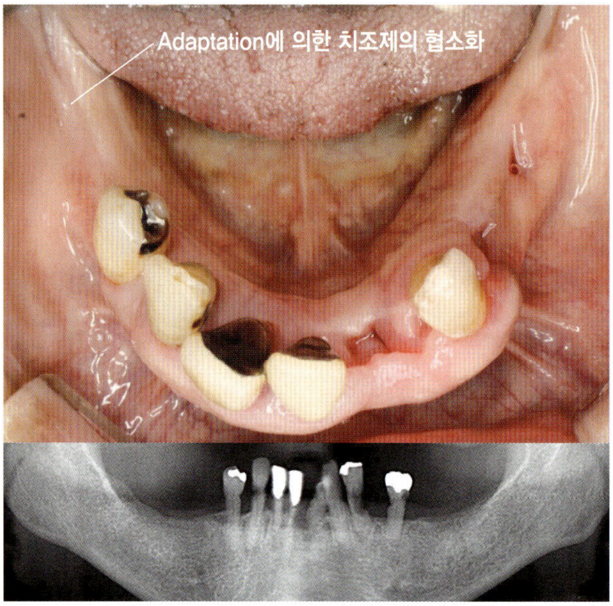

그림 4-4. 협근 부착의 내측 이동을 동반하는 치조제 흡수.

☞ 치료 의치를 장착하는 동안 구토 반사를 일으키지 않도록 최종 의치의 인공치 폭경을 축소하고 환자의 반응을 본다. 구체적으로 대구치부에 소구치용 인공치를 사용하였다(그림 4-5).

전치가 잔존해 있어 전치 저작 경향이 강해질 가능성이 있다.

☞ 이것을 피하려면 rigid type의 이중관 의치로 제작한다.

의치가 성공하려면 양측 대구치부로 확실하게 저작할 수 있어야 한다. Single denture 부분에서 언급하겠지만, 하악 전방치군만 남아 있는 증례에 rigid type에 가까운 overdenture를 제작하면 대구치부로 교합했을 때에 지대치의 치근막도 동시에 자극을 받아 양측 대구치부에서 후방 저작하는 습관이 길러진다고 생각한다(그림 4-6).

예측이 불가능한 의치 치료의 결과에 대해 의치의 성공을 위해 노력한 시도이다.

의치 제작에 많은 기술을 투입하는 것, 환자를 지속적으로 격려하면서 소통을 하는 것이 중요하다.

구토 반사를 막기 위해 대구치부 대신 소구치부를 사용해 환자의 반응을 본다. 의치상은 구토 반사를 일으키지 않을 정도의 최소 크기로 제한한다.

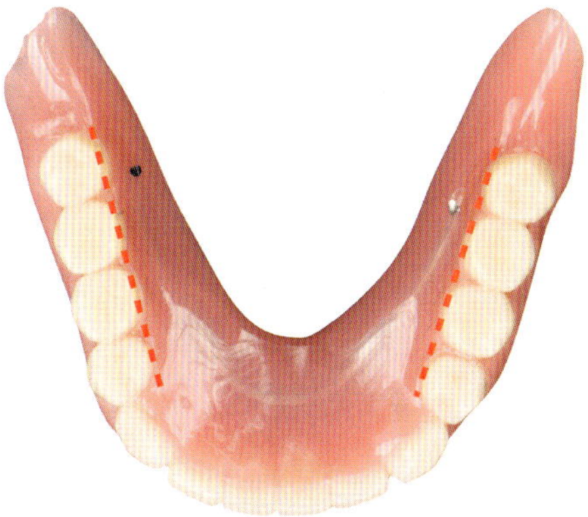

소구치부 인공치를 내측에 배열하고 의치의 전복을 억제한다.

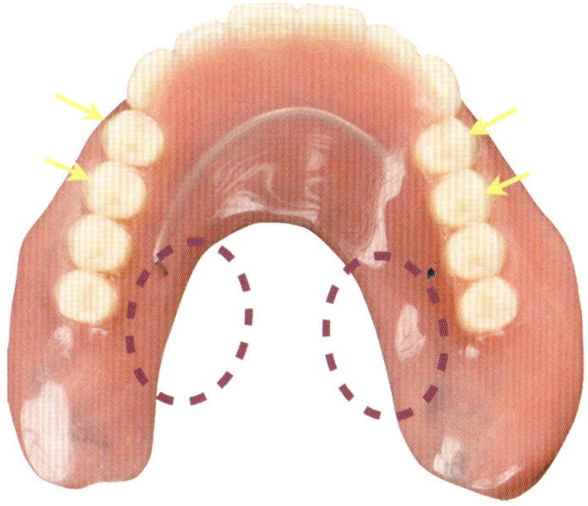

구개로 이행하는 부위는 가능한 한 얇게 제작하고 구토 반사를 억제한다.

그림 4-5. 치료용 의치(구토 반사 대응).

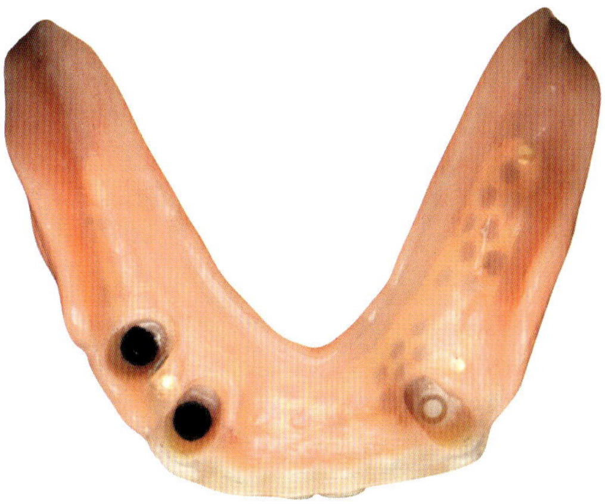

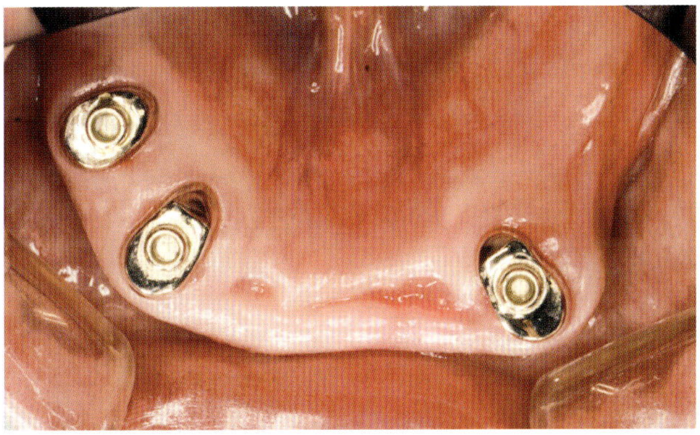

그림 4-6. Rigid type에 가까운 overdenture(ERA attachment 사용).

4. 치료용 의치 사용 후 의사소통

치료용 의치를 장착한 다음 날 전화로 반드시 상태를 확인한다.

이 행위는 환자가 의치를 사용할 수 있는지 확인할 뿐만 아니라 '우리들은 의치를 장착하려는 당신의 노고를 이해하며 그 노력에 감사한다'는 뜻을 전하는 메시지이다. 의사소통이야말로 난증례의 해결에 없어서는 안 될 인간적인 support이다.

5. 결과

'가끔 기분이 좋지 않았지만, 첫날 하루 종일 치료용 의치를 장착했다'고 해 교합과 점막면이 안정된 후 최종 의치로 이행할 수 있었다.

6. 최종 의치

상악은 무구개 의치, 하악은 3개에 ERA attachment를 장착하고 이중관 형태의 국소의치를 장착하였다(그림 4-7). 하악 제2대구치는 공간이 부족해 배열하지 않고 하악 전치의 치은색이 자연스럽게 보이도록 전치부만 투명 레진(clear type)을 사용하였다.

인공치: SR-Phonares

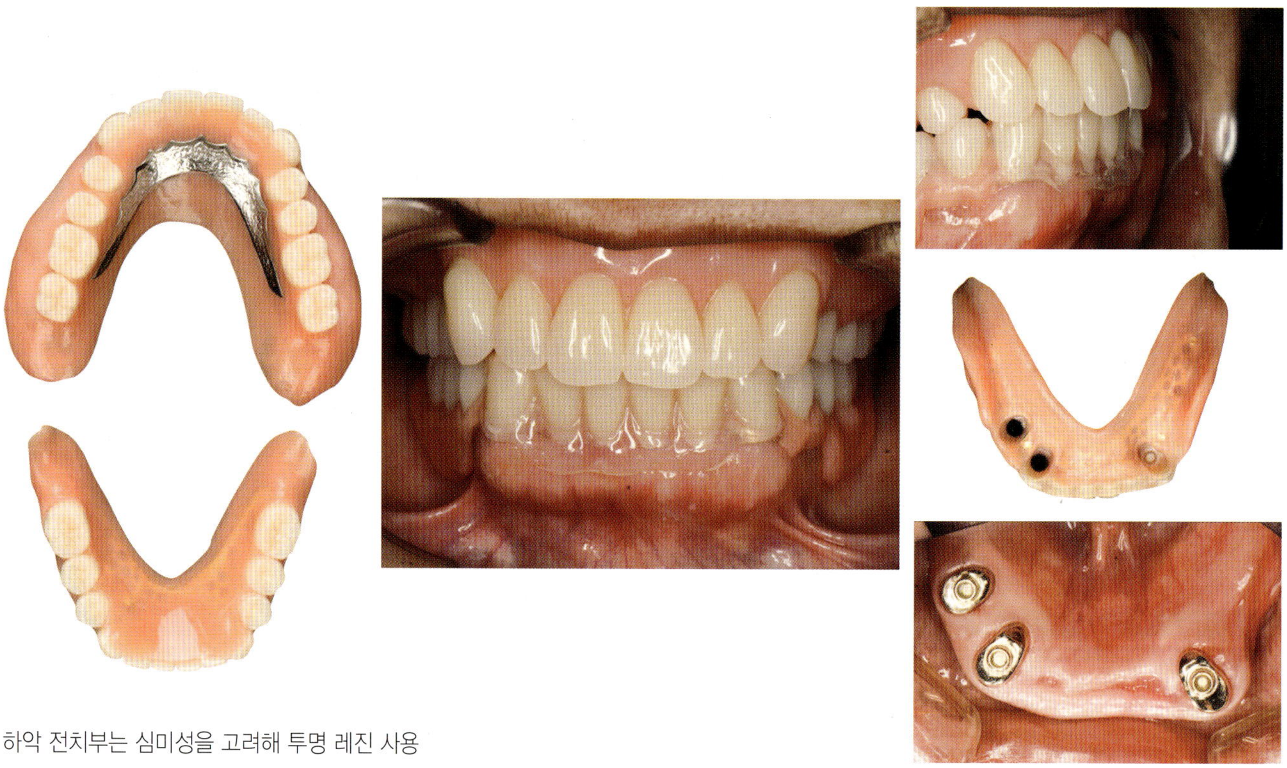

그림 4-7. 최종 의치. 인공치 SR-Phonares.

7. 치료 후 경과

항상 의치를 장착하고 구치부에서 서서히 교근을 사용해 교합력을 발휘할 수 있게 되었다.
안모의 변화와 함께 용모에 대한 의식도 바뀌어 사회생활에 자신감을 얻었다고 생각한다(그림 4-8).

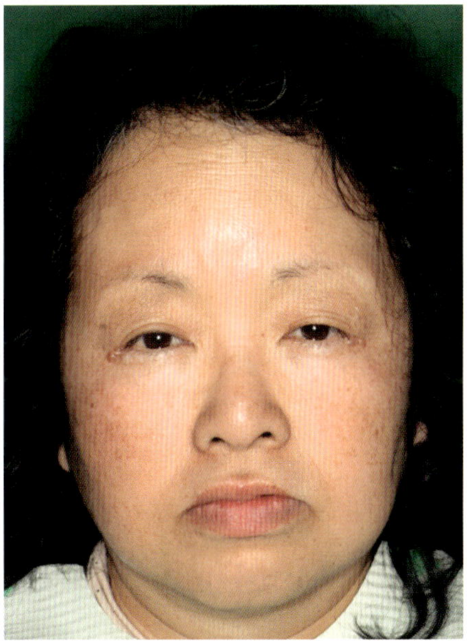

술전

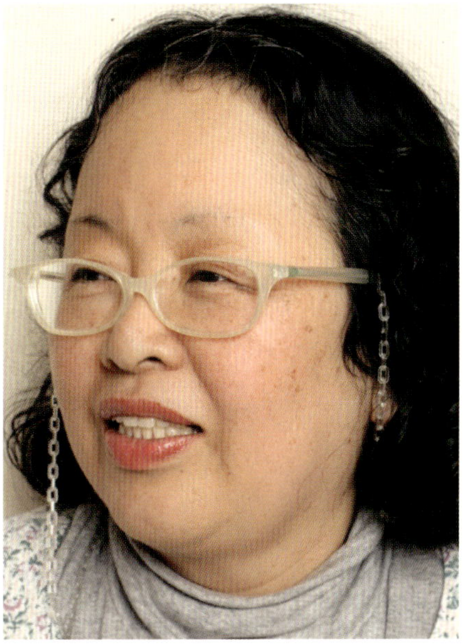

술중

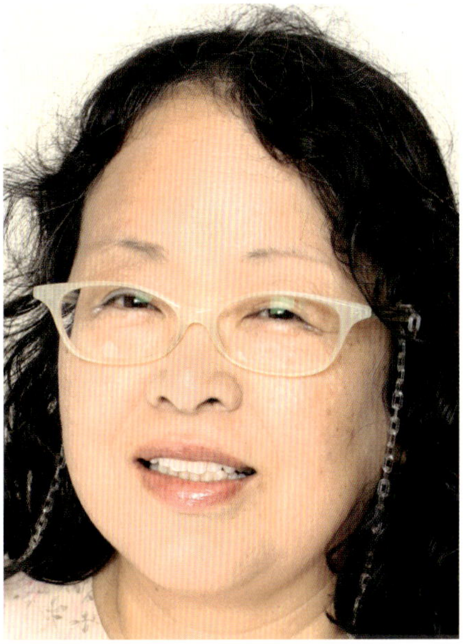

술후

그림 4-8. 치료 전 · 후로 환자의 분위기가 변하였다.

5. 의치 장착 스트레스에 대응 — 정신적 문제와 의치의 위화감

때로는 인간관계가 기술보다 중요할 때가 있다.

의치를 장착하고 사교적인 생활을 하고 싶은 마음이 있지만 위화감이 강해 의치를 장착하지 못하는 환자가 존재한다. 제작한 의치가 통증도 없고 교합도 안정적인 데도 불구하고, 의치의 강한 위화감과 스트레스를 호소하며 의치 장착을 거부하는 증례는 정신적인 문제에 원인이 있는 경우가 많다. 과거 논문을 보면 의치와 환자 만족도에서 중시할 점은 다음과 같다고 한다.

☞ 술자와 환자 상호의 대인 평가가 환자의 총의치 치료에 대한 평가에 가장 큰 영향을 미친다.

☞ 기술적으로 수준 높은 의치보다 환자와 좋은 관계를 구축하는 것이 만족도 향상에 더 중요하다.

기술적으로 뛰어난 의치가 반드시 환자를 구원하는 것은 아니라고 가르쳐 주며[52,53], 필자도 이 생각에 동감한다.

치과의사 입장에서 제작 테크닉만으로 해결하고 싶은 마음은 당연하지만, 우리들은 환자라는 감정을 지닌 인간을 다루는 것이지 기계를 만지는 것이 아니다. 정신적인 문제를 가진 환자의 의치 치료의 어려움이 여기에 있다. 이런 증례에서 중요한 것은 의치의 정밀도뿐만 아니라 '이 병원을 다니면 안심이 된다'는 생각이 환자에게 자리 잡아 의치 장착이 가능해지도록 치과의원 전체가 다각도로 지원하는 것이다.

1. 개요

환자: 1948년생

직업: 주부

주소: '하루 종일 의치를 장착하고 싶어 새로운 의치를 제작했으면 한다.'

2. 문진에서 얻은 정보

- 평소에는 상악 의치만 장착하고, 헐거워 쉽게 탈락한다.
- 식사할 때 상하 의치를 장착하고 저작할 수 있다.
- 상하 의치를 장착하지 않아도 또박또박 말을 할 수 있어 평소에는 의치를 장착하지 않는 상황을 엿볼 수 있다.
- 하악 치조제를 촉진한 결과 치조제 면적이 좁고 협붕부는 협점막이 외측으로 늘어나지 않아 의치상을 확대하기가 어려운 상태이다. 상악 치조제는 양호하다.
- 의치를 장착하지 않은 까닭은 의치 자체에 문제가 있기 때문이라고 생각한다.

의치 미장착의 원인을 찾다.

↓

문제를 해결하다.

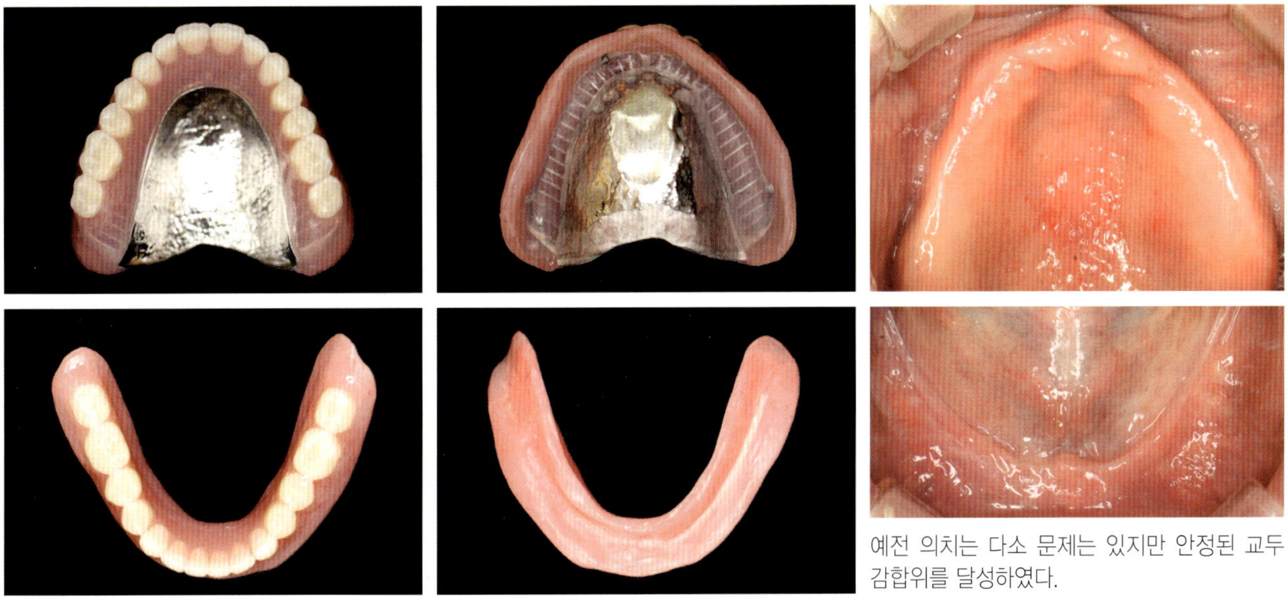

예전 의치는 다소 문제는 있지만 안정된 교두감합위를 달성하였다.

의치에 통증이 없지만 평소에 하악 의치를 장착하지 않는다.

그림 5-1. 정신적인 문제가 있는 무치악 환자(Denture intolerance).

3. 치료(의치 미장착의 원인을 찾기 위한)

1 step

의치의 위화감을 경감하기 위해 compact size의 기능적인 흡착 의치를 제작하고 치료용 의치로 사용하게 한다. 환자가 의치를 얼마나 착용할 수 있는지 확인하고 착용을 거부하는 원인을 찾기로 하였다. 결과를 보고 환자의 다음 대응을 생각한다.

'통증이 없고 저작이 가능하니까 이제 참으세요!'라고 말하지 않도록 주의한다. 항상 환자에게 용기를 주려 노력하고 치료에 임한다. 환자의 만족은 의치 장착 시 스트레스가 사라지고 의치를 하루 종일 착용할 수 있게 되었을 때 비로소 얻을 수 있기 때문이다.

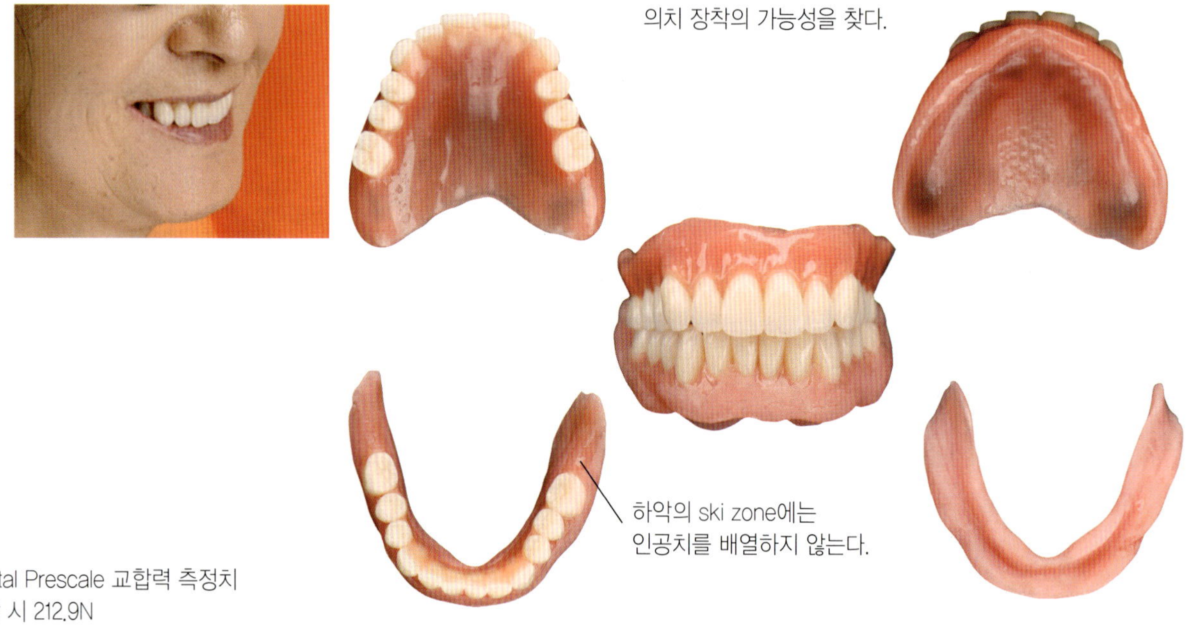

Dental Prescale 교합력 측정치
장착 시 212.9N
충분한 교합력을 발휘할 수 있는 값이다.
타액량 1.0mL는 정상치 3.5~5.0mL보다 훨씬 적고 dry mouth의 경향을 엿볼 수 있다.
하악 치조제 폭경이 매우 좁다.

그림 5-2. 치료용 의치.

4. 환자에 의한 의치 장착 시간의 기록 2011년 8월 9일~12월 12일(약 4개월)

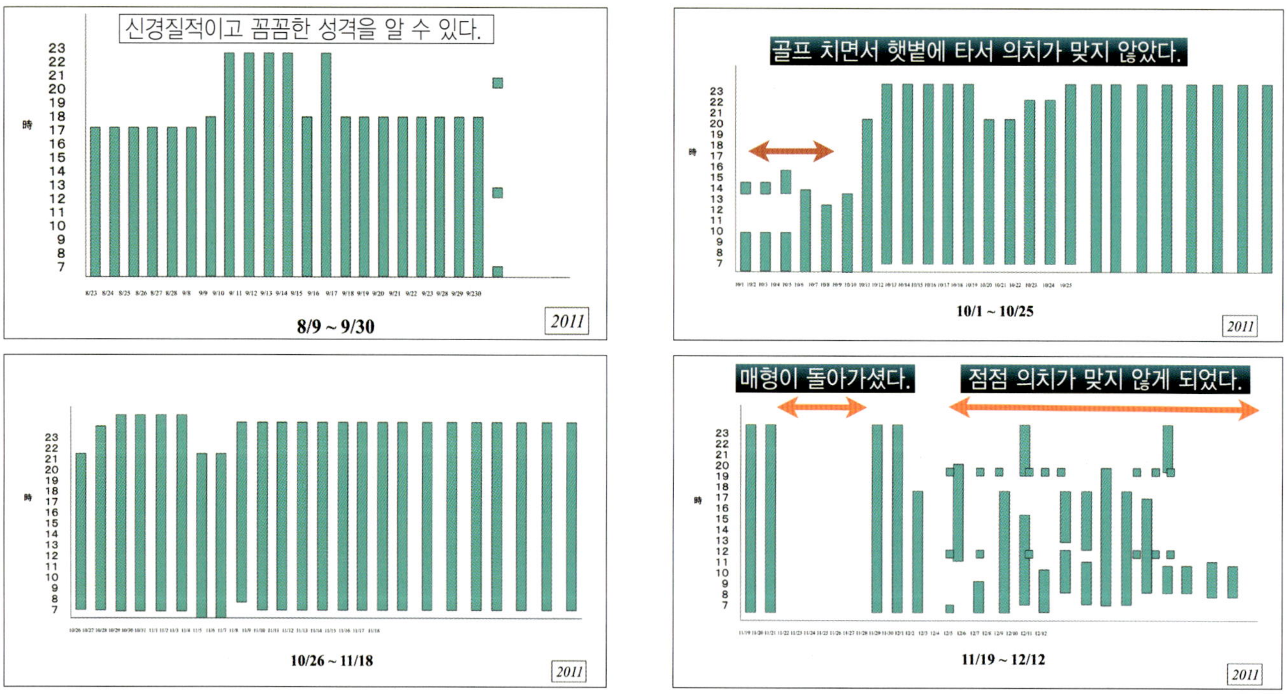

그림 5-3. 환자에 의한 의치 장착 시간의 기록.

의치 장착 시간을 기록하라고 지시했더니 매일 성실하게 기록하였다. 착실하고 꼼꼼한 성격을 알 수 있었다.

또한 치료용 의치 기간 중에 "골프 치면서 햇볕에 그을렸더니 피부가 거칠어져 의치를 장착할 수 없었어요. 햇볕을 받으면 치조제가 흡수되지 않나요?"라고 하거나 "매형이 돌아가셔서 의치를 착용할 수 없었어요" 등 의치와 직접적으로 관련이 없는 말을 해 정신적인 스트레스가 의치 장착의 거부에 강한 영향을 미쳤다고 여겨졌다. 그 시기에 혀가 보라색이었고 울혈 상태여서 정신적인 문제로 인해 의치를 장착하지 않았음을 추측할 수 있었다.

2 step. 문제 해결에 필요한 환자와 의사 간의 신뢰 관계

의치 미장착의 원인이 정신적인 스트레스더라도 '환자를 포기하지 않는 자세'를 보이는 것이 중요하다. 환자는 '어떻게든 해 주길' 바라든가 '어떤 것이 계기가 되어 잘될 수 있을 것'이라고 항상 생각한다. 일종의 퍼포먼스인데, 노력을 알리는 증거로 음압 vacuum system(Ultra Suction Denture kit)을 사용해 의치 제작을 시도하였다(그림 5-5).

의치 내부에 음압 공간을 만들어 음압 밸브로 유지력을 높이는 구조인데, 음압 공간에 치은 증식이 관찰되자 유지력이 감소되고 효과가 떨어졌다.

결국 이 키트의 결과에 환자는 불평을 했지만, 의원 측의 노력은 이해해 주었다. 장착 시간은 매일 달랐지만, 서서히 장착 시간을 늘려 현재는 가능한 한 오랫동안 의치를 장착하려고 노력한다는 말을 들었다.

결국 vacuum kit을 철거하고 의치상을 rebase해 현재는 3개월 주기로 정기검사를 받고 있다.

오직 인내이다

이렇게 의치 제작 기술은 환자를 좋은 방향으로 이끌어 줄 뿐만 아니라 접수, 치과위생사를 포함한 의원 전체의 '환자의 희망에 부응하고 싶다'는 간절한 마음이 환자를 다시 일어나게 만든다[52,53]. 정신적인 문제가 있는 증례에서는 강한 인내만이 환자를 구원한다.

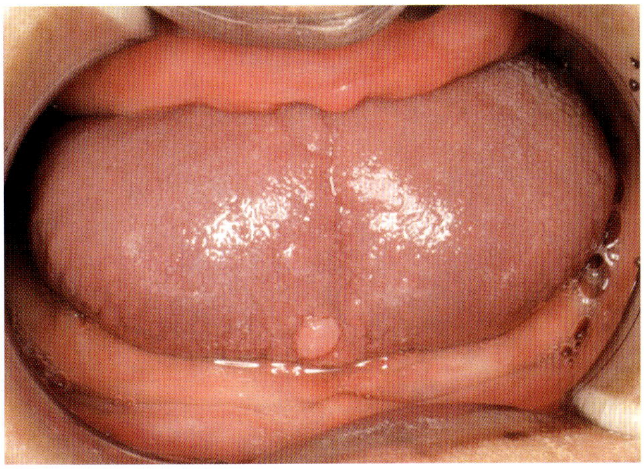

의치가 보라색이 되어 정신적인 스트레스가 상당할 것으로 여겨졌다.

그림 5-4. 설진.

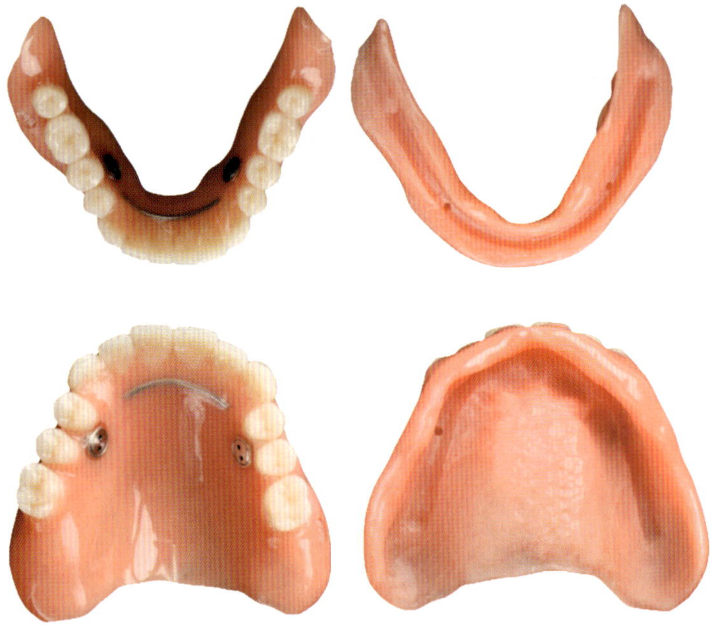

USD 장착일: 2012년 3월 15일
상하 무치악: 상악 CD+USD,
하악 CD+USD
상악 의치는 반무구개 의치

의치를 어떻게든 장착하고 싶은 환자의 마음을 이해하고 안도감을 주기 위해 모든 수단을 동원해 연출하는 것도 중요하다.

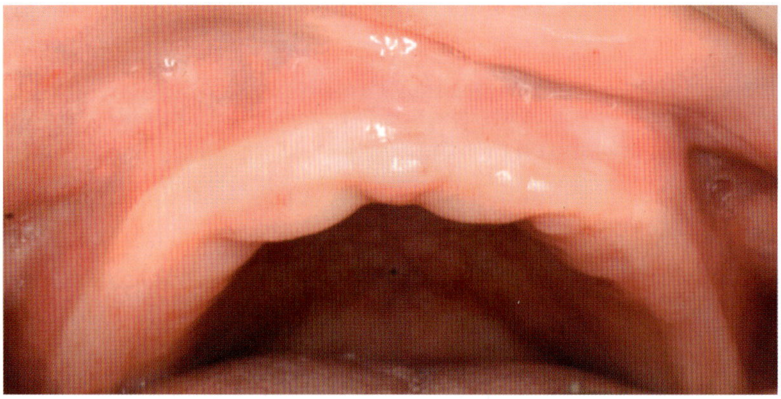

Space부에 치은 증식

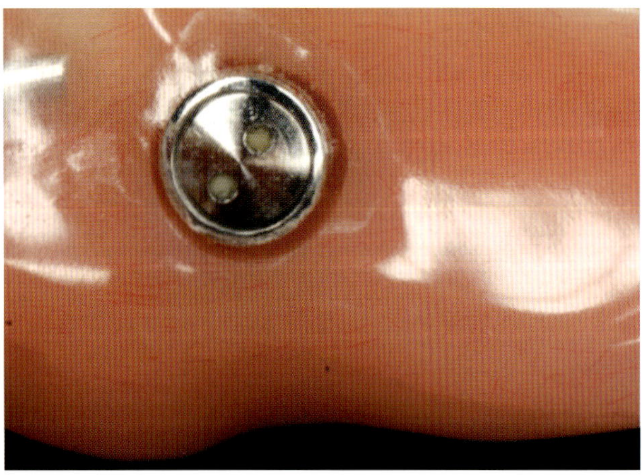

Vacuum chamber 막힘

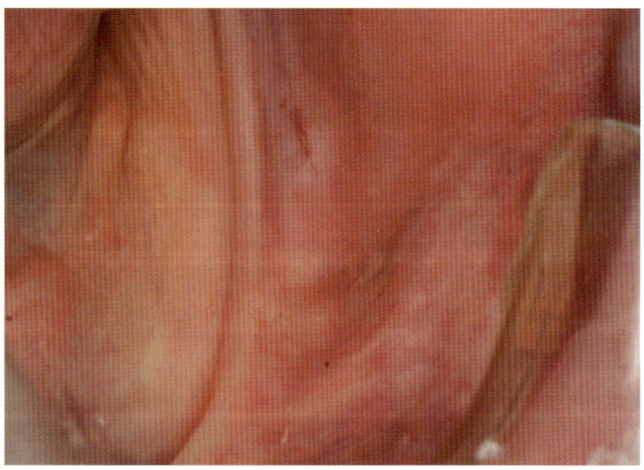

내압 면적의 감소와 치조제의 통증

음압 공간에 치조제 치은이 증식하고 vacuum kit이 막히는 문제가 발생하였다.

그림 5-5. Ultra Suction Denture.

6. 무치악 구강건조증 환자

일본의 고령화의 이면에는 의료의 진보와 국민보험제도의 충실화가 있고 그 결과 세계 제일의 약물 복용 대국이 되었다. 당뇨병, 고혈압, 쇼그렌증후군의 전신질환에서 유래하는 의원성 구강건조증 외에, 전신질환에 대한 투약의 부작용, 정신안정제, 수면제 등 상습약에 의한 구강건조증이 증가하고 있다. 그림 6-1에 구강건조증 환자의 예를 소개한다. 좌측 위에 있는 것은 복용 약제이다. 약제를 이 정도로 복용하면 타액이 감소하는 것도 당연한 일인지 모른다.

아무리 뛰어난 의치도 기능 시에는 치조제상에서 움직이며 기능한다. 따라서 타액량이 적은 환자가 의치를 착용하면 통증이 일어난다.

타액 감소의 부작용이 있는 약은 의사의 지시로 변경할 수 있으므로 우리 치과의사로서 가능한 일은 다음과 같다(그림 6-2).

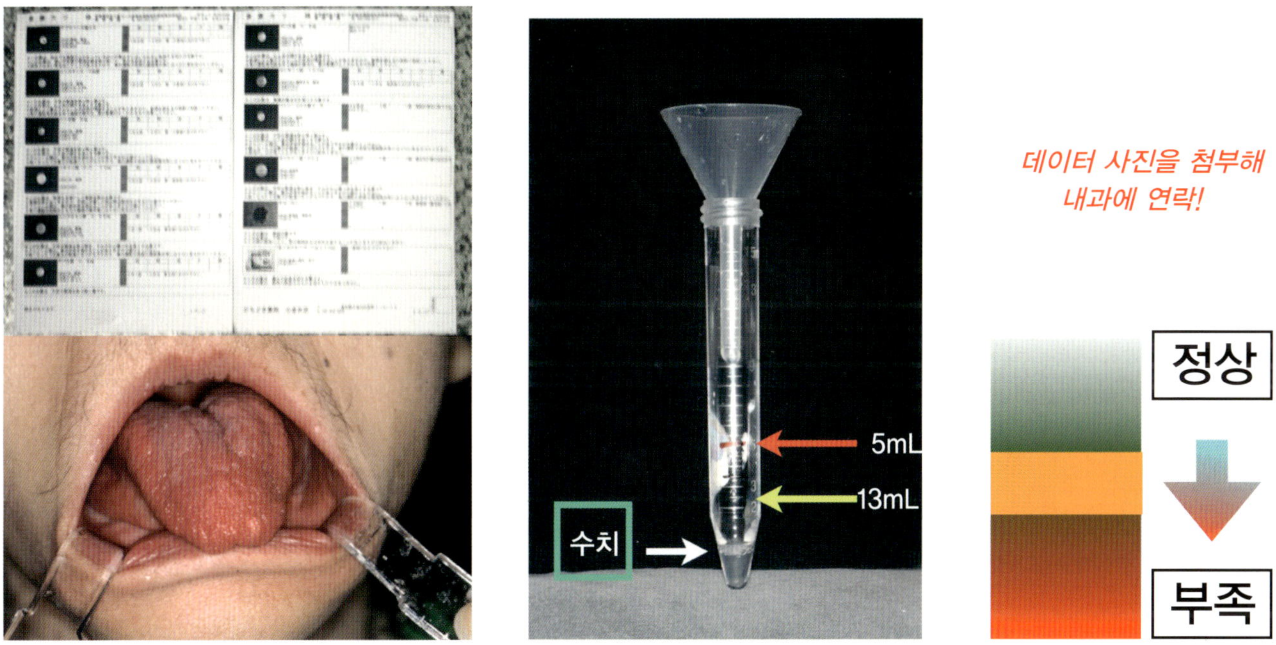

GC: 타액량 판정 키트

그림 6-1. 구강건조증 대응.

① 타액량을 측정하고 구강건조증인지 검사한다.

일반적으로 의과에서는 혈액검사 데이터를 사용해 질병을 진단한다. 데이터를 제시하지 않은 채 구강건조증이라 진단해서 의사가 그 정보를 순순히 100% 신뢰하는 일은 거의 없다. 따라서 구강건조증 환자의 의치 장착에 관해서는 의과와 치과가 연계해 대응하는 것이 바람직하다. 타액량의 측정은 귀중한 데이터 정보이므로 반드시 필요한 검사이다.

② 구강건조증이 경증일 때는 구강보습제인 Oral Balance, Viva-Jellwet, Oral Aqua Gel을 추천한다. 또한 페트병을 휴대하고 수분을 보충하는 방법도 효과가 있다.

개선이 보이지 않을 때는 의사에게 타액량 측정 결과를 첨부하고 의치 장착이 곤란한 상황을 설명한다. 복용약의 변경과 치료에 관해 상담을 하는 것도 좋다.

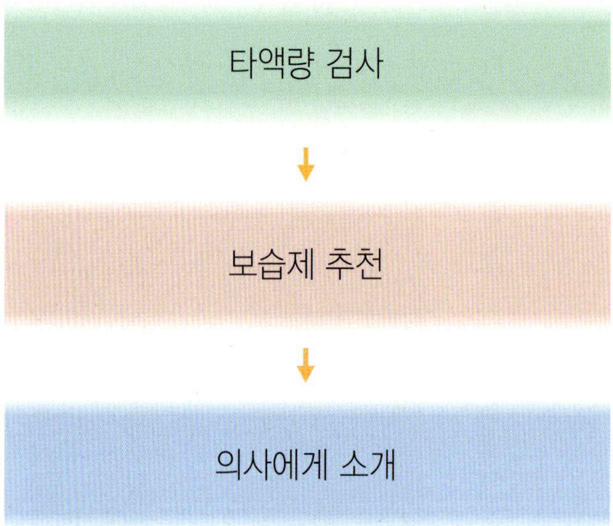

그림 6-2. 무치악 dry mouth 환자 대응.

7. 혀 불수의운동(oral dyskinesia) 환자의 임상 대응

1. 주소: 혀를 우물우물 움직여 보기가 싫으니 치료했으면 좋겠다 (배우자의 의견)

초진 시에는 상하악 partial denture 증례였는데, 하악의 잔존 치아 2개에 치주병이 있어 보존이 불가능했다. 그림 7-1에 소개하듯이 무의식 중에 혀를 의치 아래로 집어넣는 이른바 불수의운동 환자이다. 발치 후에 하악은 총의치가 되는데, 이대로 의치를 제작해도 의치가 들뜨는 것을 막을 수 없다.

치과의사의 일은 의치를 제작하는 것이며 불수의운동을 치료하기는 절대 쉽지 않다.

일단 내과의사에게 상황을 설명하고 혀의 불수의운동을 억제하는 것이 의학적으로 가능한지 확인한다. 만약 가능하다면 내과의사를 소개한다(그림 7-2).

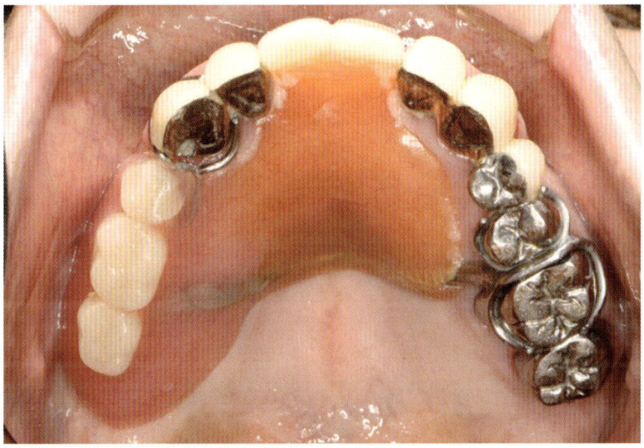

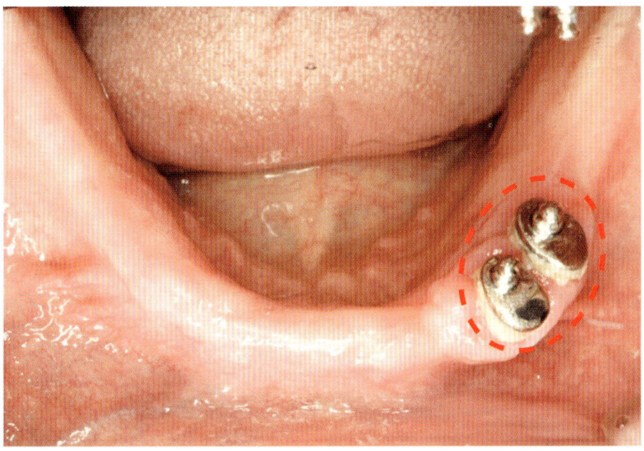

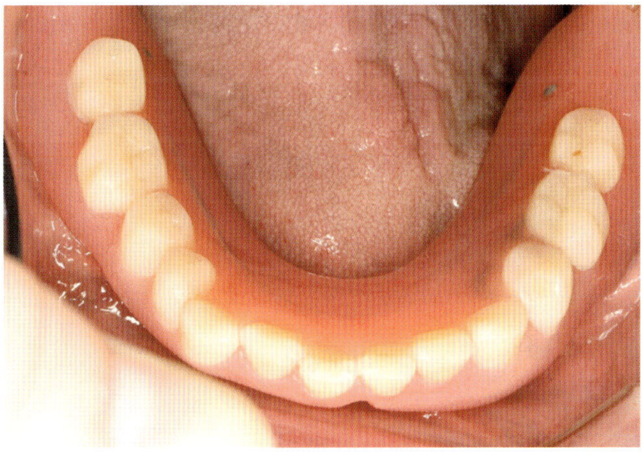

혀를 의치 아래에 집어넣어 의치를 들어 올린다

그림 7-1. Oral dyskinesia 대응(81세 남성, 술전).

불수의운동을 억제하기 위해 의사 소개 → 발치하고 치료 의치 제작 → 의치 사용이 가능한지 확인. 발치와 치유 후 인공치 교환, reline, rebase 또는 의치를 새로 제작(혀의 불수의운동으로 인해 의치가 들떠 사용할 수 없는 경우는 크림 타입의 접착제 추천) →

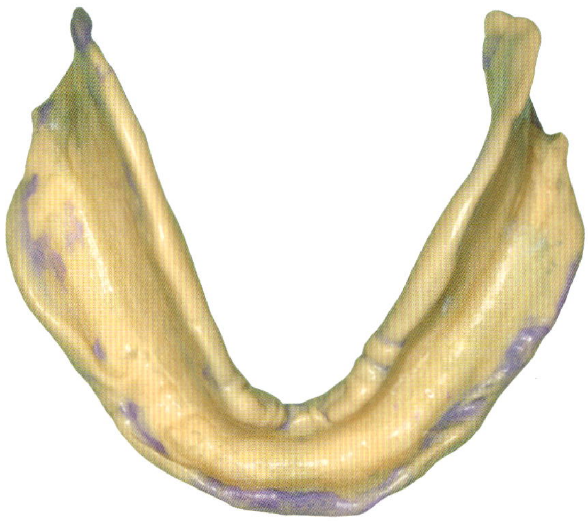

치료용 의치로 하악위 수정

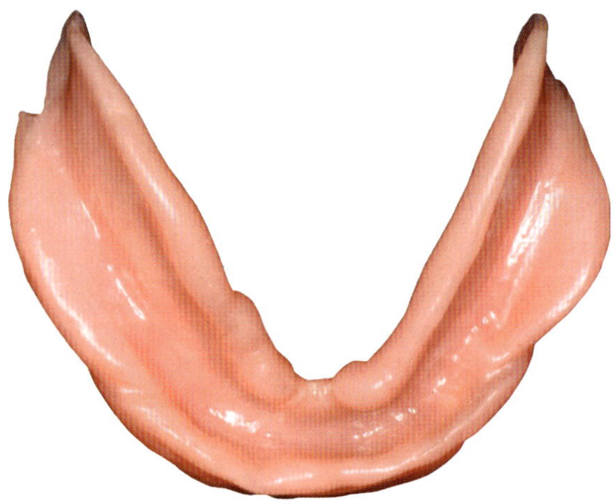

Tissue conditioner로 점막면의 안정

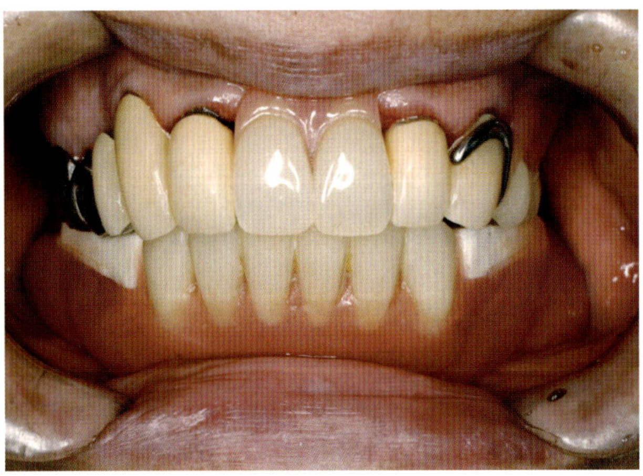

그림 7-2. 치료 과정(술중).

2. 치료 후

이 증례는 사용 중인 전신질환제를 변경해 불수의운동을 크게 개선하였다.

고령자의 예기치 않은 사태에 대처할 수 있도록 의치상연은 반드시 레진으로 마무리하여 의치를 제작한다. 그러면 치조제가 흡수했을 때 rebase나 relining해 대응한다.

그림 7-3처럼 금속상을 부여한 최종 의치이지만, 의치의 파절에 대비해 코발트크롬 금속 판을 레진상 설측 연마면에 덧붙였다. 레진상 내부에 금속이 들어 있는 형태가 아니다.

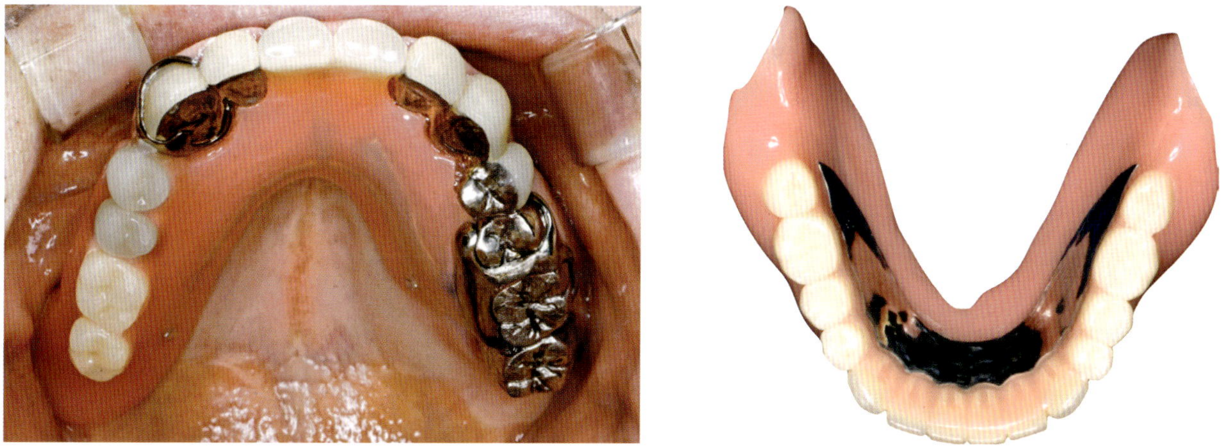

그림 7-3. 술후.

3. 술후 경과

술후 하악 총의치의 흡착도 좋고 쾌적한 생활이 가능해졌는데, 1년 후에 심장 스텐트 수술을 받은 후 혀의 불수의운동이 재발하였다. 오랫동안 입을 벌리지 않으면 의치가 들뜨지 않는다고 한다. 현재는 통증이 거의 없는 상태에서 의치를 사용할 수 있어서 사교적으로 필요한 경우에만 접착제의 사용을 지도하였다(그림 7-4).

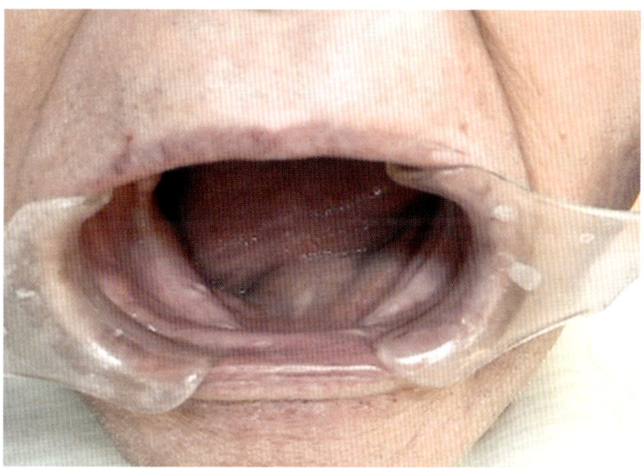

그림 7-4. 술후 경과.

8. 턱기능장애에 의한 교합의 불안정 대응(1)

① 치료 목적

개구장애, 기능 개폐구 시 운동 궤적의 이상, 클릭음, 관절잡음 등의 징후를 가진 턱기능장애 환자는 많은 경우 하악 의치의 통증을 호소하며 내원한다. 무치악 턱기능장애 증례의 치료 목적은 적절한 하악위를 부여해 의치성 동통이 없는 생활을 가능하게 하는 데 있다.

② 턱관절의 변형

1치 결손에서 국소의치를 거쳐 무치악에 이르는 과정 동안 턱관절부에 가해지는 스트레스는 일부 기간에서 상당히 커진다고 생각된다[53]. 강한 스트레스는 턱관절의 변형이나 하악과두의 위치 이상을 유발한다. 체중이 증가하면 무릎에 가해지는 부담이 증가하고, 결과적으로 슬관절이 변형되어 걸을 때 통증을 느끼는 상황과 거의 흡사하게 된다. 큰 차이는 턱관절이 좌우 2개의 관절로 쌍을 이룬다는 점이다. 그리고 무치악이 되면 교합력이 감소함에 따라 이번에는 반대로 턱관절에 가해지는 기능압이 감소한다. 약한 기능압은 턱관절을 더 크게 변형시키는 한 요인이 된다는 것은 말할 필요도 없다.

따라서 대부분의 무치악 증례에서 턱관절부의 변형이 관찰되고 기능장애의 발생과 함께 강한 힘에 견딜 수 없는 구조가 되는 예가 많다.

또한 이런 상황이 되었음에도 불구하고 무의식적으로 계속해서 교합하는 bruxism 환자도 존재해 의치 통증의 개선을 어렵게 만드는 경우도 있다.

③ Remodeling의 가능성

턱관절에 가해지는 부담(스트레스)이 적절한 범위에 있으면 골은 파괴와 신생을 반복하며 remodeling 해 건강한 상태로 회복된다. 그러나 무치악이 되면 저작력은 유치악인 건강한 사람의 1/10~1/6로 떨어지므로 턱

치료 과정

↓

1. 파노라마, 턱관절 방사선으로 턱관절부 검사
관절와의 둔각화나 하악두의 평탄화, 염증에 의한 피질골의 단렬, 골극 등의 형태 이상보다 좌우 관절와에서 하악두의 위치 이상을 검사한다. 근육의 촉진도 병행하면 좋다. 하악골은 근육에 매달려 있고 근육의 스트레스는 하악위에 큰 영향을 미치기 때문이다.

↓

2. Flat table 치료용 의치와 안정적인 하악위의 결정
Flat table을 부여한 치료용 의치를 제작하고 턱관절이 원활하게 움직일 수 있는 교합고경과 하악위를 찾는다. 저위교합인 예가 많다. 동시에 tissue conditioner를 사용한 동적 인상으로 의치상 면적을 결정한다.

↓

3. 의치가 사용 가능한지 확인
턱관절이 변형되거나 관절와에서 하악두의 좌우 위치에 차이가 있어 발생하는 턱운동 범위의 이상으로 인해 측방 운동 시 하악 후방 이동이나 편측 저작 습관을 개선할 수 없는 경우가 있다. 이런 상황에서는 의치의 통증을 쉽게 개선할 수 없고 치료용 의치의 장착 기간이 연장되는 예가 많다. 치료용 의치를 사용해 문제없이 생활할 수 있는지 확인한 후 최종 보철을 결정한다.
의치의 통증을 치료하는 경우에는 최종 레진상 의치를 제작하고 정기적인 조정과 경과 관찰을 한다. 연성 이장재를 사용하는 경우도 있다.
의치의 통증을 해결하지 못한 경우 경제적인 부담과 외과수술을 받아들일 수 있다면 implant overdenture로 대응한다.

↓

최종 레진상 의치, 연성 이장재를 사용한 의치, implant overdenture의 제작

↓

Maintenance
교합과 점막면을 정기적으로 조정한다.

그림 8-1. 치료 과정.

관절에 가해지는 부담압은 약하고 노화에 의한 열악한 신진대사와 함께 형태가 remodeling될 가능성은 극히 낮다고 생각하는 것이 타당하다[54].

④ 검사와 진단

턱관절은 구체적으로 어떤 구조로 되어 있을까? 관절와에 대한 하악과두의 위치 이상을 구체적으로 알기 위해 클릭음, 개폐구로에 뚜렷한 문제가 있는 경우에는 반드시 턱관절 방사선 촬영을 한다. 과거 '감각'에 의지하는 치료보다 상황을 확실하게 파악한 후 근거가 있는 치료 계획의 입안과 치료 설명이 임상의에게 필요하다.

⑤ 치료 목표

필자가 경험한 바로는, 건강한 사람과 똑같은 턱운동으로 돌아온 증례가 거의 없으므로 치료 목표를 생활에 지장이 없는 의치의 사용에 둔다. 통증 없이 의치를 사용할 수 있게 되는 것이 구체적인 임상 목표이다.

⑥ 교합거상

무치악자이고 악관절증 증상이 있는 증례는 대부분 저위교합이 되어 있으므로 일단 치료용 의치를 이용해 교합고경을 개선하면서 악운동이 원할해지는 교합 장소를 찾는 것부터 시작한다. 기능장애가 경증인 경우는 임상적 안정위 공간(free way space)이나 air blow법에 안모를 대상으로 추가하여 한꺼번에 교합고경을 거상한다. 증상이 심하고 우울증 같은 정신적인 문제가 있는 환자는 몇 번으로 나눠 고경을 올린다.

교합을 거상해 턱관절 통증 등 급성 증상을 보이는 경우는 의치에 splint를 장착해 대처하기도 한다.

⑦ 최종 보철

최종 의치는 대증요법으로 연성 이장재를 사용해 통증에 대처하는 경우가 적지 않다. 또한 의치성 동통을 제거할 목적으로 implant overdenture로 이행하는 것도 한 방법이다.

⑧ Maintenance

정기적으로 교합조정, 점막면 조정을 실시한다.

적절한 교합고경을 부여해 최종 의치를 제작했지만, 사용하는 동안 근육의 긴장이 풀려 서서히 교합고경이 낮은 안모를 보이는 경우가 있다. 이때는 교합을 다시 거상하고 두 번째 의치를 새로 제작할 필요도 있다.

1. 적절한 교합고경에서 제작한 총의치 증례

초진: 1999년

환자: 73세 여성, 주부

주소와 내원 동기: 타원에서 치료 받던 중 좌측 턱관절의 통증, 좌측 귀의 울림, 의치에 의한 좌측 치조제의 통증이 심

각해져 고생하느라 1개월 사이에 10kg이 감소하여 우울했다고 한다. 몸의 컨디션이 좋지 않아 가족들이 걱정하여 본원에 모셔 왔다고 했다.

그림 8-2는 우울한 얼굴 표정. 하악과두가 관절와의 후벽에 접촉해 있다. 좌측 상반성 클릭이 있고 관절원판의 전방 전이가 의심된다.

먼저 예전 의치를 사용해 교합거상한다(그림 8-3). 개폐구 시에 턱관절의 클릭 음이 발생하지 않는 고경을 찾는다(하악 의치 교합면에 즉시중합레진을 쌓아 올리고 2회에 걸쳐 교합거상).

턱운동이 원할한 장소를 찾으면 그 높이에서 교합 flat table[Unifast(GC)와 시카롤(和光堂)을 1:1로 혼화]을 이용한 의치를 제작한다. 턱운동에 맞춰 교합면의 압흔을 형성한다(그림 8-4).

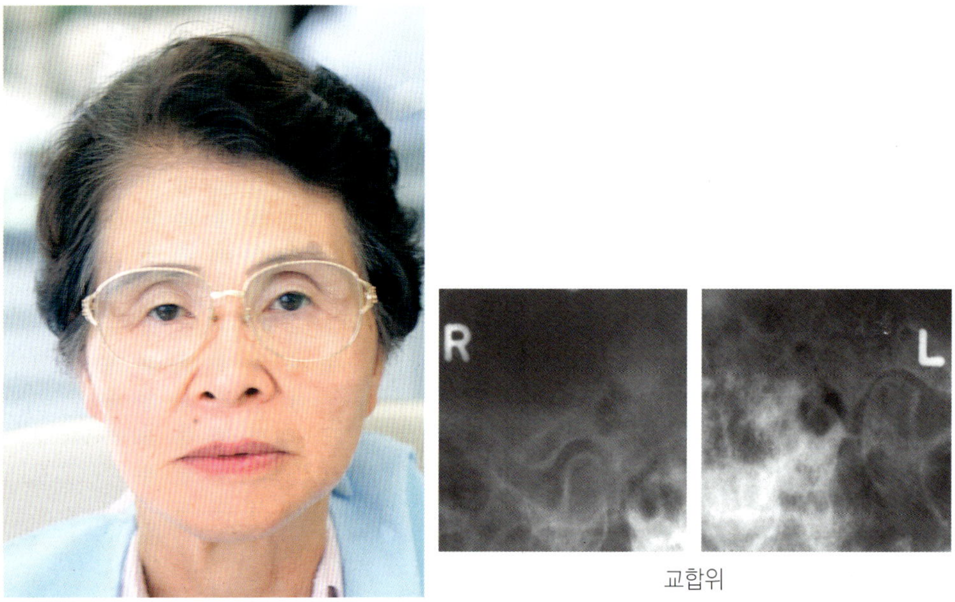

그림 8-2. 턱관절 방사선 소견.

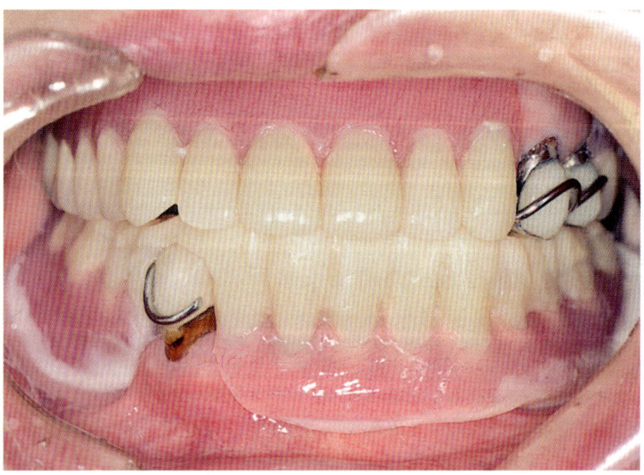
그림 8-3. 예전 의치를 이용한 교합거상.

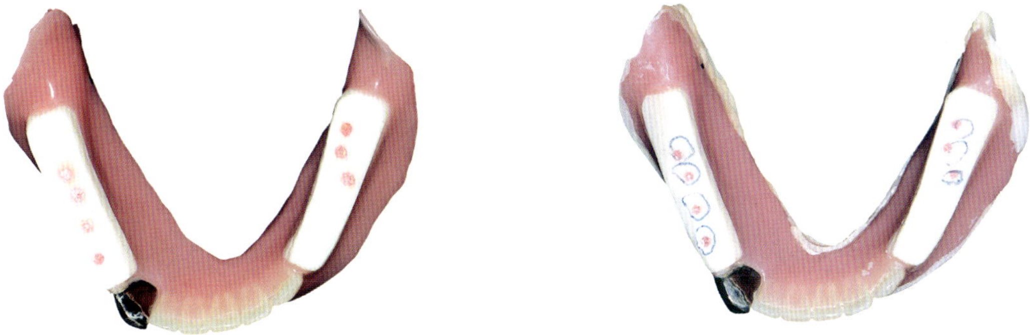

압흔 형성

치료용 의치에 의한 하악위의 결정과 tissue conditioner에 의한 동적 인상

그림 8-4. 치료용 의치를 사용해 적절한 교합고경과 하악위를 찾는 것이 치료 성공의 열쇠이다.

환자의 신뢰를 얻은 후에 하악 우측 견치를 발치한다.

그리고 상악 잔존치의 보철을 종료한다(그림 8-5).

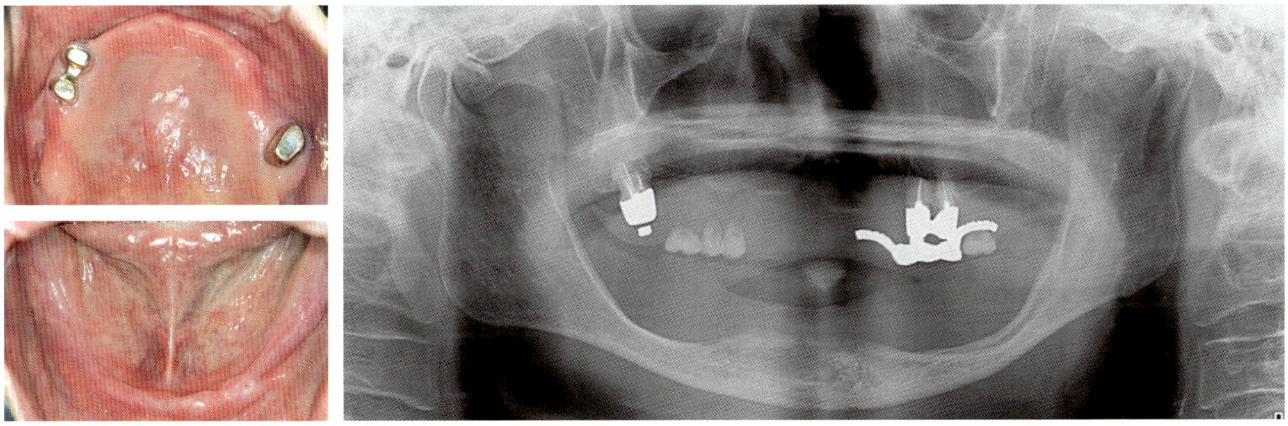

1999년

그림 8-5. 상악 잔존치의 보철 종료.

하악에는 연성 이장재를 사용하였다(그림 8-7). 그러나 이 환자는 칸디다균의 증식이 심각해 6개월에 한 번 이장재를 교환하였다.

10년간 교합을 확인하고 잔존치를 청소하는 maintenance를 계속하였다. 2005년 치료 개시 6년 후에 교합고경이 낮아졌다고 생각해 인공치를 교환하고 교합을 거상하였다.

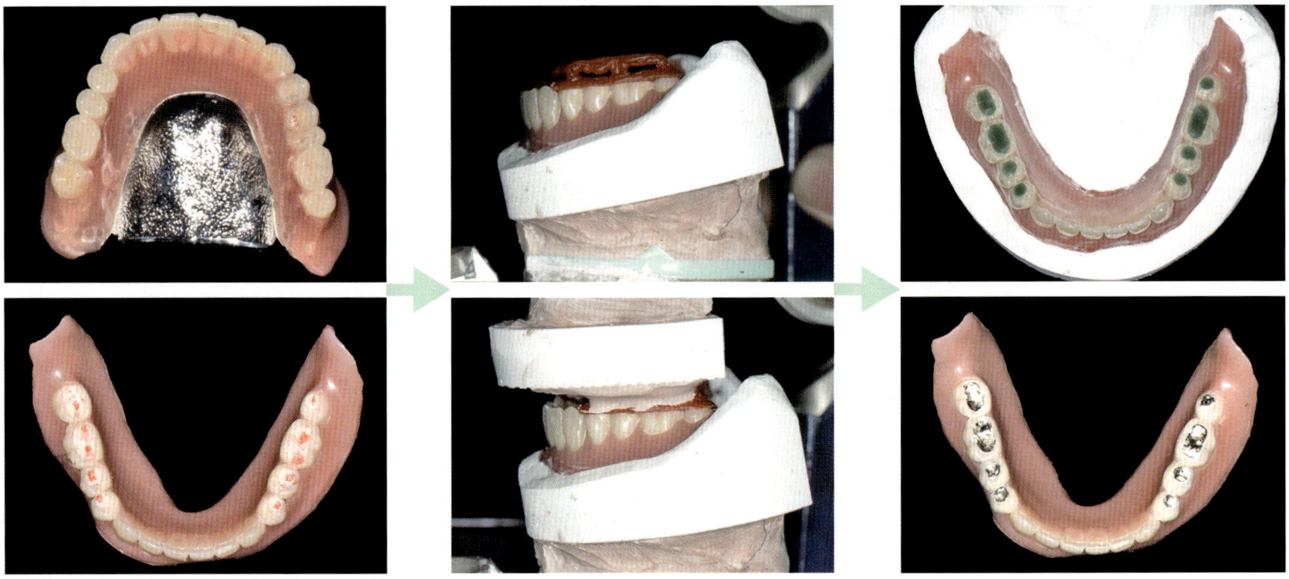

교합고경과 하악위가 안정되어 기능을 제대로 발휘할 수 있게 되면 일단 의치를 완성한다. 고유한 턱운동에 맞춰 교합면을 자동 삭제한다[Unifast(GC)와 시카롤(和光堂)을 혼합해 제작한 자동 삭제용 flat table].

Flat table에 압흔이 형성된 후에 그 형태를 pattern resin으로 복제한다.

Wax로 교체한 cast
환자의 턱운동에 일치하는 금속 교합면 완성

그림 8-6. 일단 의치를 완성한다.

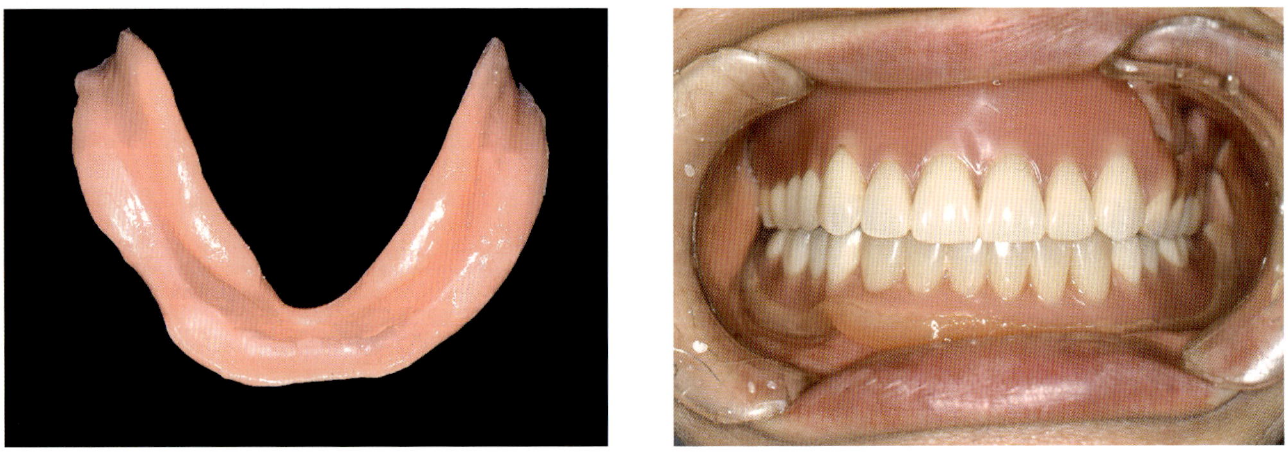

연성 이장재 Molloplast-B

2001년

그림 8-7. 연성 이장재의 사용.

2005년과 2010년 과두위의 변화이다(그림 8-8, 8-9). 개폐구 시에 턱운동은 불규칙하지만 클릭 음이나 불쾌 증상이 없고 경과가 양호하다.

2010년에 파렛트 레진(GC)으로 변경하였다(그림 8-10).

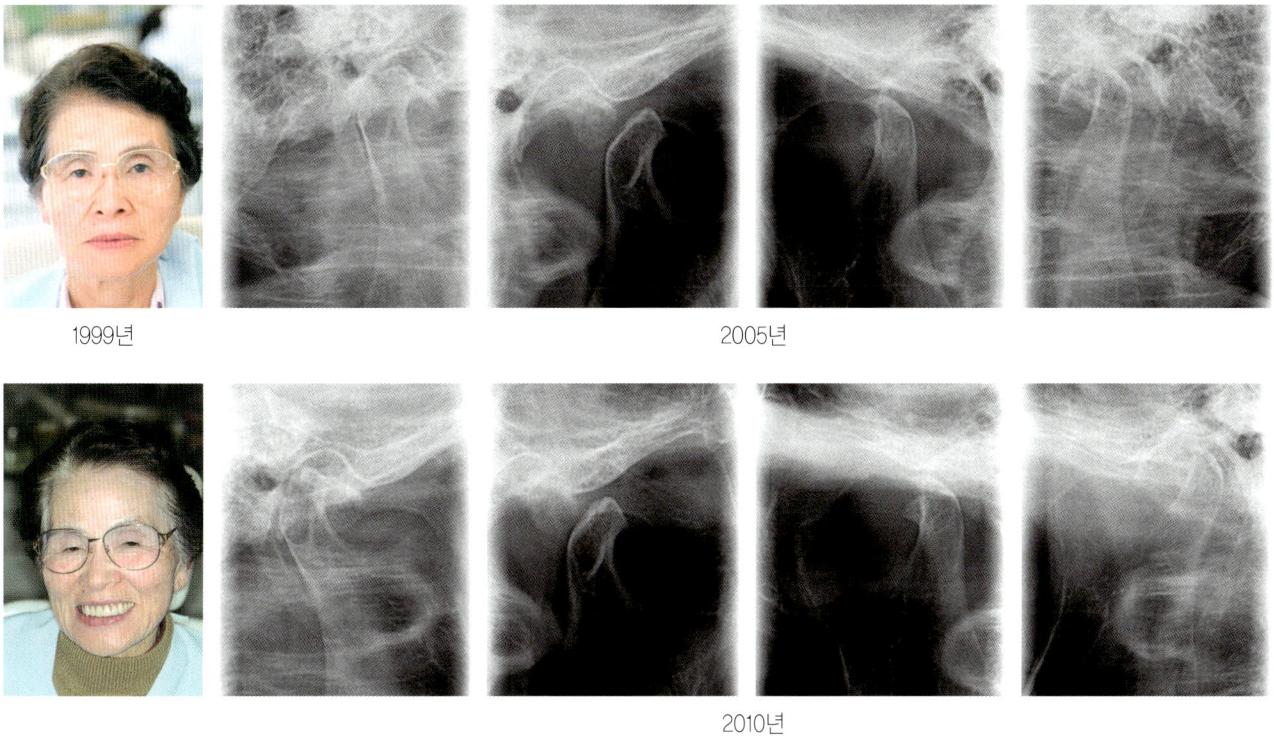

그림 8–8. 5년간 좌측 과두위의 변화.

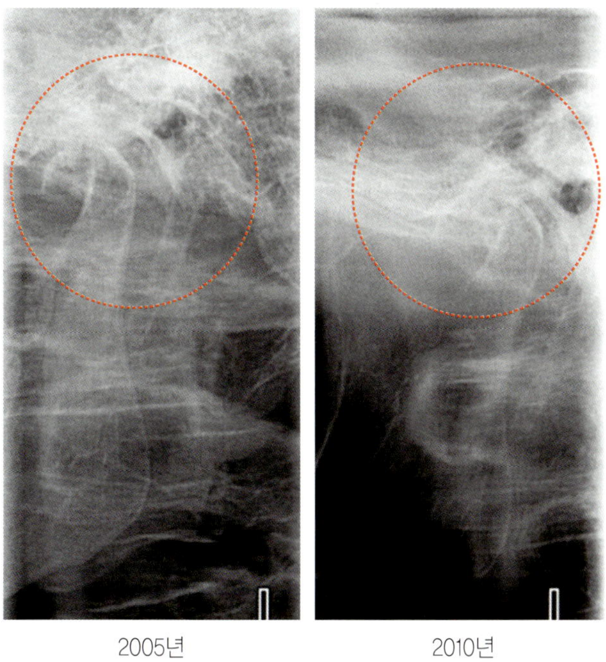

그림 8–9. 좌측 과두위의 변화.

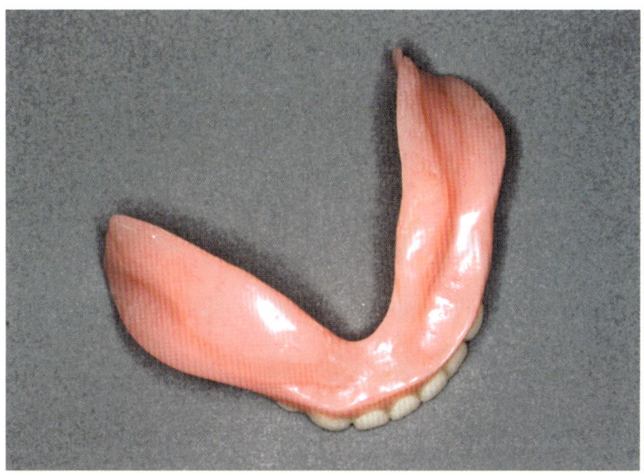

그림 8–10. 2010년 연성 이장재(파렛트 레진)를 사용해 의치 재제작.

2013년 현재, 환자는 87세가 되었고 휠체어 생활을 하고 있다. 의치에 동통이 있을 때는 가족이 모셔와 의치를 조정하고 있다.

2. 연성 이장재의 열화

연성 이장재의 단점은 칸디다균의 증식으로 인해 표면이 거칠어지는 점이다.

이 환자도 동일하며 3개월이 되면 연성 이장재의 열화가 시작되므로 1년에 3회 정도 이장재를 교체하고 있다.

최근에는 소아 구개열 보철에 사용하는 Hotz plate에서 파렛트 레진이라는 재료의 열화가 더딘 것을 알게 되어(그림 8-11) 연성 이장재 대신 사용한다.

파렛트 레진은 가열 중합형이다. 사용법은 그림 8-12에 소개한다.

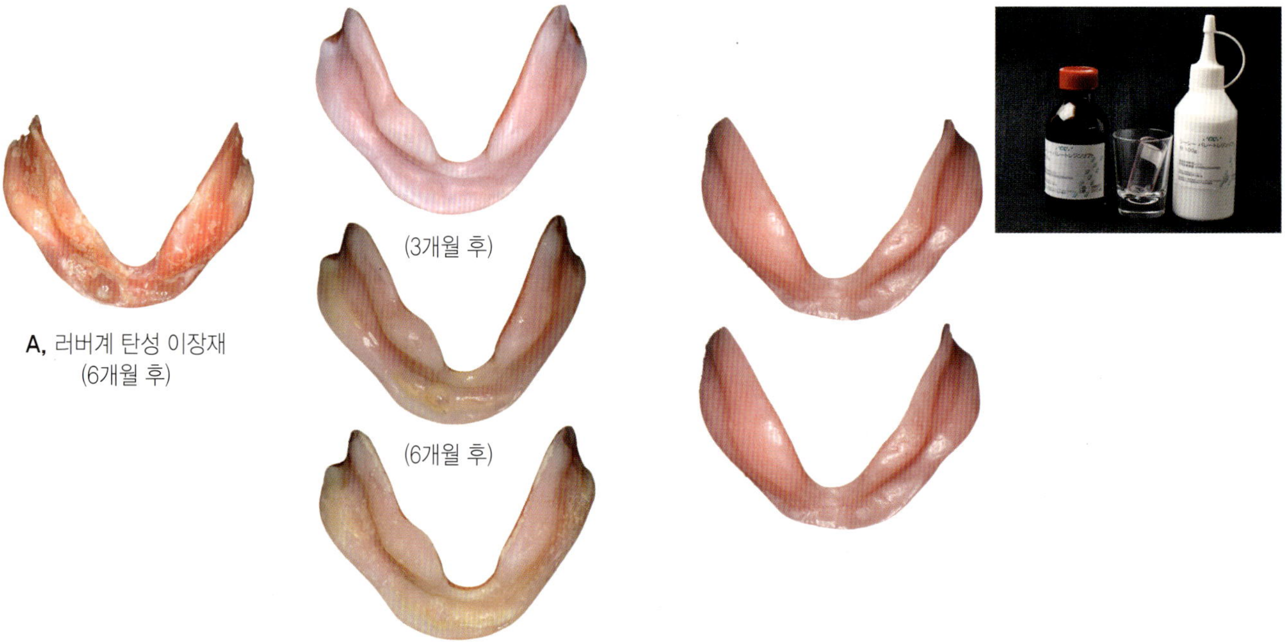

A, 러버계 탄성 이장재 (6개월 후)

(3개월 후)

(6개월 후)

B, 실리콘 연성 이장재

(5개월 후)

C, 파렛트 레진(GC)

그림 8-11. 동일 환자에서 나타난 연성 이장재의 열화.

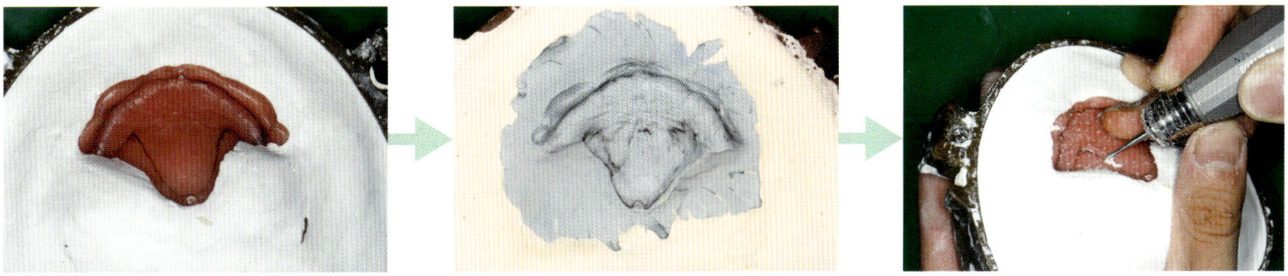

1. 파렛트 레진을 주입할 부분만 노출시켜 석고 매몰한다.

2. 반대 측은 실리콘으로 제작한다.

3. 주입할 공간을 만든다.

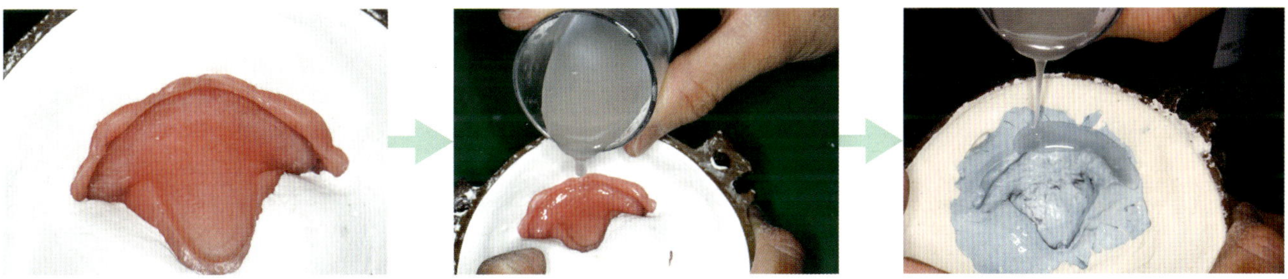

4. 공간

5. 파렛트 레진을 주입한다

6. 반대 측에도 주입해 가압한다.

다른 상악 증례에서 파렛트 레진의 이장법

그림 8-12. 파렛트 레진의 주입 방법 설명(상악 전치부 flabby gum에 응용한 예).

9. 턱기능장애에 의한 교합 불안정 대응(2)
— 하악 2 implant overdenture를 중심으로

Implant overdenture는 implant 유지에 힘입어 의치의 동요가 감소하므로 의치에 의한 통증의 개선과 기능의 향상, 치조제 흡수의 억제에 기존의 총의치와 비교도 안 될 정도로 상당한 기능을 발휘한다.

그러나 implant overdenture는 총의치의 기본 제작술 위에 성립한다는 것을 잊어서는 안 된다. 구체적으로 설명하면 적정 교합고경 및 하악위에서 제작된 총의치를 토대로 implant overdenture가 만들어진다. 따라서 치료용 의치를 사용하게 하고 하악위나 인상 범위를 결정한 후 implant 식립 수술로 이행하는 것이 바람직하다.

치료용 의치는 implant의 식립 위치의 지표인 stent의 역할도 하고 최종 보철의 교합평면의 설정이나 인공치 배열 위치를 이미지화하는 데 유용하다.

또한 implant 외과수술에 대한 불안, 경제적인 이유에서 총의치 치료를 원하는 환자도 많이 있다. 그러나 그런 환자라도 총의치에 과도한 기대를 거는 경우는 만족시키기가 어렵다. 따라서 치료 계획의 옵션으로 implant overdenture를 제안할 필요가 있다고 생각한다. 치과의사의 최대 목적은 우리들이 제작한 보철물이 환자를 행복하

A B C

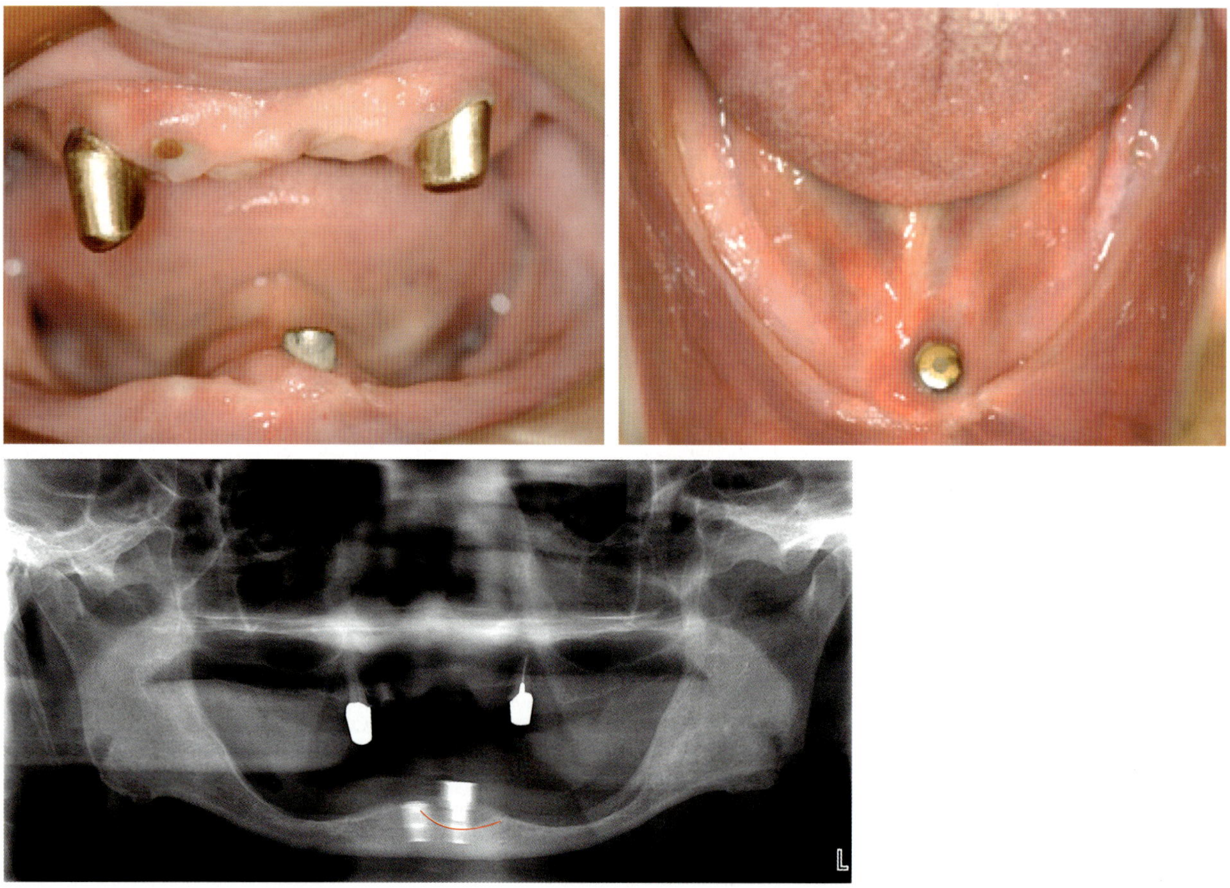

그림 9-1. Implant를 식립할 때 제작할 의치를 신경 쓰지 않고 stent도 사용하지 않은 증례. A, Plaque로 오염되었다. B, 치조제에서 벗어난 타액선 개구부에 implant 상부 구조가 제작되어 implant 주위에 염증이 생겼다. C, 파노라마 방사선사진.

치료용 의치의 역할 → Implant 식립의 stent → 최종 보철물의 이미지

게 만드는 것이다.

한편 부적절한 하악위나 해부학적 landmark가 들어 있지 않은 인상은 implant overdenture에 기대되는 저작 기능의 유지, 치조제 흡수의 억제가 어려워진다. 최종적으로 implant의 상실과 함께 환자의 기대를 크게 저버릴 수 있으므로 주의가 필요하다.

그림 9-1은 stent를 사용하지 않고 식립한 것으로 보이는 implant 증례(故 코바야시 아키오 선생 사진 제공)이다.

Implant가 치조제에서 벗어난 설측 부근에 식립되어 의치를 착용하려고 해도 혀 운동을 방해해 결국은 의치를 착용하지 않고 생활했다고 한다. 또한 implant가 타액선 개구부에 식립되어 청소가 힘들고 골흡수가 진행되었다. 왜 implant 외과 수술을 했는지 의문이 드는 증례이다. Implant 보철은 (1) 기본적인 총의치 제작술 위에 성립, (2) 안전한 외과수술, (3) implant 주위염을 예방하는 maintenance[55], 이 세 가지 key를 엄수했을 때 비로소 성공으로 이끌 수 있다는 사실을 잊어서는 안 된다.

1. 턱기능장애 환자에게 implant 대응 좌측 턱관절의 운동장애로 인해 치료 의치를 거쳐 하악 2 implant overdenture로 보철한 증례

환자: 58세 주부

주소: 치아가 흔들리고 아파 씹을 수 없다

치과 방사선 소견

잔존치: 현저한 치주병

턱관절 방사선 소견: 우측 하악과두가 크게 전방으로 변위해 있어 발치 후 일단 치료용 의치로 적절한 악위를 결정할 필요가 있다(그림 9-2, 9-3).

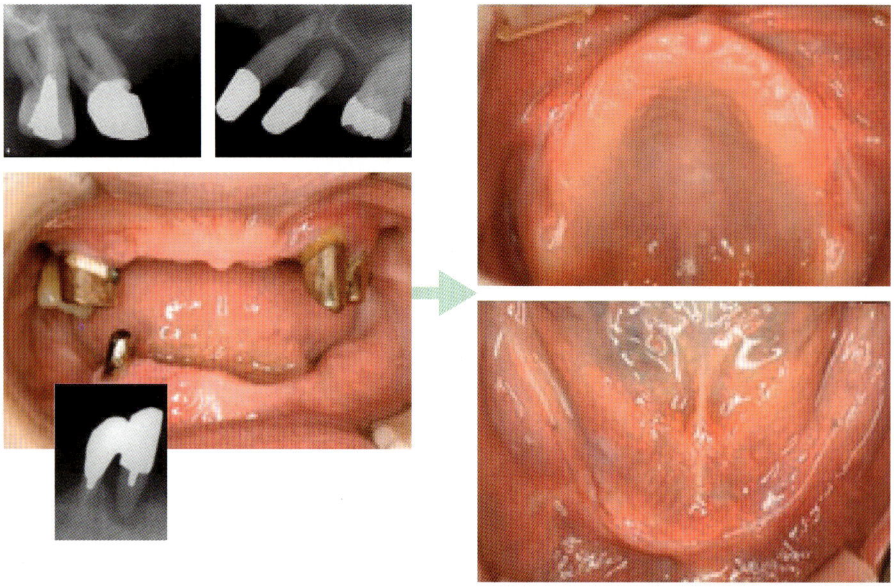

그림 9-2. 턱기능장애에 implant를 대응(아베 외, 2001.[3])

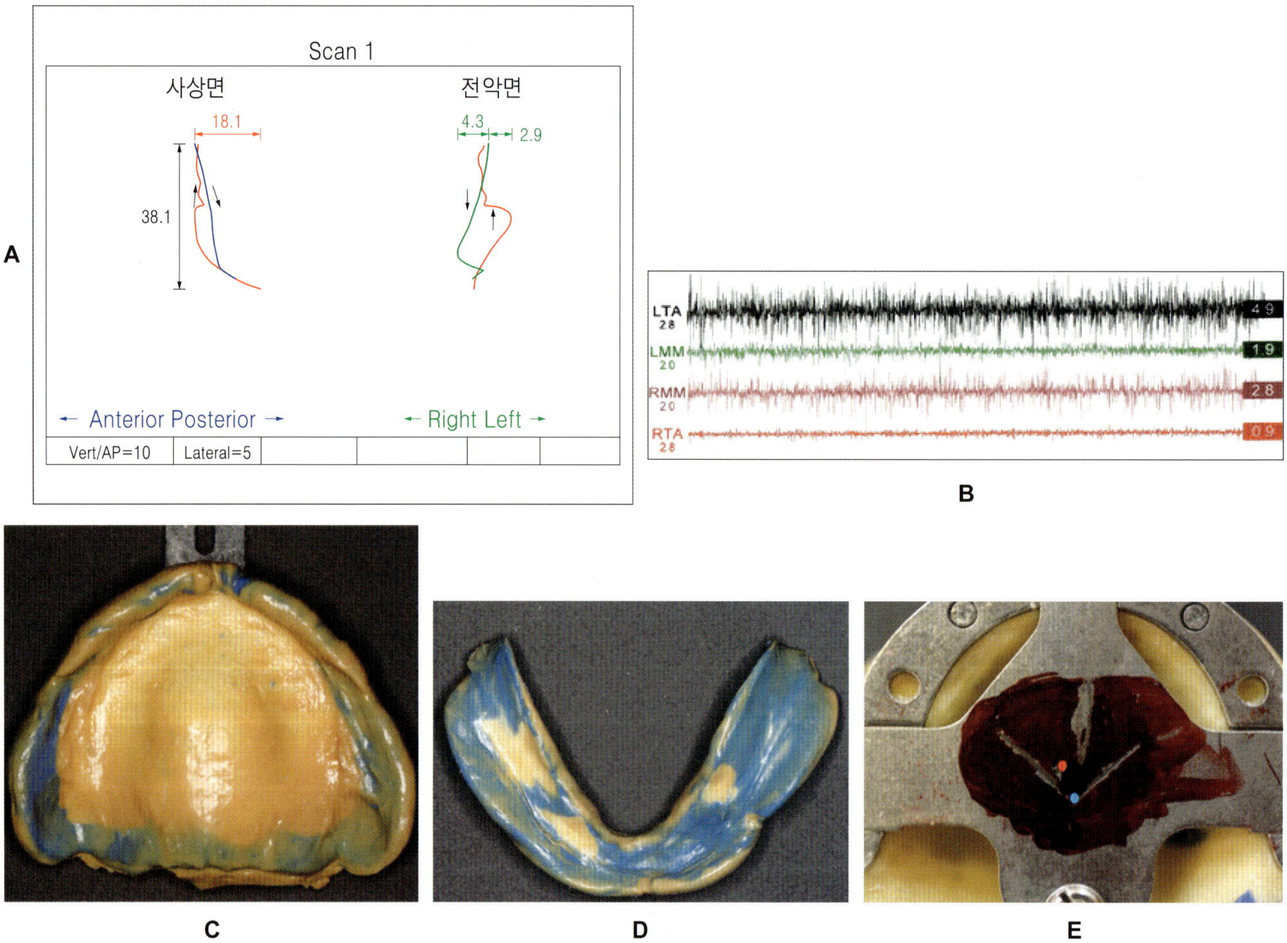

그림 9-3. A, 개폐구 시 좌측 턱관절에 클릭 음: 좌측두근의 과잉 긴장을 볼 수 있었다. 우측 저작 습관: 우측 교근의 과잉 긴장이 관찰되었다. B, 근전도는 도쿄도 초후시 오츠카 교정치과의원의 도움을 받았다. C~E, 치료용 의치의 제작. BPS 의치 제작 과정에서 gothic arch를 묘기할 때 tapping point와 apex point에 큰 차이가 확인되었다.

치료용 의치로 하악위와 점막면 개선

모든 치아를 상실하고 치근막 감각이 소실되면 하악위는 변화한다. 턱관절이나 근육에 이상이 관찰되는 증례에서도 적절한 교합고경을 부여하면 하악위가 쉽게 변화한다(그림 9-4).

A

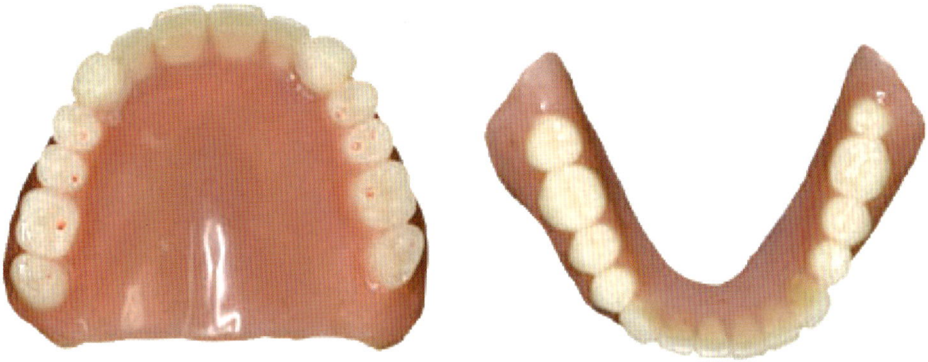

A, 즉시의치의 완성: 치료용 의치로 사용한다.

B

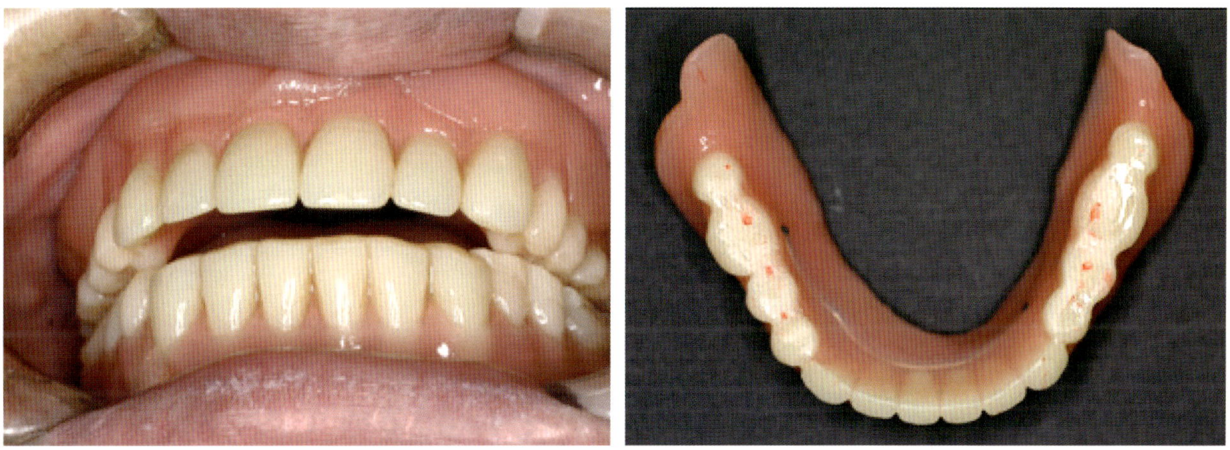

C

B, 즉시의치 장착 후, 2주 동안 하악위 후퇴. C, 하악위의 변화에 대해 교합면에 즉시중합레진을 첨가해 교합을 조정하였다.

D

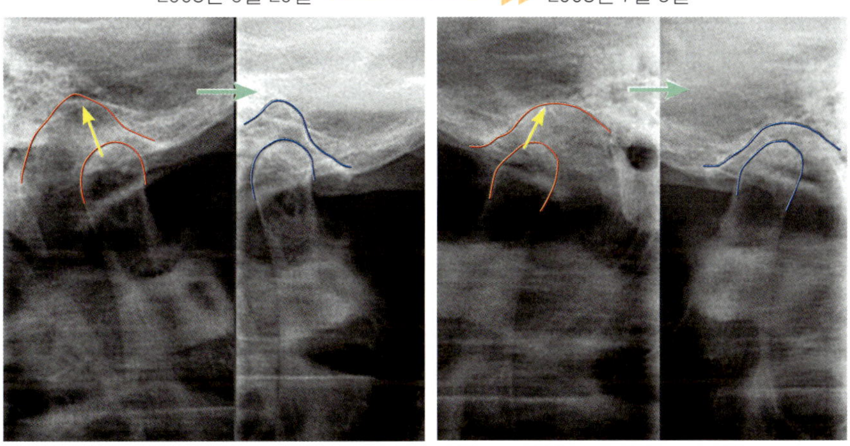

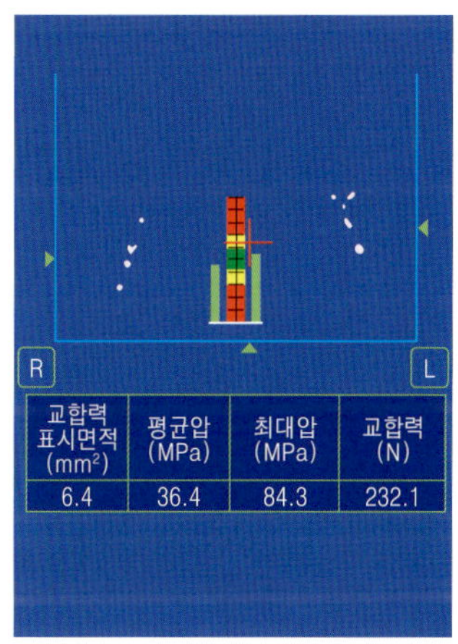

E

D, 하악위 후퇴에 따른 하악의 변위: 하악과두의 위치가 개선되었다. E, 총교합력은 232N이고 총의치 치료에 만족스러운 교합력을 발휘할 수 있다(무치악자는 200N 정도가 일반적이다).

그림 9-4.

하악위의 변화에 맞추어 점막면의 상황도 변하므로 tissue conditioner로 통증 완화요법을 실시하고 동적 인상(dynamic impression)을 채득해 의치를 완성한다.

치료용 의치의 경과

이 증례에서는 6개월간 치료용 의치를 사용한 결과 하악위가 거의 안정되었다. 그러나 우측 저작 습관이 개선되지 않고 통증이 소실되지 않아 implant overdenture로 이행하게 되었다(그림 9-5).

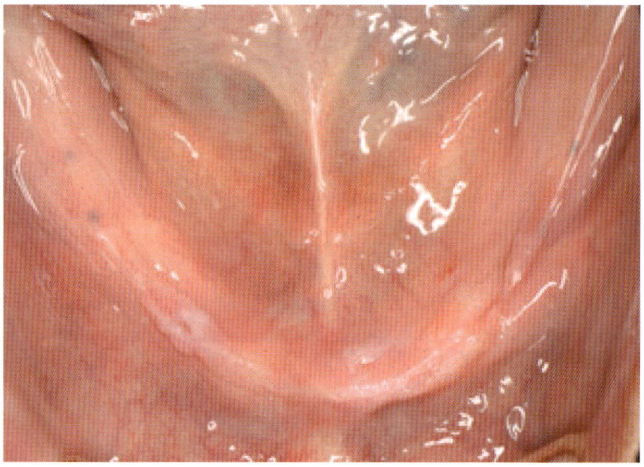

그림 9-5. 치료용 의치 6개월 사용. 우측 저작 경향이 강해 의치성 동통이 소실되지 않는다. Implant overdenture로 이행.

2. Implant overdenture의 제작

치료용 의치를 기본으로 조영성이 있는 인공치 VIVO TAC을 사용해 외과용 stent를 제작하고 콘빔 CT를 촬영해 implant의 식립 위치를 결정한다. 식립 예정 #43에 설하동맥이 관찰되어 위치를 변경해 implant를 식립하였다(그림 9-6).

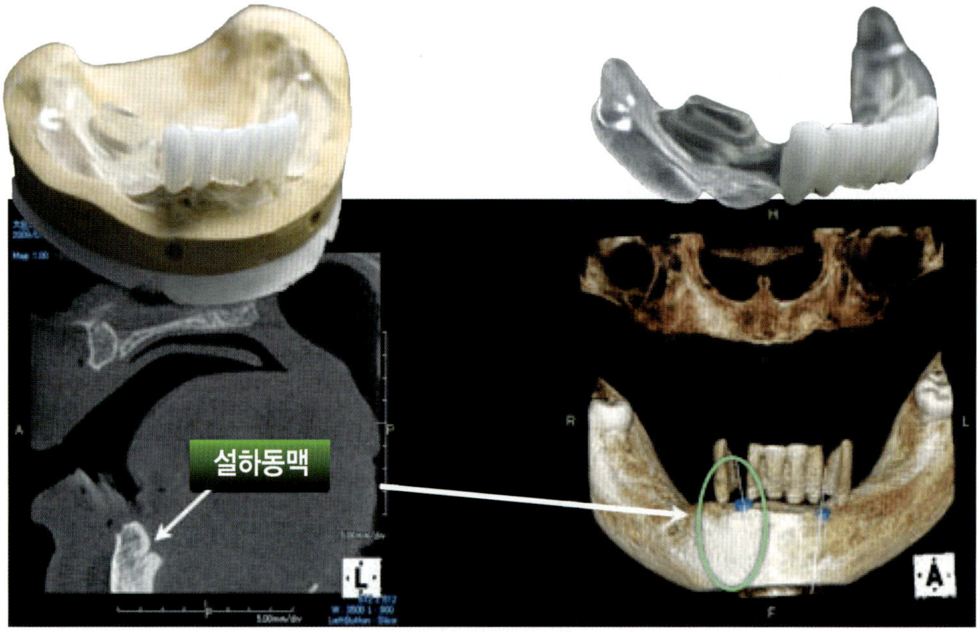

그림 9-6. 외과용 stent의 제작과 콘빔 CT에 의한 식립 위치 결정.

좌우 측절치-견치 사이에 Astra Tech implant를 식립하였다(그림 9-7)(니카이도 마사히코 선생의 수술).

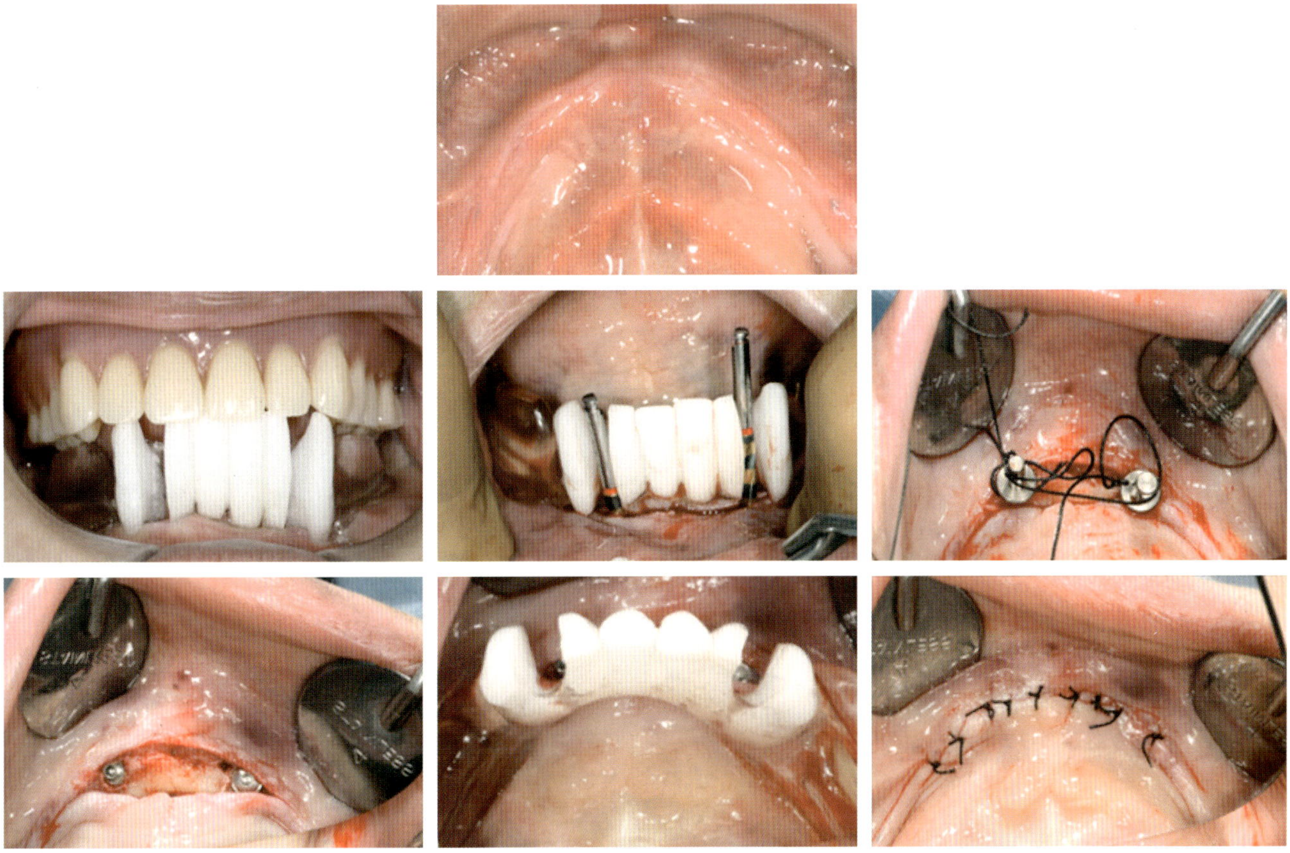

그림 9-7. Implant 식립®(아베 외, 2001.[3])

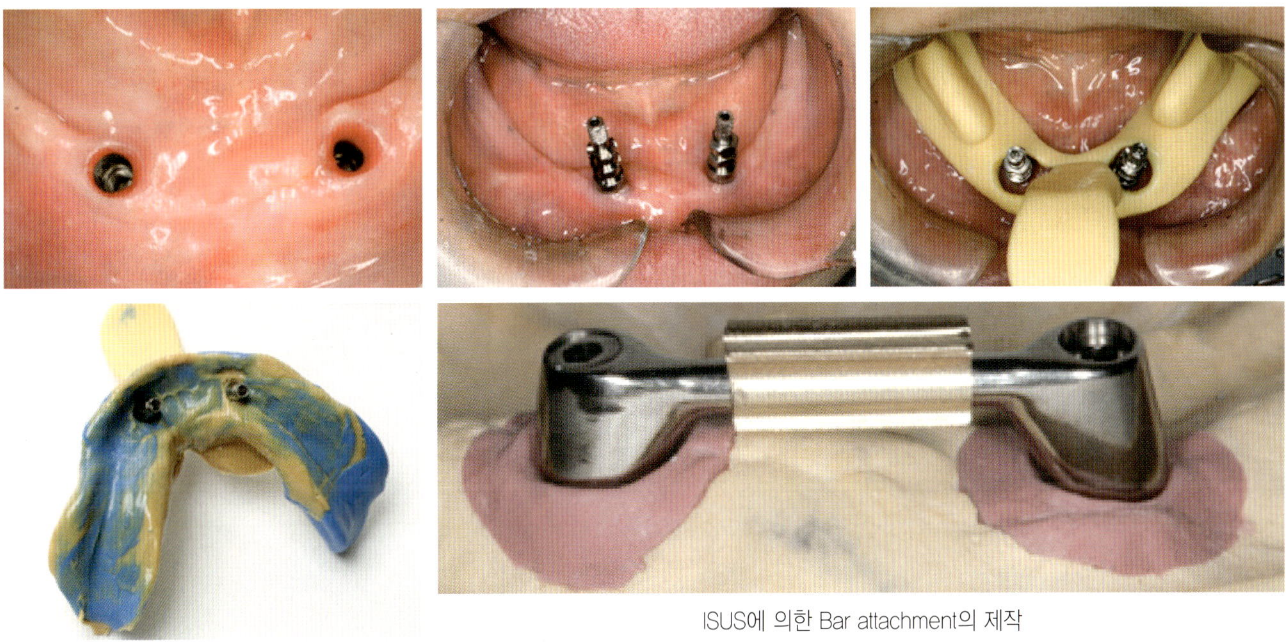

ISUS에 의한 Bar attachment의 제작

그림 9-8. Pickup 인상 → CAD/CAM에 의한 titanium bar attachment의 제작(아베 외, 2001.[3])

2차 수술 종료 후에 pickup 인상을 채득하고 CAD/CAM에 의한 titanium bar attachment를 제작한다(ISUS의 협력).

최종 의치의 인공치 배열과 시적을 한다[SR-Phonares(Ivoclar Vivadent사) 사용](그림 9-9).

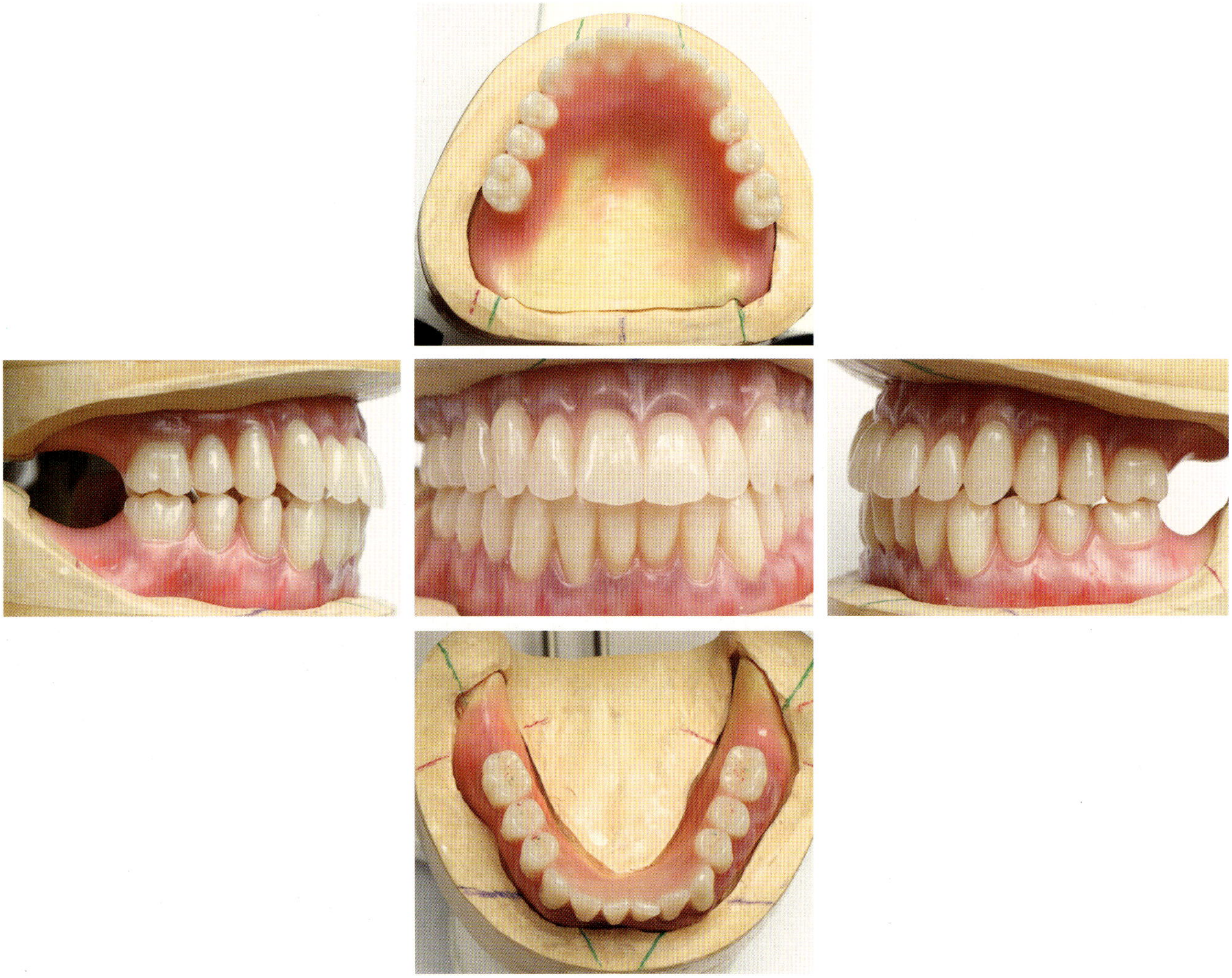

그림 9-9. Wax denture의 시적.

하악 흡착 의치의 개념에 기초한 교좌인상

Implant overdenture의 정밀 인상은 다음의 하악 총의치 흡착 테크닉의 다섯 가지 기본 운동을 시켜 채득한다. Implant overdenture를 장착한 후에 총의치 이상으로 구강 활동이 활성화되어 의치가 쉽게 접촉하기 때문이다.

① 입을 뾰족하게 한다.

② "이-" 하고 구각을 옆으로 당긴다.

③ 혀를 움직인다.

④ 입을 닫은 상태에서 하악 절치 설측부를 혀로 민다.

⑤ 연하한다.

이 운동을 거쳐 질화 처리된 티타늄 상으로 상하악 의치를 완성하였다(그림 9-10). 제2대구치는 배열하지 않았다.

결과

Implant의 유지에 힘입어 하악 의치의 통증도 사라지고 쾌적한 생활이 가능해졌다. 저작 습관은 크게 개선되지 않았지만 하악 의치가 안정되고 상악 의치의 흡착력이 증가하였다. 상악 의치의 강한 흡착은 상하 인공치가 적절한 하악위에서 교합하는 것을 시사하고 장기 교합안정의 기준이 된다. 클릭 음이 있었던 좌측 턱관절을 점차 원활하게 움직일 수 있게 되어 더 많은 기능의 향상을 기대한다.

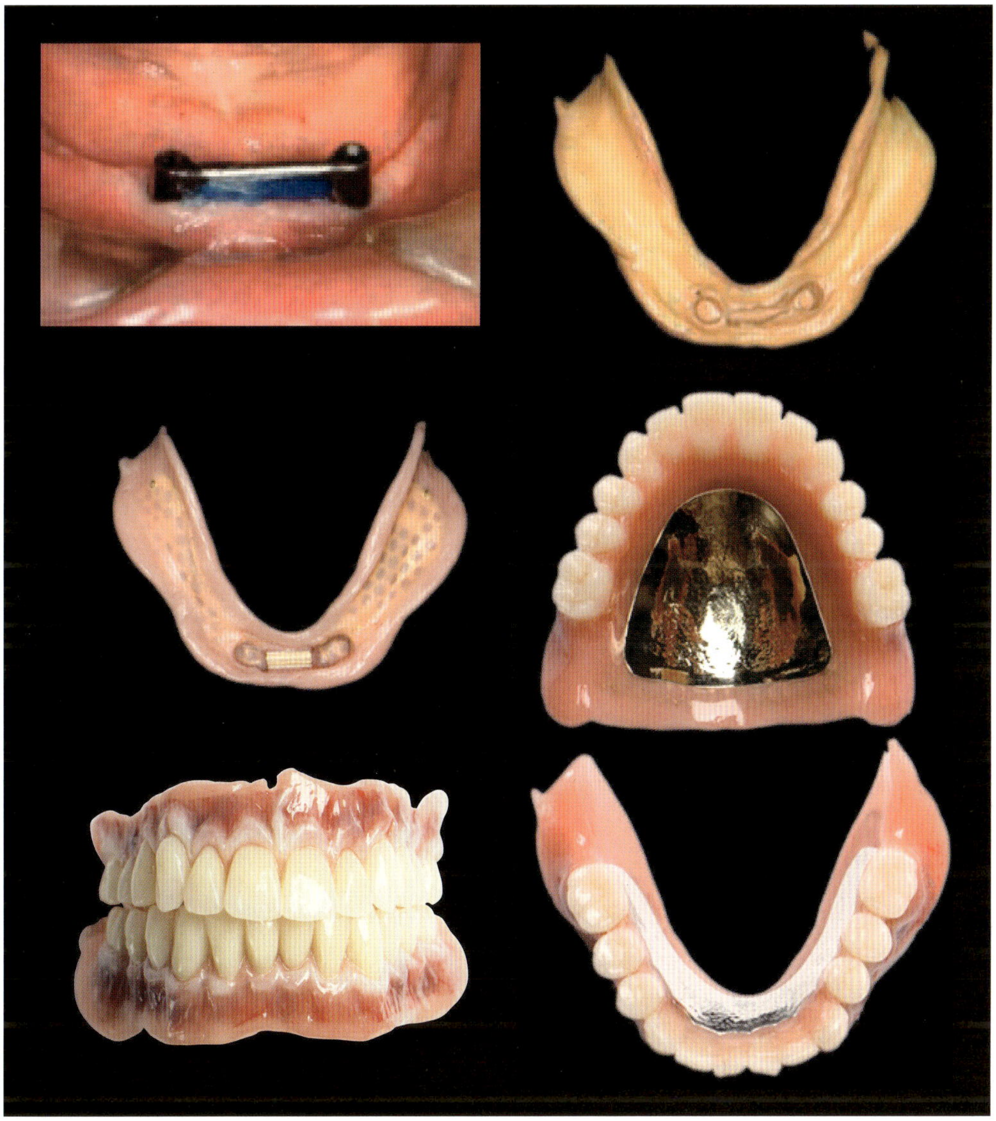

그림 9-10. 정밀 인상과 완성 의치.

10. 하악 Single Denture의 통증 대응

POINT

의치상 면적의 확대, 인공치 배열 위치의 변경, 연성 이장재의 이용

상악에 다수치가 잔존해 있는 경우, 교합력이 강하고 하악 치조제의 통증이 좀처럼 치유되지 않을 때가 있다. 하악 single denture에서 통증의 원인은 강한 교합력, 건강한 유치악자와 동일한 chewing cycle에서 식사를 하는 데 있다. 상악 결손에 대한 single denture 증례의 저작 주기는 소위 chopper, 상하 타입의 하악운동인 데 반해, 하악 치아 전부 결손의 경우에는 측방에서 chewing stroke가 들어가는 운동 경로를 취한다고 한다. 따라서 하악 single denture 증례는 저작 중에 강한 측방운동력이 가해지고 의치가 좌우로 동요하며, 특히 치조제 흡수가 진행된 증례에서는 의치에 통증이 발생하기 쉽다.

일반적인 하악 치조제 흡수 증례에서는 의치상 면적을 확대시켜 감압하고 치조정 부근에 인공치를 배열해 의치의 동요를 억제할 수 있으면 통증이 완화된다. 그러나 대합치가 존재하는 경우는 인공치를 교합하는 위치에서 이동해 굳이 치조정 부근에 배열하기가 어렵다. 설방을 침해하는 경우는 pound line의 설측선보다 설측으로 튀어나온 부분을 버로 삭제해 설측 공간을 확보한다.

1. 의치상의 확대

증례: 환자 91세 여성

상악 정중 구개융기가 보여 주듯이 교합력이 비교적 강한 환자이다.

본 예는 의치상의 내압 조직이 증가하면 통증이 감소하고 저작 효율이 향상된다. 하악 총의치의 흡착 상태를 훼손하지 않도록 주의하면서 커다란 의치상을 제작한 증례이다(그림 10-1).

상악 구개골 융기는 강한 힘을 상상하게 한다.

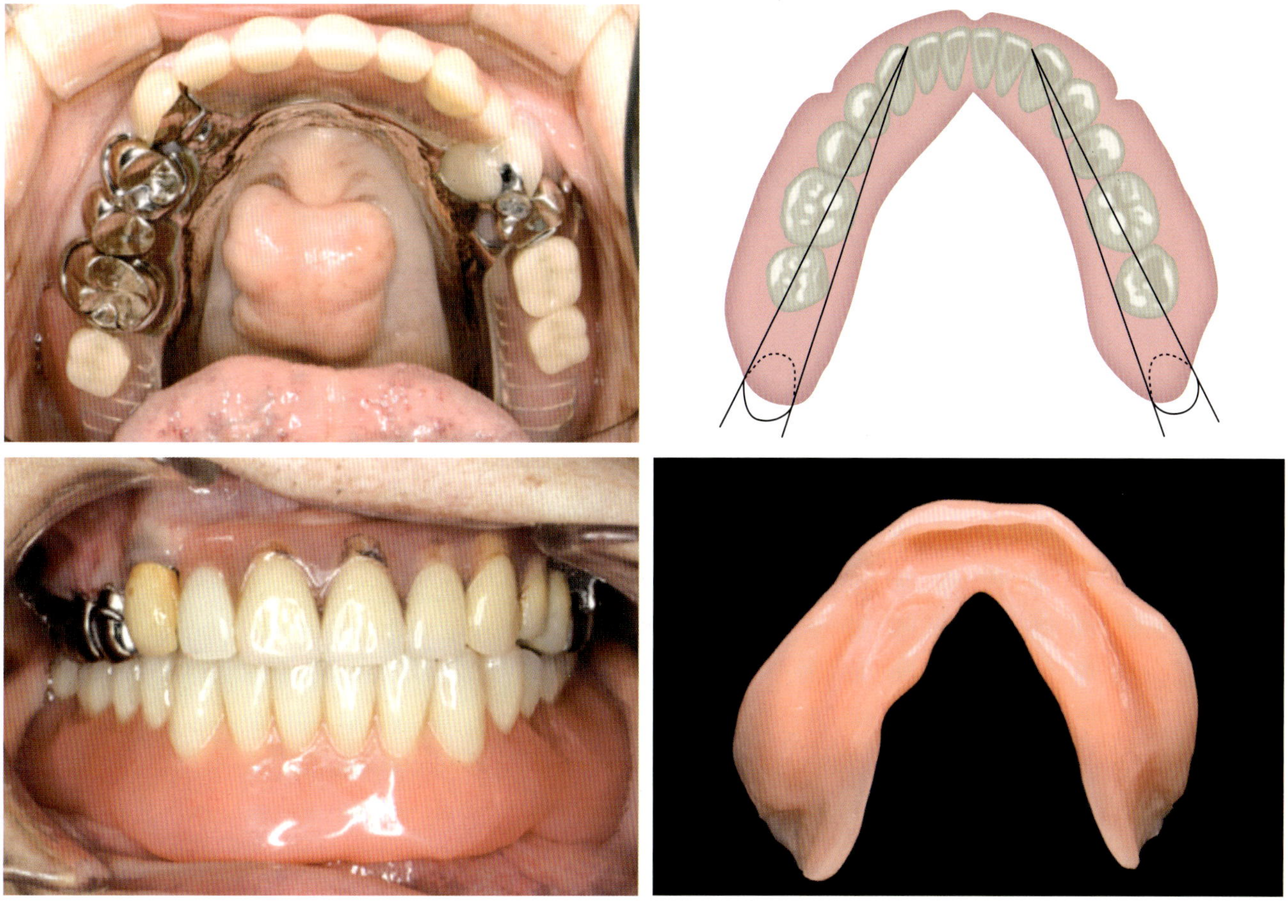

그림 10-1. 강한 교합력에 대한 하악 의치(의도적인 내압 면적의 확대).

2. 의치상의 확대와 접착제의 사용

증례: 환자 91세 남성
이전에 implant를 4개 식립했는데, 3년밖에 유지되지 않아 85세에 모두 철거하였다.
그 후 하악 잇몸이 아파 씹을 수 없게 되었다.

의치상을 확대하고 몇 차례 교합을 조정해도 의치의 통증이 사라지지 않는 경우가 있다. 고령자의 경우에는 외과적 risk와 타액 감소, 구강 위생관리 능력의 저하로 implant overdenture를 적응하기가 어렵다. 이런 고령자는 접착, 습윤 효과를 노려 접착제를 사용한다.

접착제를 사용하는 것이 치과의사에게 패전의 기분을 안겨 줄지 모르지만, 환자의 행복을 최우선으로 생각하면 필요한 처치라고 말할 수 있다.

Paste type의 접착제는 두께에 따라 교합이 틀어질 수 있다. Bite가 변하지 않는 크림 타입의 접착제를 소량, 3곳에 사용하도록 지도한다(그림 10-2).

의치는 기능할 때 비로소 가치가 있는 인공장기이다.

■ PIP(pressure indicator paste: 제조원 Mizzy사)에 의한 음식 저작

환자의 저작 습관을 알 수 없는 경우도 많으므로 반드시 PIP paste로 cotton roll 테스트를 한다. 음식 저작 테스트를 하고 접촉하는 곳을 꼼꼼히 삭제한다(그림 10-4).

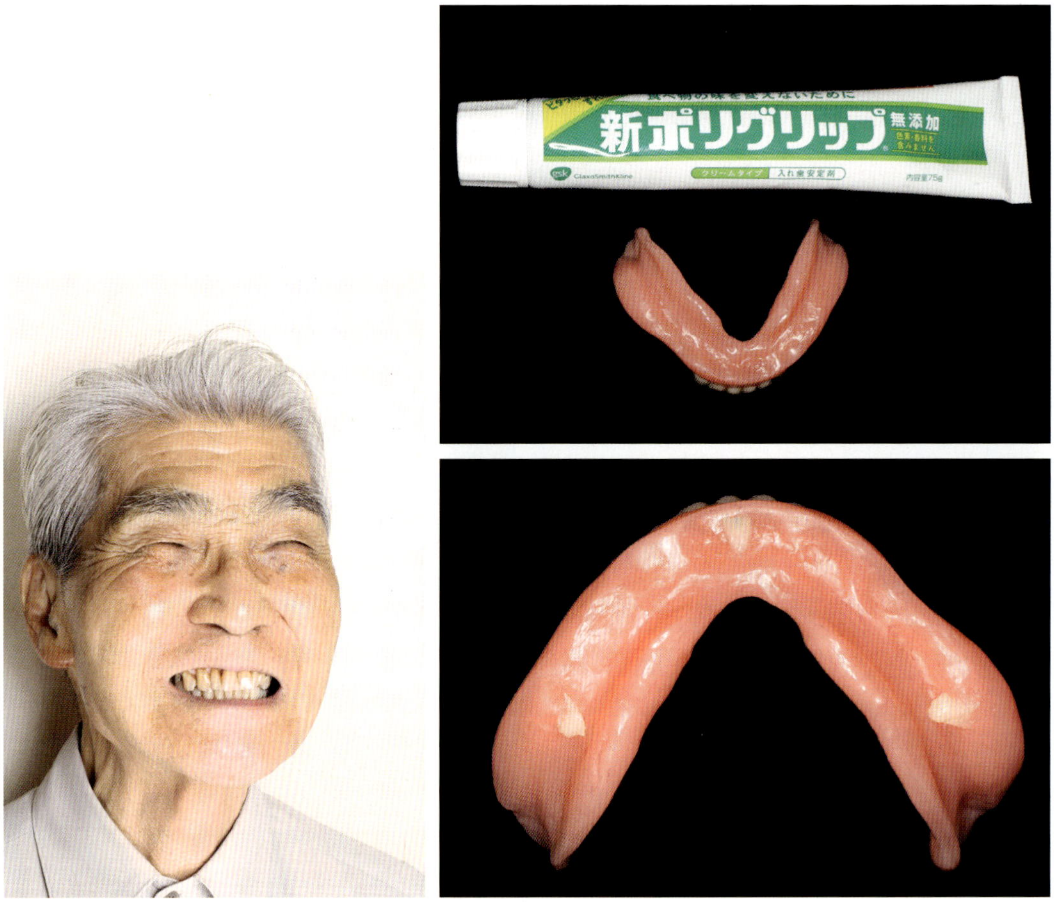

Paste type의 접착제를 3곳에 올리도록(쌀알 크기) 지도한다.

그림 10-2. 의치는 현재를 건강하게 살아가는 데 필요한 도구이다.

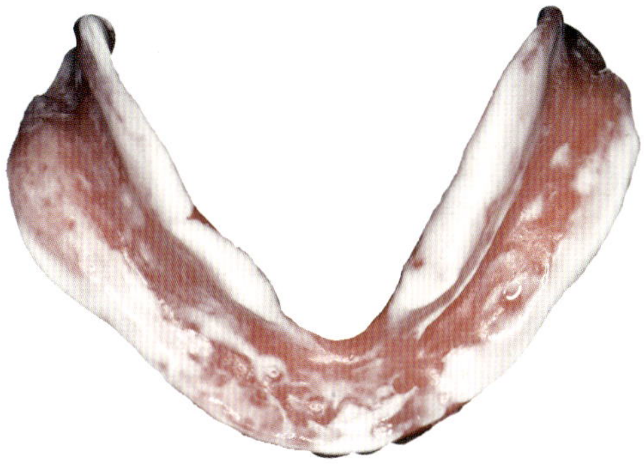

그림 10-3. 교두감합위에서 GC Fit Checker로 시적(교합압에 의한 점막 적합 시험).

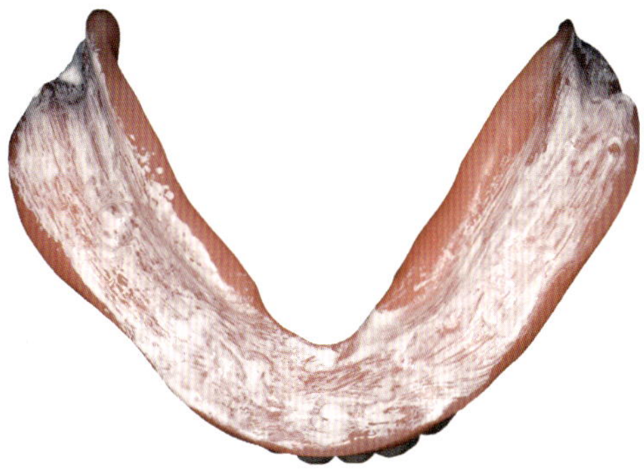

PIP를 균등하게 도포한다.

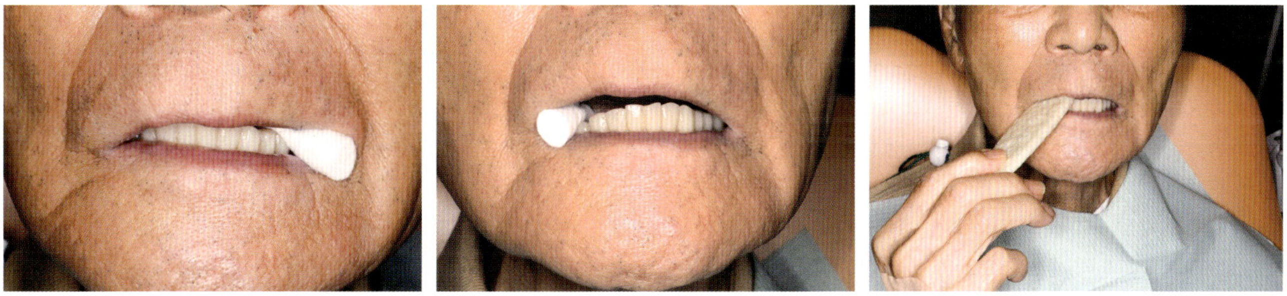

Cotton roll로 저작 유사 테스트를 하거나 실제로 음식(센베 과자)을 먹게 한다.

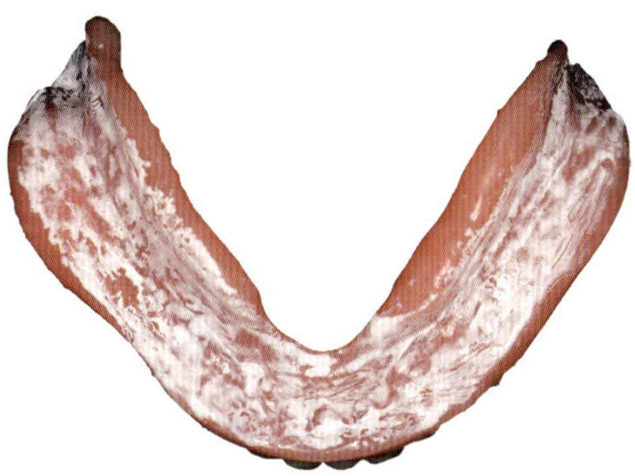

접촉하는 곳이 지워지므로 삭제한다.

저작 중의 실제 의치의 움직임은 음식물을 먹게 해 보지 않으면 알 수 없다. 환자의 씹는 버릇, 의치의 기울기나 약간의 이동이 의치 통증의 원인이 된다. PIP에 의한 하악 single denture의 맞물림 시험은 반드시 행해져야 한다.

그림 10-4. PIP를 사용해 저작 시 접촉 상황을 확인한다.

11. 심미의 난증례

1. 서론

안모와 조화를 이루는 심미는 누구에게나 편안함을 준다. Wax denture를 시적할 때 환자와 충분히 대화하고 의치를 완성시켜 나가는 노력이 평소에 잘 실천되고 있어 환자는 완성 의치를 문제없이 받아들이고 있다.

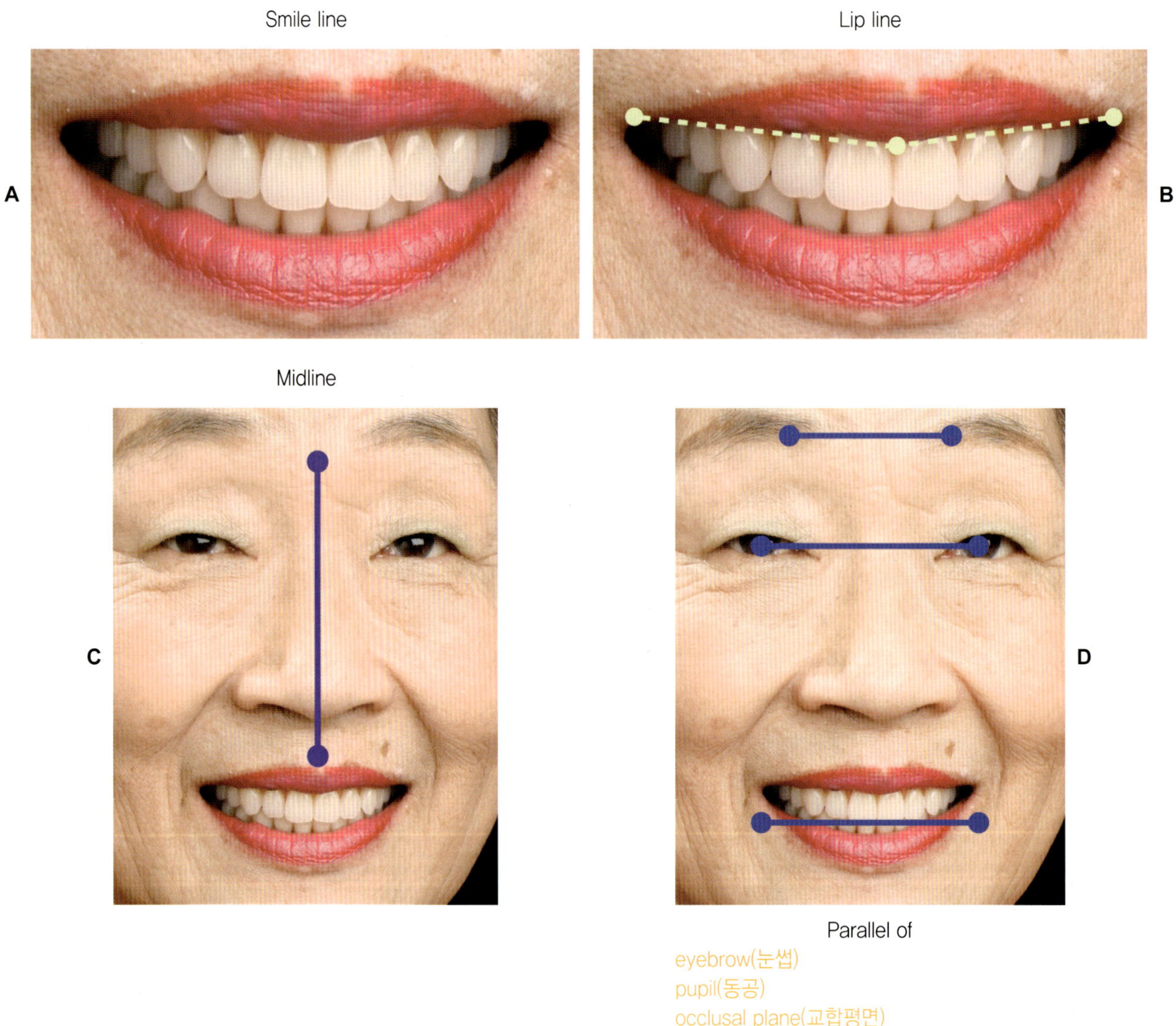

그림 11-1. 안모 전체의 조화를 결정짓는 심미. (아베 외, 2011.[3])

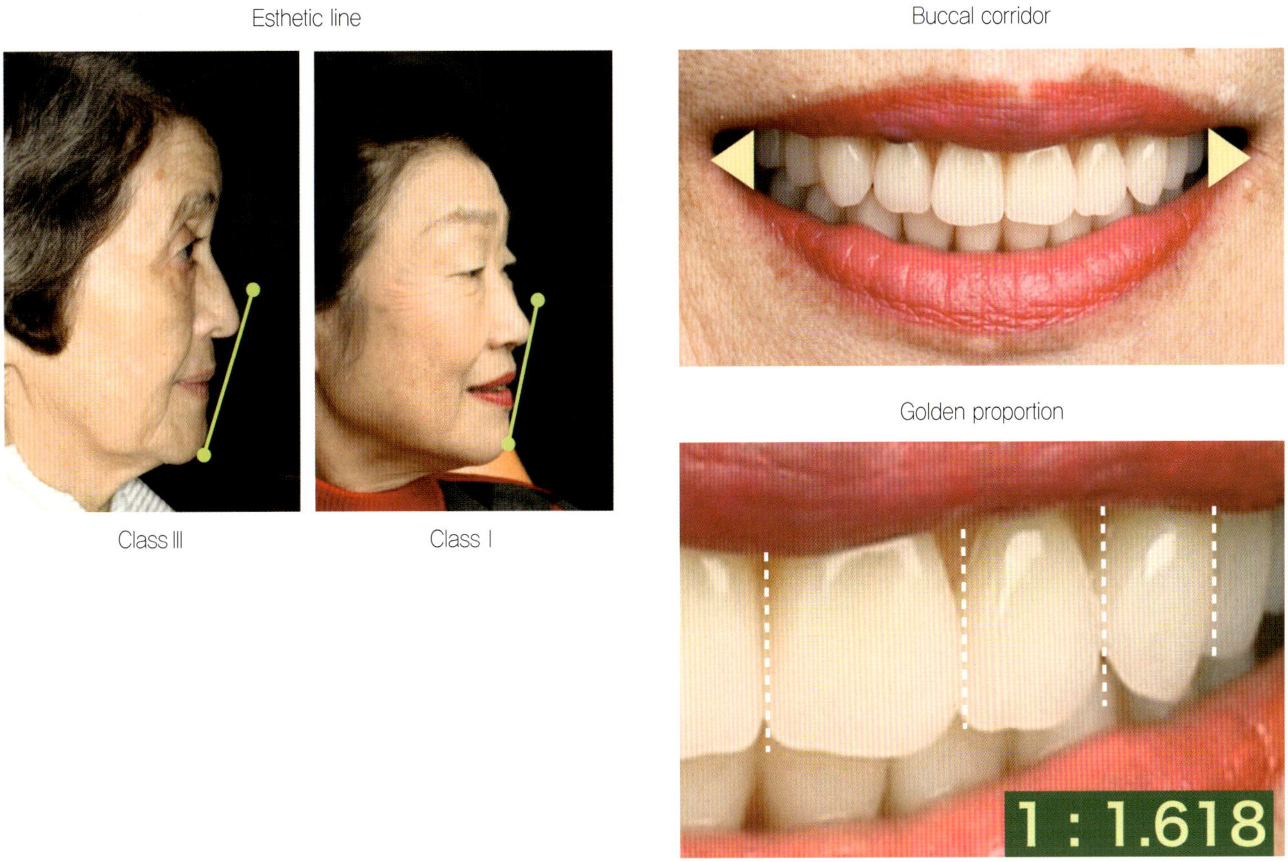

그림 11-2. 안모 전체의 조화를 결정짓는 심미.

① 일반적으로 아름답게 보이는 안모 만들기

교합평면을 eyebrow line이나 동공선에 평행하게 한다(그림 11-1).

Lip line과 치경선을 일치시킨다. 측모를 esthetic line상에 정돈하면 아름답게 보인다. 좌측은 Class Ⅲ, 우측은 Class Ⅰ, 구각에 입꼬리 그늘(buccal corridor)이 있으면 매력적으로 보인다. Golden proportion(황금비율 1:1.618)을 이용한 인공치 배열이 심미성을 높인다(그림 11-2).

2. 고령자의 전치 배열 시 point

고령자의 심미적인 특징을 이해하면 심미성을 높일 수 있다. 고령자의 전치 배열의 point는 성인에 비해 상악 전치를 하방에 배치하고, 크게 웃었을 때 치은이 보이는 양을 조절해 환자의 얼굴에 어울리는 아름다움을 제공하는 것이다(그림 11-3~11-5).

연령(세)	상악 중절치가 보이는 양 (mm)	하악 중절치가 보이는 양(mm)
15	5	—
30대 미만	3.4	0.5
30대	1.6	0.8
40대	1.0	2
50대	0.5	2.5
60대 이상	0	3

안정 시 1~2mm 노출시킨다(Landa).
중절치를 최소 2mm 노출할 필요가 있다(Wazzan).
상악 중절치의 배열 위치는 상하 전치부 고경의 1/2 + 피개량 2mm라고 한다. 그러나 실제 고령자의 안정 시 lip line은 이보다 내려와 있고 60대에는 상악 중절치가 전혀 보이지 않는다. 이 점을 고려해 wax denture를 시작하는 것이 좋다.

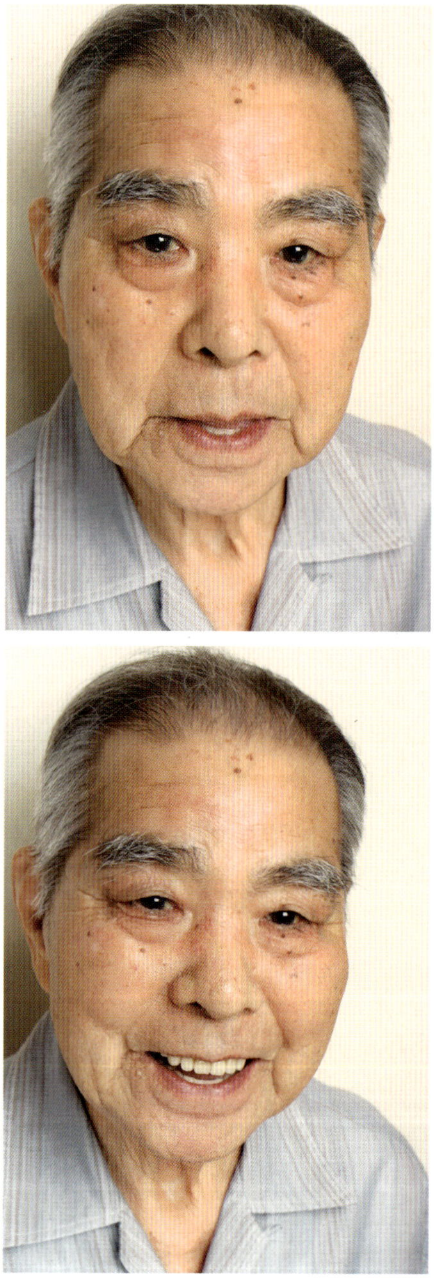

그림 11-3. 연령별 중절치의 노출량.

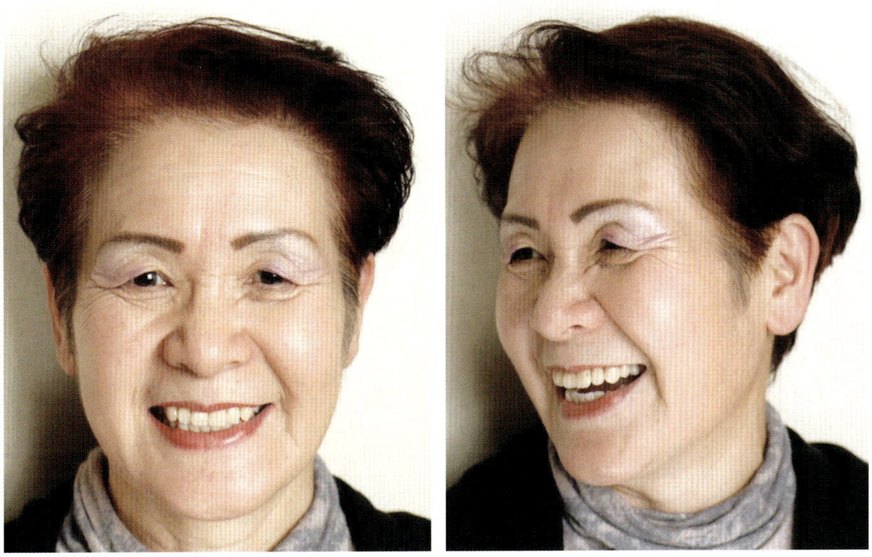

Negative smile　　　　Active smile

그림 11-4. 크게 웃어도 치은이 보이지 않는 타입.

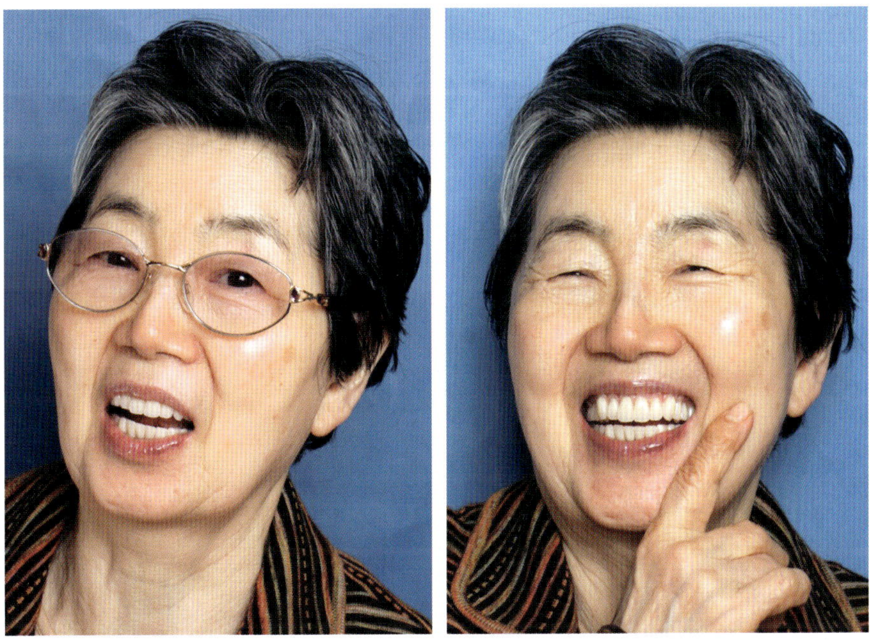

Negative smile　　　　Active smile

그림 11-5. 크게 웃으면 치은이 보이는 타입.

3. 안면에 마비가 있는 환자

안면에 마비가 있는 환자는 어떤 상황에도 해당되지 않는다. 이런 증례는 구강 내 절치유두부에 Papilla meter(Accu Dent사)를 맞추고 lip line을 papilla meter에 기록한다. 교합기에 정밀 인상 모형이 mount되면 모형상의 절치유두에 이 기기를 구강 내와 동일한 상태로 설치하면 모형상에 lip line을 설정할 수도 있다(그림 11-6).

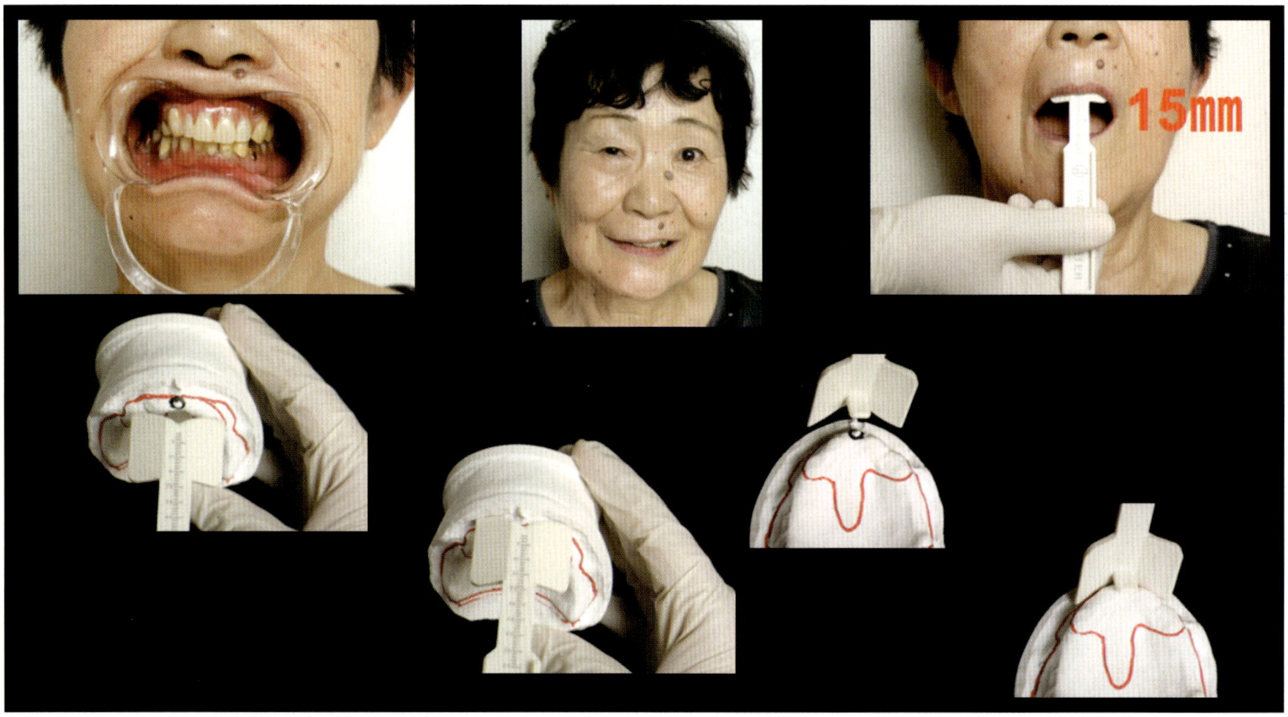

Papillameter로 lip line을 기록한다.

그림 11-6. Lip line의 위치가 정상과 다른 증례.

4. 심미에 집착하는 환자

그런데 환자가 자신의 개성이나 life style에 어울리는 심미를 이해하고 있어도 치과의사에게 정확하게 설명하지 못해 몇 번이고 배열 위치의 변경을 요구하는 경우가 있다. 요구하는 배열에 명확하게 대답을 하지 못하고 환자의 감정에 휘둘린 것이다. 설명할 수 없는 환자의 요구와 실현하려고 해도 이해할 수 없는 의사 측의 '미'에 대한 딜레마이다(그림 11-7).

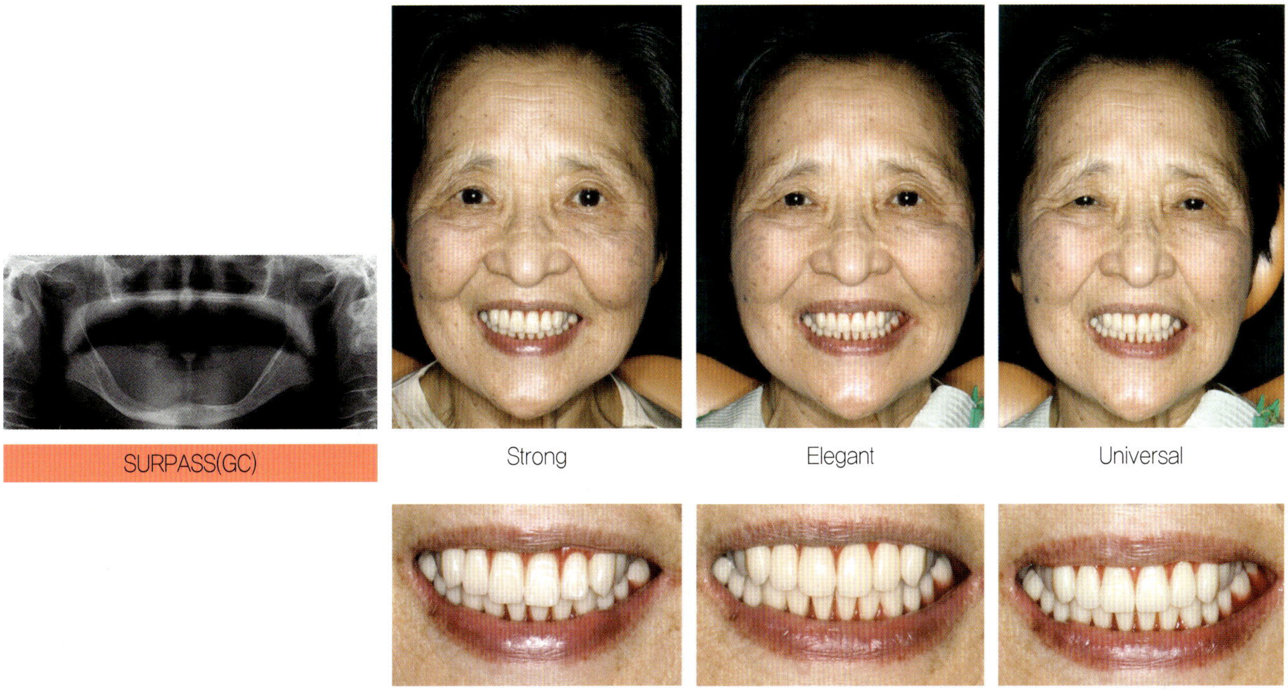

3종류의 인공치와 안모의 비교

'어떤 의치가 가장 멋진가?'라고 물었을 때 명쾌한 이유를 가지고 '이것이 좋다'고 판단하기란 어렵다. 이렇듯 환자의 요구는 지극히 섬세한 부분에 초점이 맞춰져 있는 경우가 많고 술자에게 쉽게 전달되지 않는다는 것을 알 수 있다.

그림 11-7. 어떤 의치가 가장 멋진가?

5. 전치는 최초의 배열 위치에, 이것이 해결책

심미 요구가 높은 환자에 대해서는 전치 인공치를 배열 시적할 때에 항상 최초의 배열 위치로 되돌아가는 것이 중요하다. "이 치아를 좀 더 앞으로 빼 주세요", "집어넣어요", "아니, 다른 형태로 바꿔요" 등의 요구대로 배열 위치를 수정하다 보면 치아를 어떤 위치에서 얼마큼 옮겼는지 알 수 없게 되기 때문이다. 때로는 배열 위치를 몇 번이나 변경했는데, "처음 위치가 좋네요!"라고 말하는 환자도 있다.

따라서 필자는 감각에 의존해 전치를 배열하기보다 모형상에서 명확한 해부학적 지표를 이용한 BPS의 인공치 배열을 추천한다(그림 11-8).

이 배열법은 이전부터 일반 무치악자에게 적용된 방법이다.

Wax denture를 시적할 때 환자의 안모나 요구에 맞춰서 인공치를 이동한다. 필자의 경험을 말하면, 이 배열법을 사용하면 인공치가 크게 이동하는 것을 줄일 수 있고 환자의 세세한 요구에 대처하는 시간도 벌 수 있다. 또한 환자가 인공치 배열 현장에서 의견을 주장할 수 있는 것은 의사소통에 있어서 매우 중요하다. 이것으로 환자의 의치 만족도가 변한다고 말할 수 있는 것은 인상, 교합채득, 중합 같은 일련의 작업은 술자 측에서 진행하는 작업이고, 인공치 배열만이 환자가 참여할 수 있는 부분이기 때문이다.

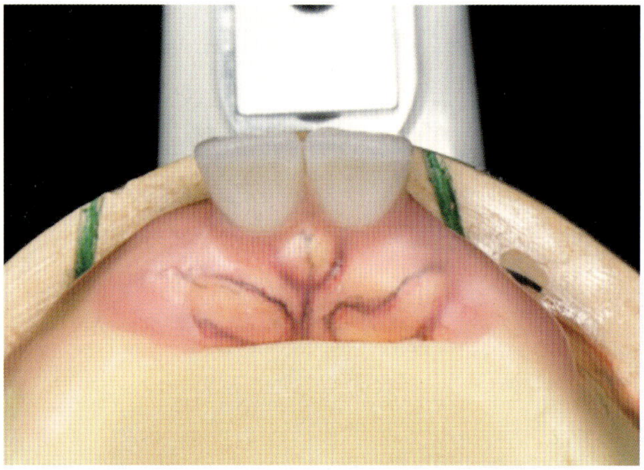

전치 배열의 기준이 되는 절치유두부와 제1횡구개 부분의 기초상을 도려낸다.

상악 중절치의 전후적 위치는 절치유두의 전연에 치경부를 맞춰 배열한다. 절치유두~전치 순면 간 거리 → 남성: 7mm, 여성: 9mm.

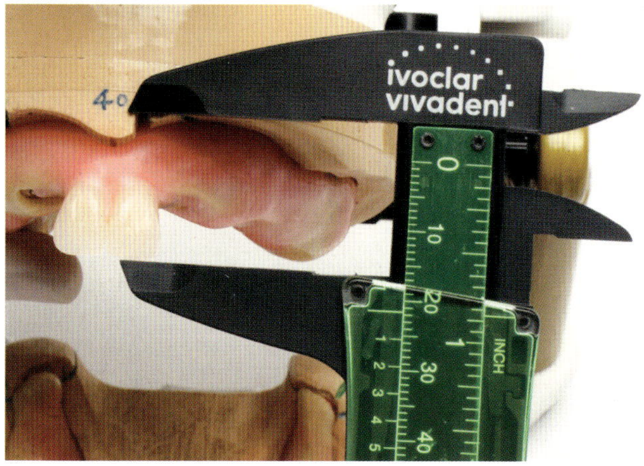

절단의 위치는 상하 소대가 이어지는 부분의 최심부 간 거리의 1/2 + 피개량이다(1~1.5mm).

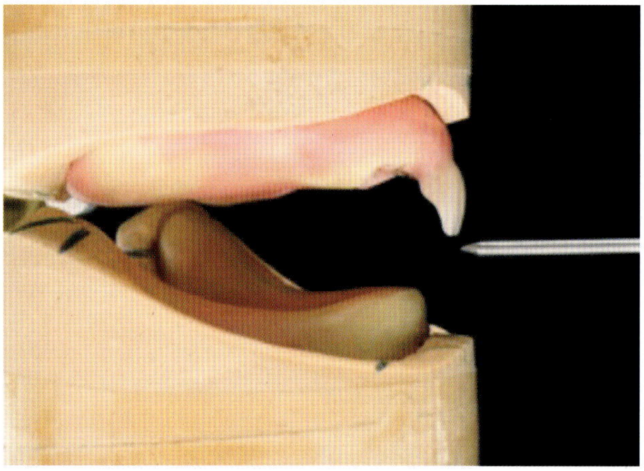

상악 중절치의 시상단적 치축은 절단이 하악 전치 구강전정 방향을 향하도록 배열한다.

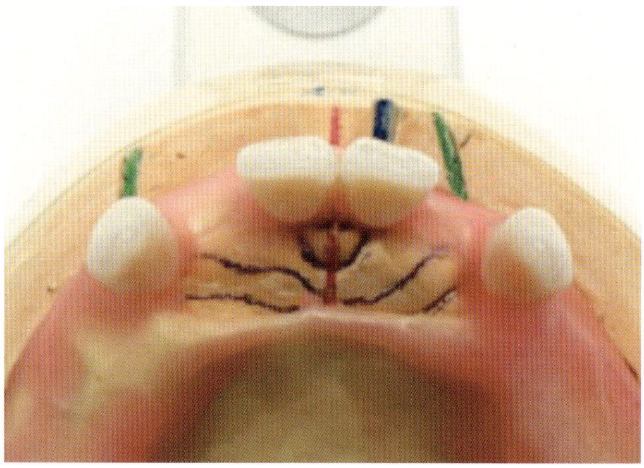

상악 견치의 배열 위치는 제1횡구개 추벽 끝부분에 인공치 치경 부분을 맞춘다.
추벽의 위치에 좌우 차이가 있을 때는 치조제 흡수가 적은 쪽을 기준으로 정한다.

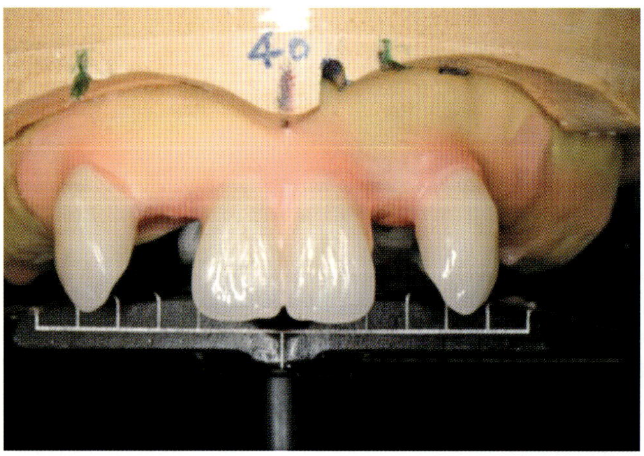

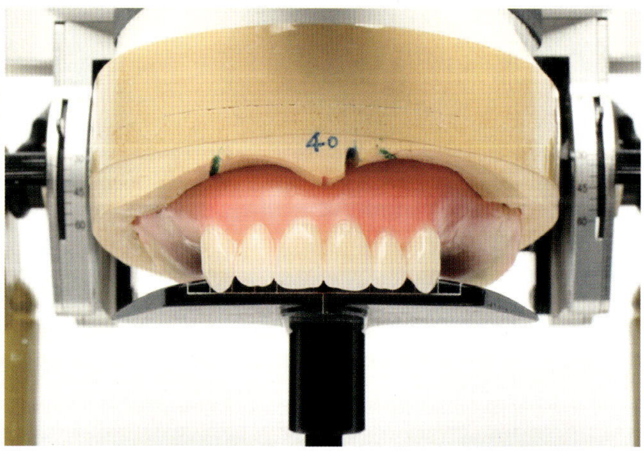

2D template를 사용해 수평 위치와 대칭을 확인한다(커브 면을 위로 두고 Stratos 교합기의 하궁에 설치).

그림 11-8. BPS에 의한 체계적인 인공치 배열. (아베 외, 2011.[3])

6. 지인의 한마디에 최악의 의치가 되어 버린 증례

최악 상황은 환자와 충분히 상의를 하고 심미성 높은 의치를 제작했는데도 지인이나 가족의 한마디에 재제작을 요구하는 경우이다.

우리들이 보고 '아름답다'고 판단해도 환자가 타인에게서 "얼굴이 이상하다", "다른 사람 같다"는 말을 듣는 순간 최악의 의치로 전락한다. 대응이 까다로운 난증례라고 해도 과언이 아닐 것이다.

환자: 79세 여성(주부)
주소: 아파서 씹을 수 없다. 의치가 낡고 더럽다. 얼굴이 줄어들었다.
환자의 요구대로 안모를 개선하기 위해 의치를 제작하였다. 그러나 새 의치를 장착하고 귀가한 후 가족(남편)이 다른 얼굴 같다고 한 말을 듣고 다음날 재제작을 요구하였다.
우리 측 주장에 불응하고 교합고경을 내려 전치부를 돌출되게 배열해 달라고 해 의치를 재제작하였다. 심미에 만족했지만 이번에는 발음, 저작 기능, 통증에 대한 불만을 토로하기 시작하였다.
추가 요금을 받은 후 하악 의치만 3개를 제작하였다.

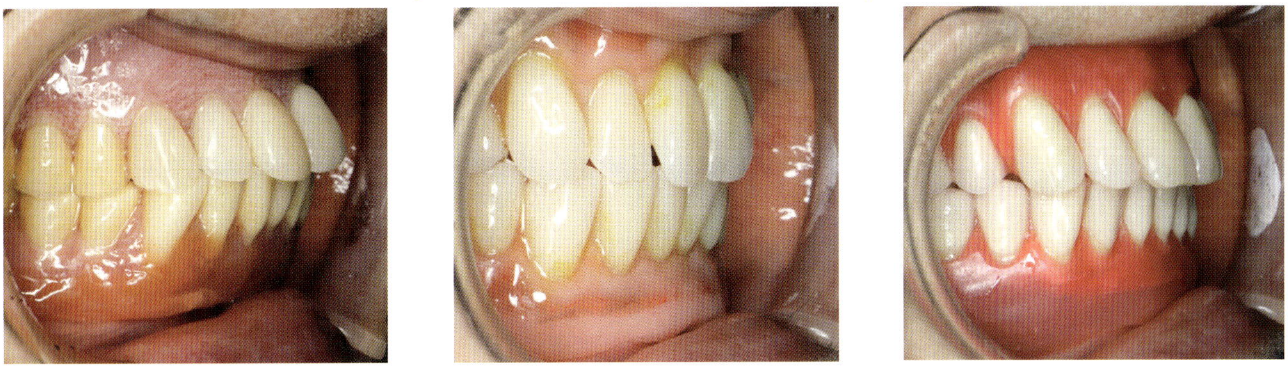

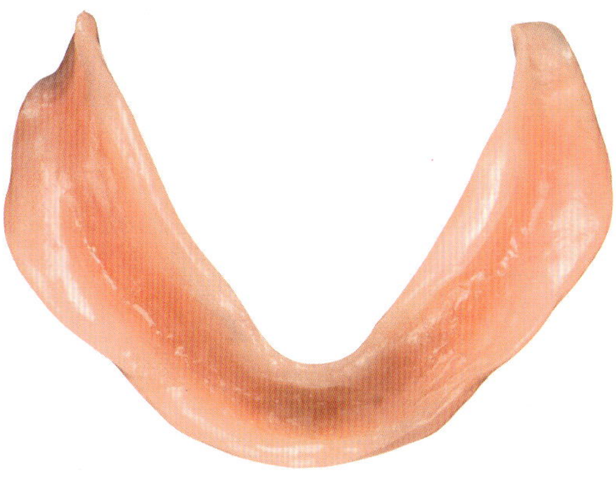

그림 11-9. 심미에 대한 타인의 의견이 환자 만족도를 좌우한다.

7. 재제작의 문제

재제작의 문제는 의치 제작비의 문제가 되어 덮쳐 온다.

몇 번을 재제작해도 기공 비용이 정액이라면 환자가 납득할 때까지 웃는 얼굴로 대할 수 있을지 모른다. 그러나 외주 기공소에 의치 제작을 위탁하는 치과의원이라면 두 번째, 세 번째 의치에 동일한 비용이 발생한다. 지시대로 제작한 치과기공소에는 재제작의 책임이 없기 때문이다. 보험이라면 제약도 있다. 따라서 의원 입장에서 재제작은 납득하기 어려운 상황임에 틀림없다.

대응 방법은 다음과 같이 다양하다.

1. '만족할 때까지 환자와 함께 하는 것이 치과의사의 책임'이라고 생각하고 인내를 가지고 재제작 비용을 의원이 부담한다.
2. '일단은 환자가 의치에 만족한다고 동의했다'는 이유에서 두 번째 의치는 청구한다.
3. '같은 비용으로 두 번째까지 제작할 수는 없다'고 설명하고 이대로 사용하도록 설득한다.

어떤 방법을 채용할지는 견해와 경영 상황에 따라 달라지므로 치과의원이 방침을 정해 환자에게 대응하는 수밖에 없다.

8. 환자가 일으키는 2차 문제

① Class Ⅲ

Class Ⅱ, Ⅲ type의 환자가 Class Ⅰ의 안모를 요구할 때는 기능의 불일치라는 문제가 발생한다. 안모는 안정되지만 저작 시 안정이 결여된다. 이것도 심미 요구에서 생기는 2차적 난증례라 할 수 있다. 그리고 의치의 안정이 얼마나 파괴될지 사전에 예측해 대책을 세우는 것은 매우 중요하다.

최선책을 고안해 치료용 의치를 제작해 사용하게 한 후 부족한 부분을 수정한다. 새로운 의치를 제작하는 경우도 있는데, 치료용 의치와 미묘하게 다른 환경이므로 환자가 다시 순응하는 데 시간이 걸린다. 의치를 개선하는 동안 복제 의치를 장착하게 한다.

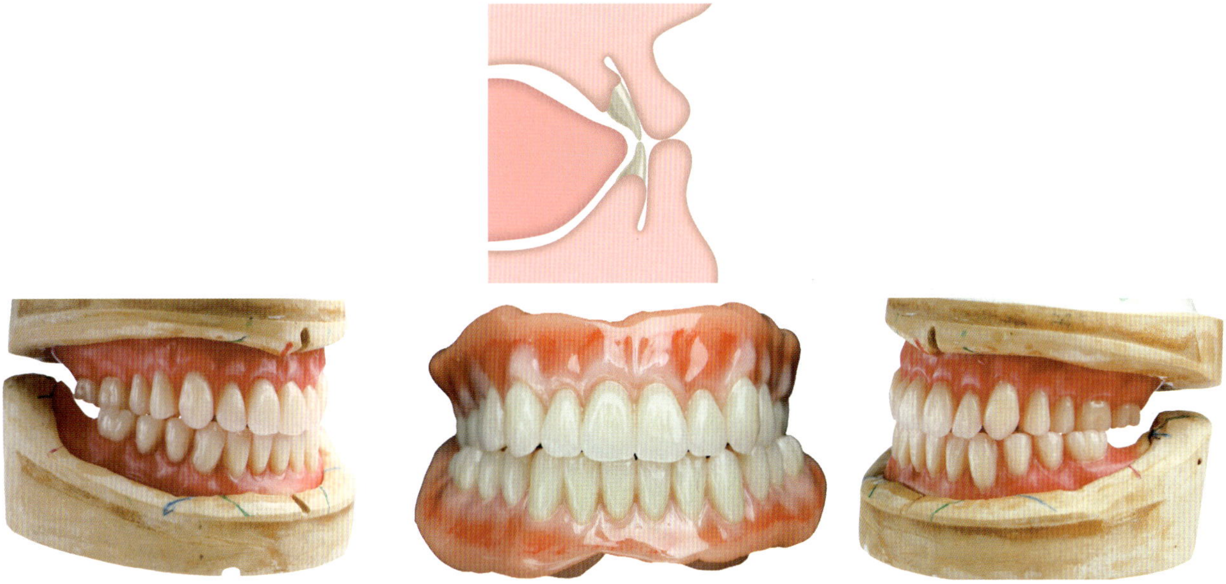

Class Ⅲ 증례에서는 상악 전치 순면이 하악 치은열구 이행부를 향하도록 인공치를 배열하고 절단교합시키면 심미성이 향상된다. 이 증례에서는 피개를 1mm로 하고 Class Ⅰ의 분위기를 표현하였다. 상악 의치의 전복에 대해서는 치료용 의치를 사용한 결과로 대응한다.

그림 11-10. Class Ⅲ 증례의 의치.

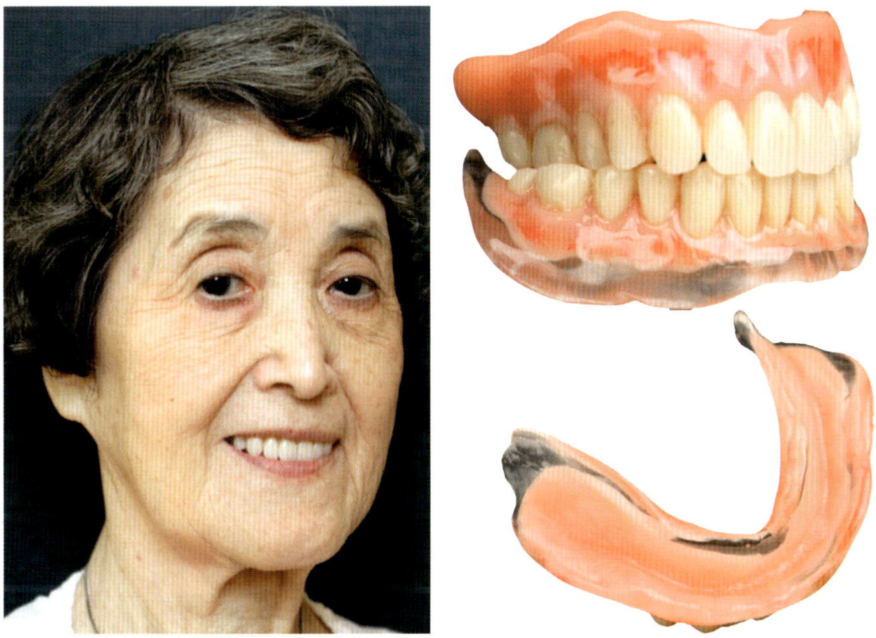

Class Ⅲ, 86세

Class Ⅰ의 인공치 배열 요구를 수용해 심미치료용 의치를 제작하면 심미만 정돈되어 의치를 사용할 수 없는 딜레마에 빠질 수 있으므로 실제로 사용을 해 문제점을 찾는다. 의치의 탈락, 통증, 저작 부전이 있는지 확인한다. 심미성을 확보하면서 배열 위치를 변경, 점막면 주변을 조정한다. 최종적으로 치료용 의치를 개선해 최종 의치로 완성하는 것이 바람직하다. 이 증례에서는 상악 의치의 안정을 확보했지만 하악 의치가 흡착하지 않아 결국 tissue conditioner를 사용해 동적 인상을 채득한 후 하악 의치를 clear type의 레진으로 relining 해 종료하였다.

그림 11-11. Class Ⅲ → Class Ⅰ.

② Class II

Class Ⅱ 증례에서는 상하 전치를 치조제 형태에 맞춰서 배열하면 상하 전치에 큰 공간(overjet)이 발생한다. 저작 중에 상하악 전치의 접촉이 없으므로 의치 전후로 동요(chewing cycle의 전후 폭)가 커지고 의치가 들떠 통증을 유발하기 쉽다. 따라서 필자는 그림 11-12처럼 하악 의치의 안정을 우선시해 배열하고 상악 전치 구개부에 평평한 선반을 만들어 접촉시켜 의치의 전후 동요를 저지한다.

더 까다로운 증례는 상악 single denture의 Class Ⅲ 증례이다.

Class Ⅰ을 요구해도 의치의 안정이 정말로 어려운 Class Ⅲ 증례에 대해서는 implant 철거 후 상악 single denture 대응 편에서 다루기로 한다.

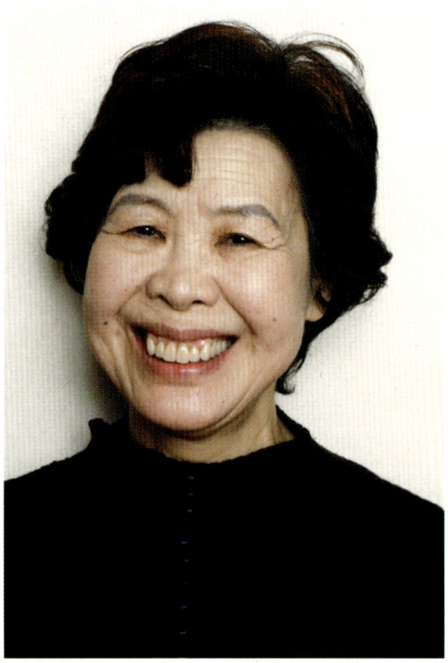

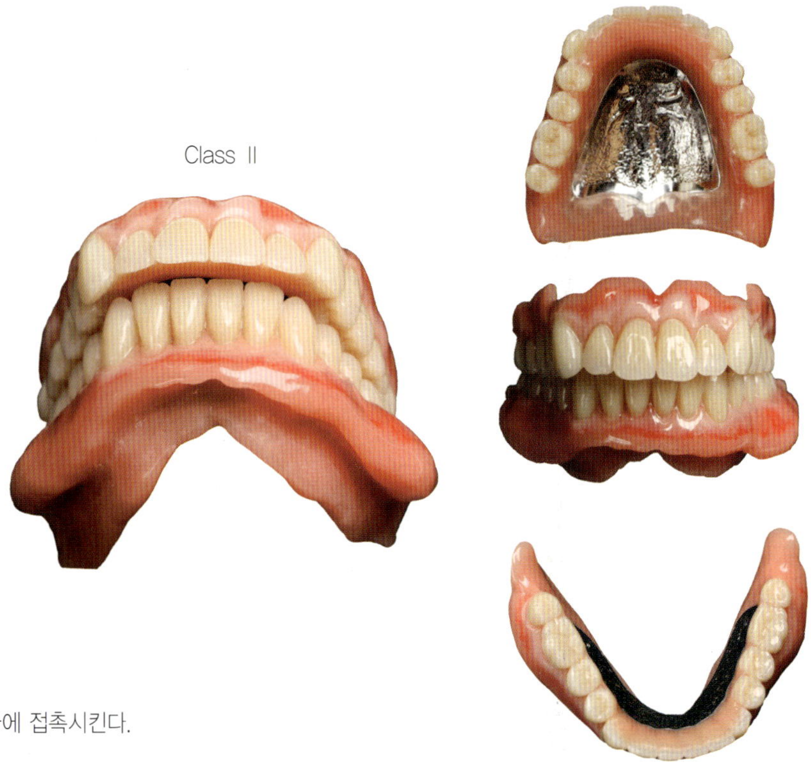

상악 전치 구개부에 레진 선반을 만들어 하악 전치 끝에 접촉시킨다.

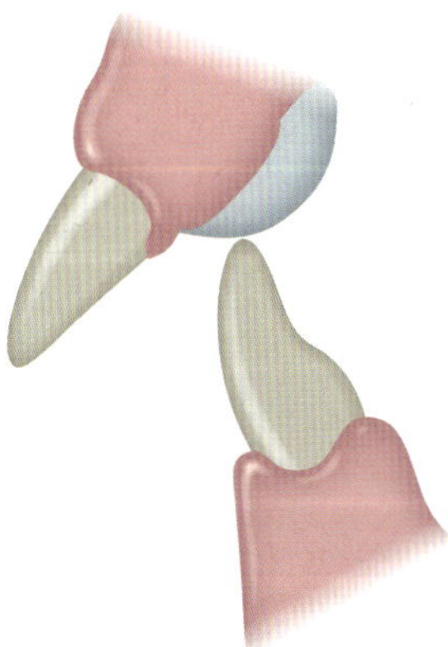

선반을 만들어 하악 인공치를 접촉시킨다.

그림 11-12. Class II 대응.

12. 상악 편측의 현저한 치조제 흡수에 대응

POINT

멈추지 않는 상악의 치조제 흡수.

1. 유치악 시 좌우 편위교합이 무치악이 되면

유치악 시 좌우 편위교합이 무치악이 되면 의치상 장착 후부터 적절하게 설정된 교합평면이 점점 흡수 측 위로 기울어져 상악 의치가 탈락하기 시작한다. 문제는 그 후로도 상악 흡수 측의 치조제 흡수가 멈추지 않고 상악 의치가 변위해 변연봉쇄의 파괴가 계속되는 것이다.

2. 하악 편측 치조제 흡수

한편 하악 편측의 현저한 치조제 흡수에 관해서는 상악 치조제의 높이가 비교적 비슷하다면 술후에도 교합이 안정되고 양호한 교합관계를 유지할 수 있다. 따라서 난증례가 될 수 있는 증례는 상악 편측이 크게 흡수한 증례이다.

증례

사진은 상악 치조제 흡수량의 좌우 차이가 적고, 하악은 우측 치조제가 크게 흡수한 증례이다.

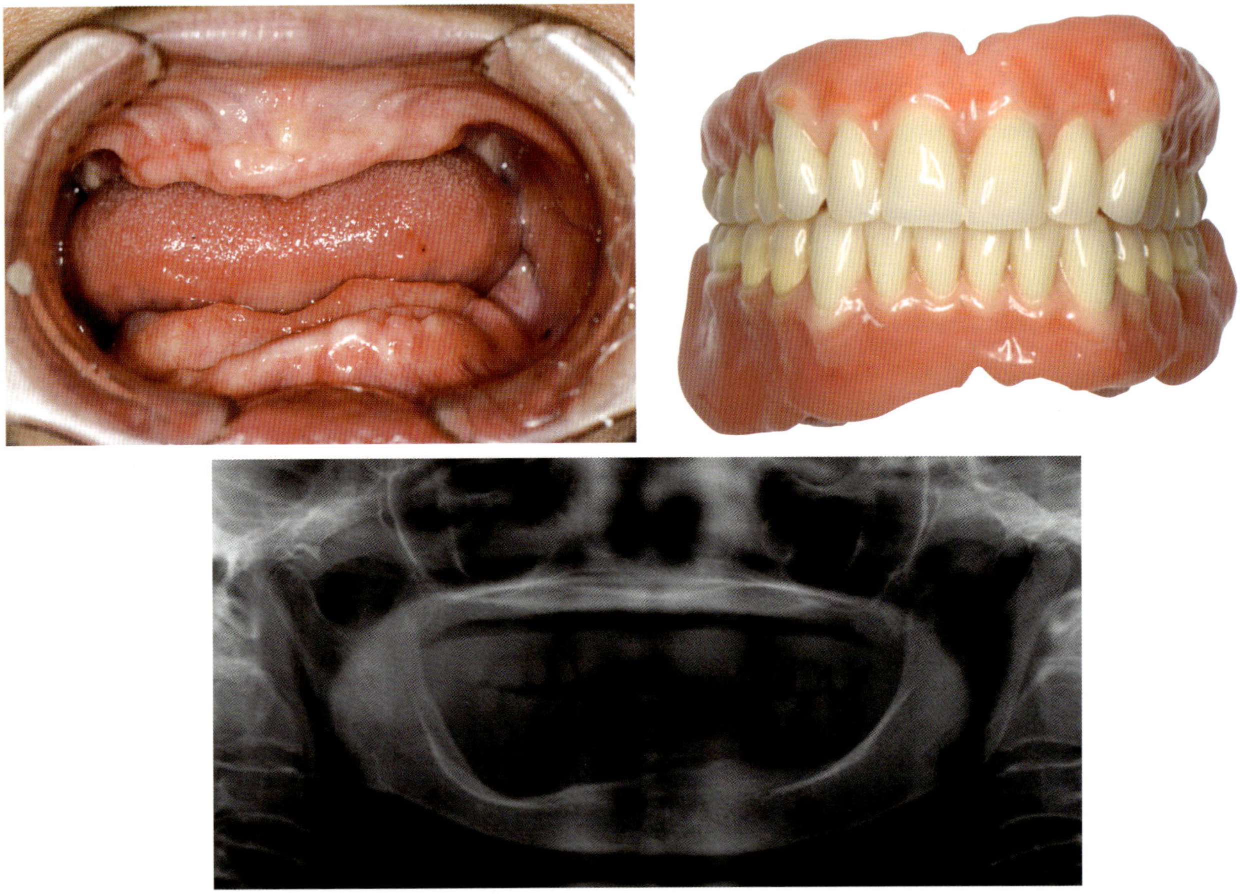

그림 12-1. 하악 우측 치조제 흡수가 심한 증례.

하악 편측의 심한 치조제 흡수

↓

술후 치조제 흡수가 완만함

떡을 만드는 '절구'와 '절굿공이'의 원리를 예로 들면, 하악은 아래에서 위를 향해 닫혀 있는 절굿공이, 상악은 그것을 막아 내는 절구이다. 정지하는 측인 상악 치조제에 좌우 차이가 적고 힘을 확실하게 저지할 수 있는 경우는 교합이 안정되고 치조제 흡수의 진행 속도가 완만해진다(그림 12-1).

3. 상악 편측 치조제 흡수

반대로 하악 치조제의 좌우가 없고 상악의 편측 흡수가 현저한 경우에는 흡수 측에 과도한 힘이 가해진다. 그 결과 상악에서는 치조제의 흡수가 빠른 속도로 지속적으로 진행된다. 따라서 의치의 장기 안정을 기대할 수 없다. 교합평면이 흡수 측 위로 올라가므로 안모가 틀어져 보여 환자는 심미와 교합의 불만을 호소하게 된다.

이런 증례에 대해 우리가 할 수 있는 일은 치조제 흡수에 동반하는 의치의 이동에 맞추어 relining, rebase, 인공치를 교환하고 해마다 의치를 새로 제작하는 것이다.

상악 편측의 심한 치조제 흡수

↓

술후 진행성의 치조제 흡수

↓

Relining, rebase, 인공치의 교체, 몇 년 주기로 의치를 새로 제작

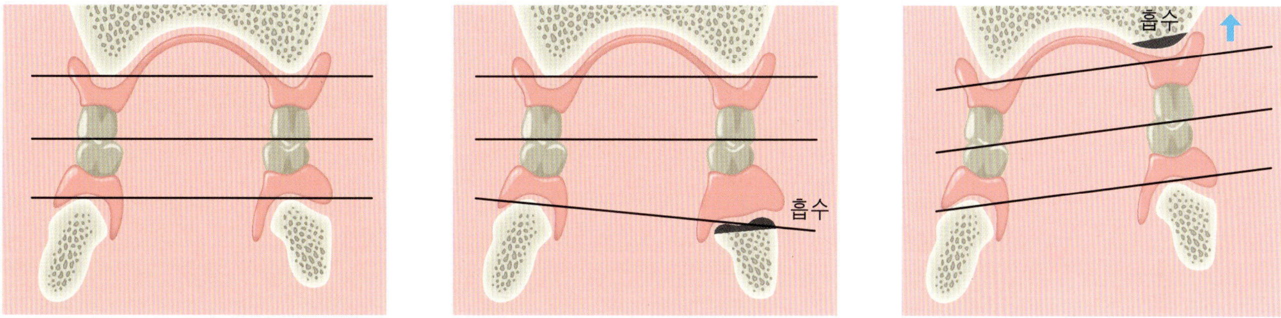

A, 치조제의 대항 관계 상하 평행
의치 장착 후 이동이 소량이다.

B, 하악 편측 치조제 흡수
의치 장착 후 이동이 소량이다.

C, 상악 편측 치조제 흡수
의치 장착 후 이동이 크다(진행성).

그림 12-2. 상악 및 하악에서 편측 치조제 흡수의 차이.

4. 상하악 편측 치조제의 흡수 증례: 1995~2012년 17년간의 경과에서

① 1995년 초진 여성 72세 좌우 편위 교합(그림 12-3, 12-4)

의치의 탈락을 주소로 내원하였다. 파노라마 방사선으로 턱관절의 기능장애는 경증으로 진단하였다(그림 12-5).

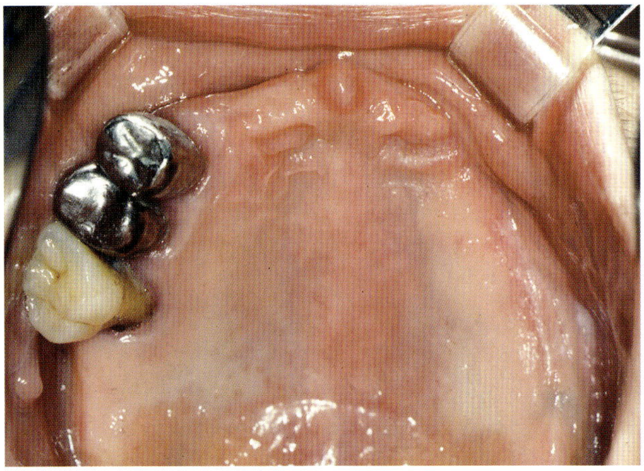

그림 12-3. 초진 시(첫 번째).

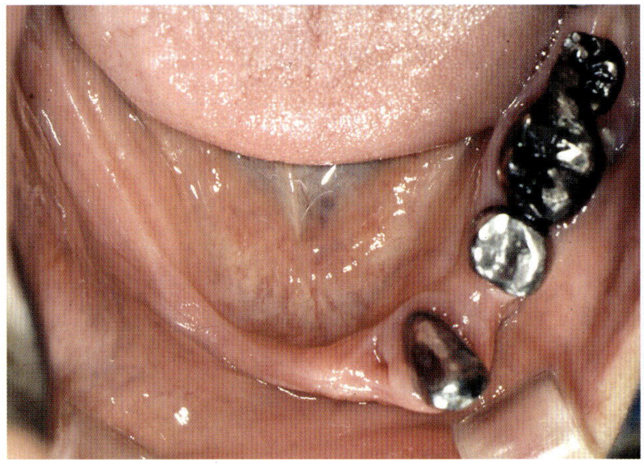

그림 12-4. 초진 시(두 번째).

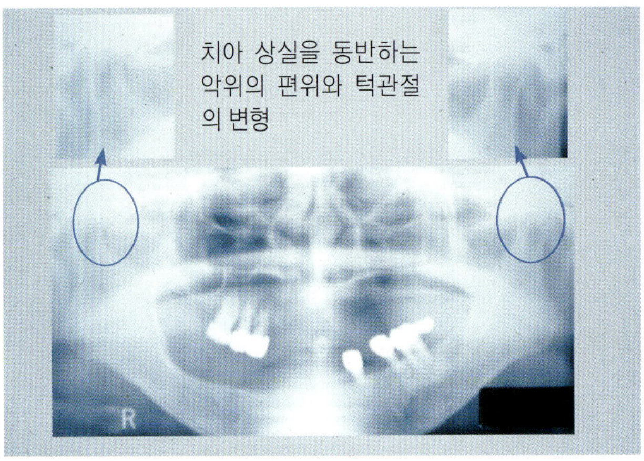

그림 12-5. 초진 시(세 번째).

② 치주병이 있어 발치하고 무치악이 됨

유치악 시 편위 교합의 영향으로 상악 좌측, 하악 우측의 치조제 흡수가 현저하다(그림 12-6, 12-7).

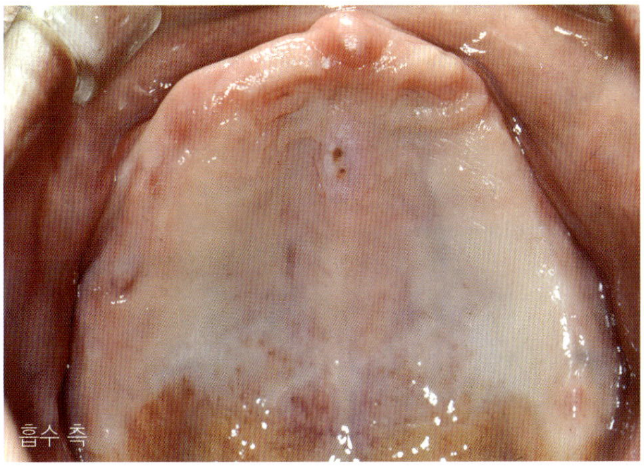

그림 12-6. 상악 좌측 치조제 흡수.

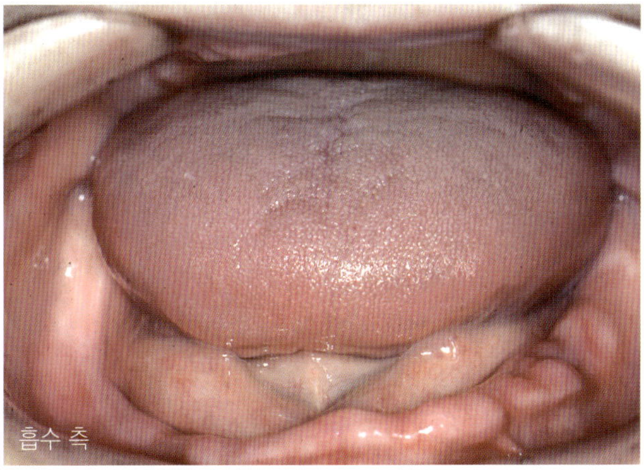

그림 12-7. 하악 우측 치조제 흡수.

③ 같은 해, 치료 의치를 거쳐 금속상 완성 의치 장착(그림 12-8~12-11)

일반 교합평면을 부여한다(술후 파노라마 방사선).

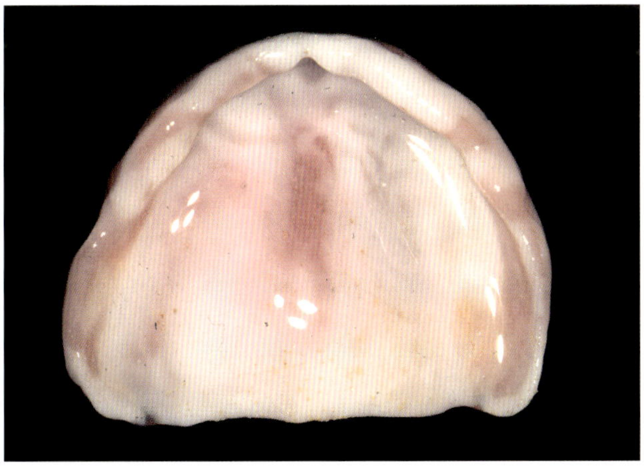

그림 12-8. 발치 후 치료용 의치(상악).

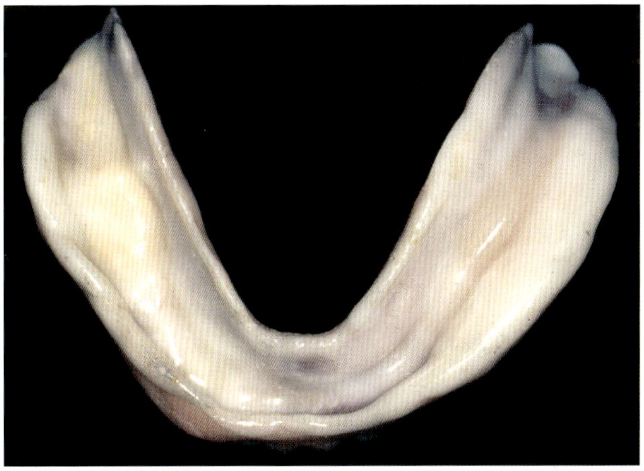

그림 12-9. 발치 후 치료용 의치(하악).

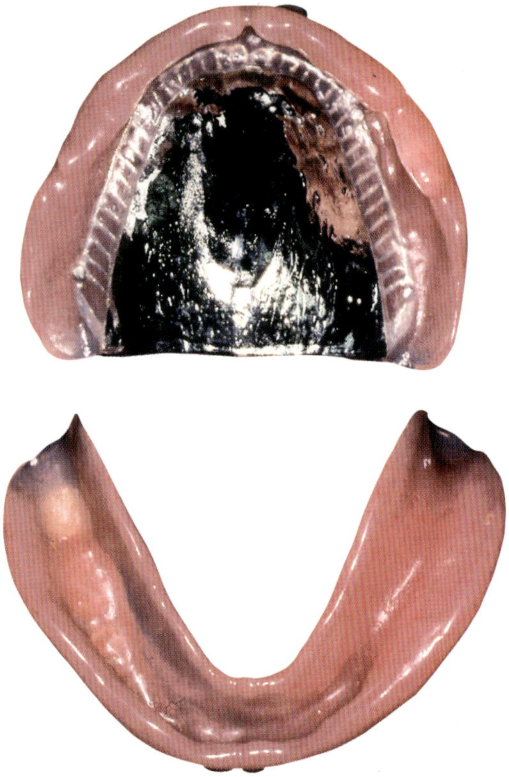

그림 12-10. 완성 의치.

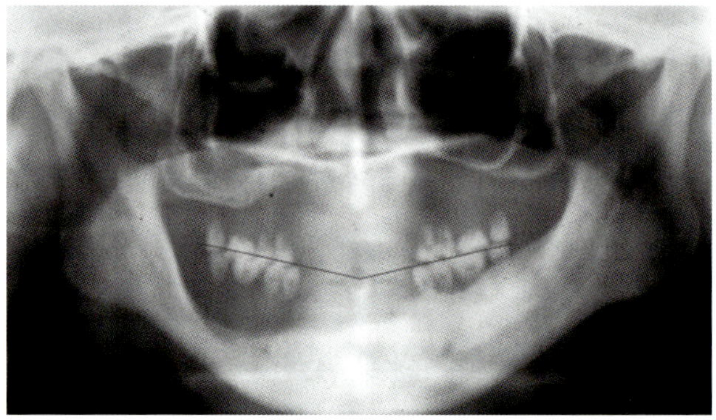

일반 교합평면을 부여해 의치를 완성(파노라마 방사선)

그림 12-11. 의치 제작의 기본을 따르는 교합평면과 인공치의 접촉.

④ 1998년, 의치의 부적합을 호소하며 재내원

Fit checker로 상악 좌측에 진행된 현저한 치조제 흡수를 확인한 후 교합조정하였다.
4META resin으로 상악 의치를 rebase한다(그림 12-12, 12-13).

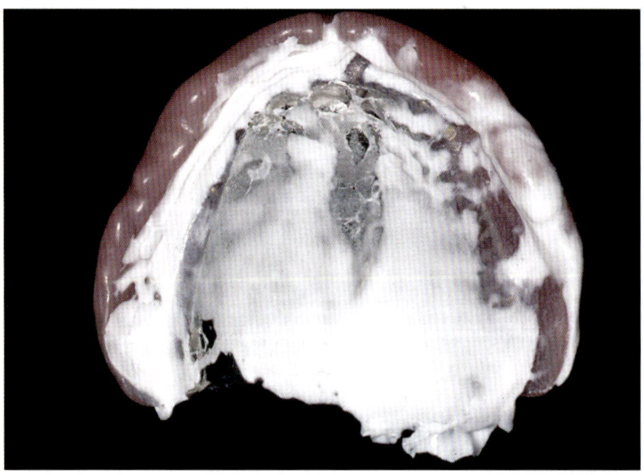

그림 12-12. 상악 좌측 치조제가 빠른 속도로 흡수하였다.

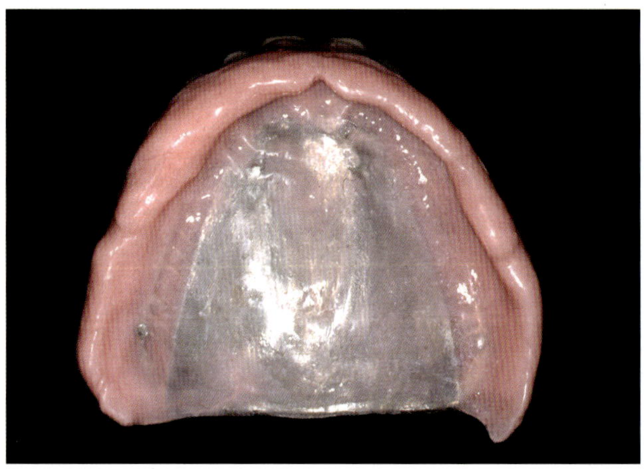

그림 12-13. 4META resin으로 rebase.

POINT

일반적으로 발치 후 약 3년간은 치조제 흡수가 관찰된다. Rebase 시기를 놓치지 않도록 환자에게 정기 내원을 지도하는 것이 중요하다.

⑤ 2000년, 의치의 부조를 호소하며 내원(1차 rebase하고 2년 후)

좌측 상악 흡수 측의 치조제가 계속해서 흡수해 의치가 이동을 하고 교합평면이 흡수 측으로 올라가 정중(안모)이 틀어져 보인다(그림 12-14).

Tissue conditioner로 점막면을 조정하고 다시 rebase한다(그림 12-15, 12-16).

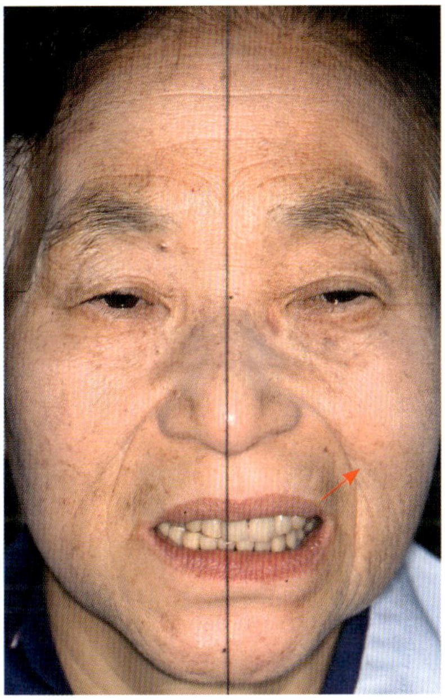

그림 12-14. 의치가 이동(화살표)해 교합평면이 편위하고 정중선이 틀어졌다.

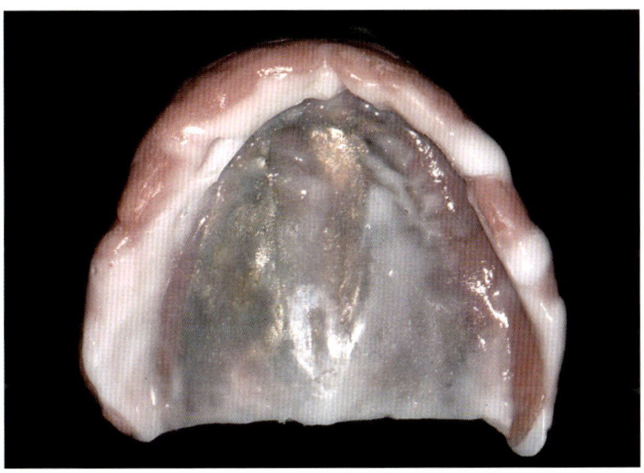

그림 12-15. 좌측 상악 흡수 측의 진행성 흡수. 이것은 좌우적 편위 교합의 특징이라 할 수 있다.

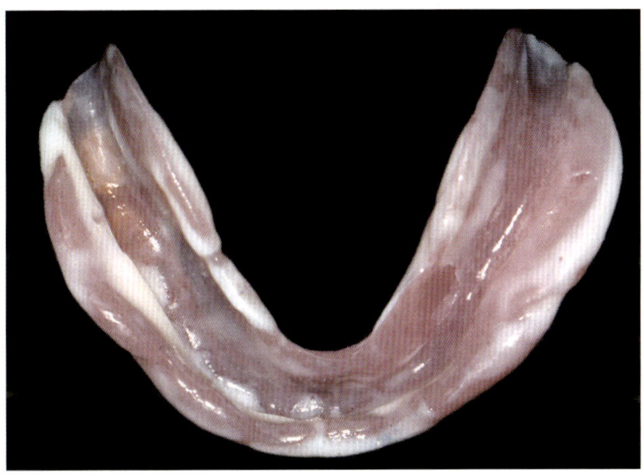

그림 12-16. 하악의 우측 치조제 흡수가 멈춘 것으로 관찰된다.

⑥ 2004년 relining이나 rebase하기 쉽게 레진상 의치 제작(그림 12-17)

상악 좌측 치조제 흡수가 진행되고 교합평면이 좌측으로 올라갔다.

이 상태에서는 교두감합위가 크게 틀어져 수리로 해결할 수 없어 의치를 제작하기로 하였다.

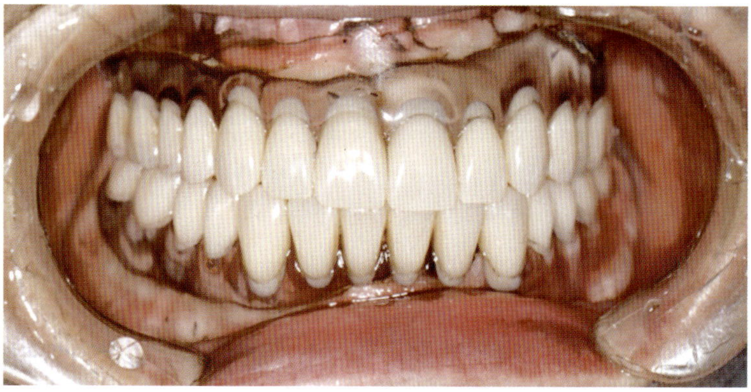

그림 12-17. 투명 레진으로 새 의치 제작.

⑦ 2004~2012년까지 치조제 흡수에 대응해 상악 의치만 3번의 교두감합위 수정과 rebase 진행(그림 12-18)

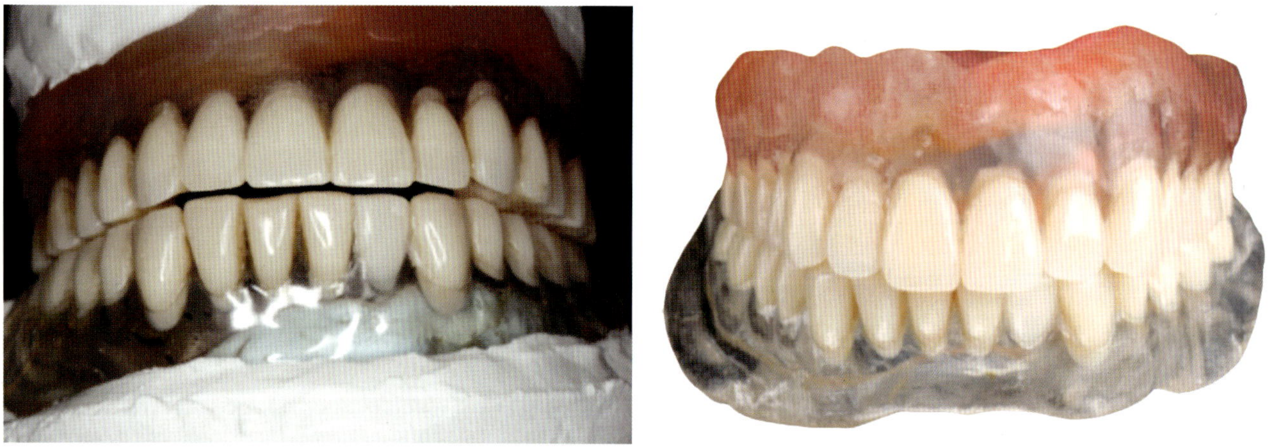

2004~2012년(86세)

그림 12-18. 교합조정과 relining을 반복하며 8년이 경과한 사진. 현재 상악 좌측 치조제가 계속해서 흡수하고 있다.

결과

상악 편측의 현저한 치조제 흡수 증례에서는 진행성 치조제 흡수가 관찰되고 이 증상을 저지하기가 어렵다. 따라서 막을 수 없는 상악 편측의 심각한 치조제 흡수에 대해서는 교두감합위와 교합평면의 정기적인 수정, rebase나 relining 그리고 의치의 재제작이 대책이다.

13. 구토반사에 대한 상악 보철

1. 상악 single denture
— 상하 무치악 증례보다 single denture가 더 어려운 경우도 있다

① 구토반사의 무구개 의치

구토반사가 강한 환자는 상악의 의치상 구개부를 제거하지 않으면 의치를 장착할 수 없다.

상악 의치의 구개부를 제거하면 (1) 접착 면적이 감소한다, (2) 의치는 피압 변위성이 높은 점막에 접촉하면 기능 시 봉쇄를 유지할 수 있지만, 무구개 의치의 경우는 피압 변위성이 낮은 경구개에 의치상이 접촉하므로 기능 시에 내부에 공기가 들어가기 쉬운 문제가 발생한다(그림 13-1). 그리고 이 두 가지는 의치가 탈락하는 원인이 된다.

야자키(矢崎)는 이 문제를 해결하기 위해 교합의 안정을 목적으로 하는 교좌인상법에 의한 무구개 의치의 제작법을 소개하고 있다. 그 중에 무구개 의치의 경우는 치조제에 대한 강한 흡착을 기대할 수 없으므로 인공치의 배열 위치나 삭제 조정으로 기능 중인 의치의 균형을 확보할 수 있다고 한다.

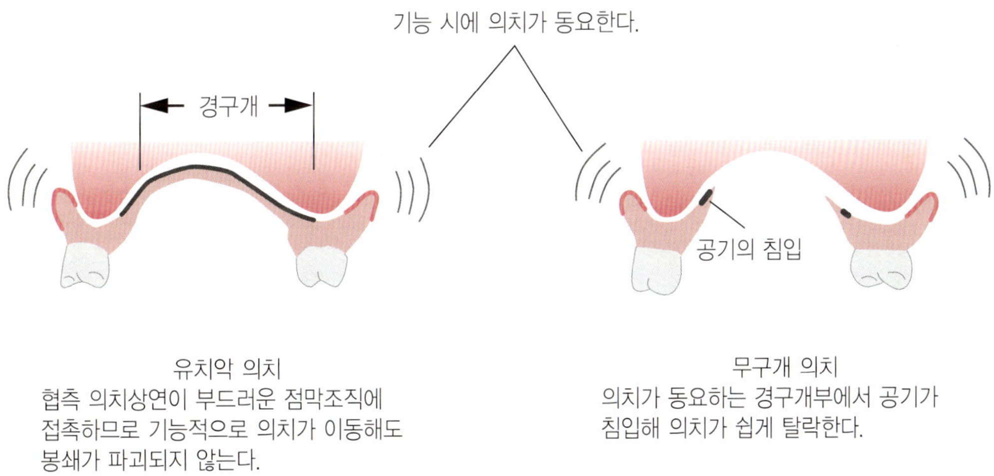

그림 13-1. 무구개 의치가 쉽게 탈락하는 이유.

② 상악 무치악에서 무구개 의치의 적응증

무구개 의치가 성공하는 최대 핵심은 안정된 교합의 획득에 있다. 따라서 적응증은 하악 양측 대구치부에서 교합지지를 달성할 수 있는 증례로 제한한다(표 13-1).

편측 대구치만 잔존해 있는 증례, 양측 대구치가 잔존하지 않은 증례, 단축 치열(우측 제2소구치~좌측 제2소구치 잔존 예), 제1소구치에서 전방치군만 남아 있는 증례에 대해서는 전치 저작 경향이 강하고 교합 안정을 얻기가 어려우므로 상악 무구개 의치 single denture의 적응증에서 제외시킨다.

이번에 소개한 증례는 야자키 히데아키[22]의 무구개 의치 제작 테크닉(그림 13-2)을 필자 나름대로 정리한 것이므로 양해 바란다.

표 13-1. 무구개 의치의 적응증 및 비적응증[야자키(矢崎), 1995.[22]]

적응증	① 전치부의 치조제 형태가 사각형이거나 원형이고, 치조제의 폭과 높이가 어느 정도 있는 증례 ② 교합압을 가했을 때 의치의 안정을 기대할 수 있는 증례 ③ 두께감이 있는 음식을 씹었을 때 편측성 균형을 유지하기 쉬운 증례 ④ 구강 내 감각이 과민하고 구토반사가 잘 생기는 증례 ⑤ 구강 정중부의 골융기가 현저하고 구개판의 부착이 곤란한 증례
비적응증	① 구강감각보다 더 강한 접착을 희망하는 환자 ② 전치부의 치조제가 어느 정도 폭과 높이가 있어도 형태가 뾰족하고 견치부에 교합력이 작용하면 의치에 회전이 발생하는 증례 ③ 전치부의 치조골이 흡수되고 flabby gum 상태에서 전치부 의치의 안정이 곤란한 증례 ④ 하악 전치부에만 잔존치가 있고 의치의 상악 전치부에 강한 교합력이 가해진다고 생각되는 증례 ⑤ 반대교합 등 상하악 교합관계에 문제가 있고 일반 의치로 안정을 확보하기가 곤란한 증례 ⑥ 치조제 전반에 걸쳐 치조골의 흡수가 진행되고 의치의 유지가 곤란한 증례

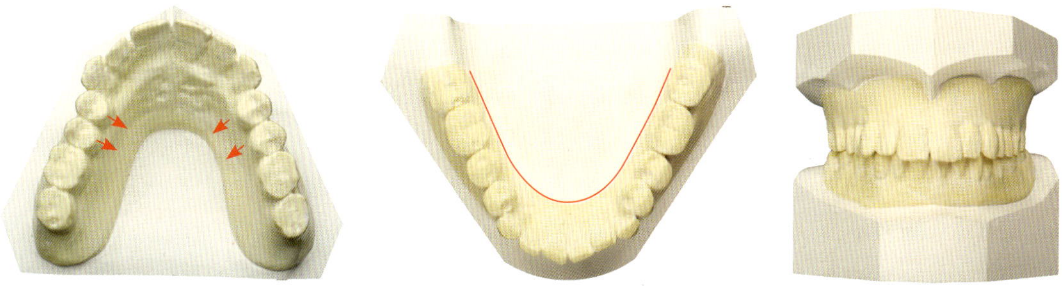

방해되지 않는 작은 의치상은 환자의 희망이기도 하다. 작은 의치상의 대표는 무구개 의치이고 상의 불안정을 인공치의 배열 위치나 삭제 작업을 통해 보완한다.
특징:
① 의치상이 작다.
② 의치상 변연이 얇다.
③ 상악 소구치부가 구개측 부근에 배열된다. 하악은 치조정 부근에 배열되어 있다.
또한 적응증의 범위는 의외로 좁고 조건이 만족되지 않으면 상악 의치가 탈락하므로 충분한 주의가 필요하다.

그림 13-2. 야자키 방식의 의치. [야자키 히데아키(矢崎秀昭) 선생 제공]

③ 상연 형태

유구개 의치와 달리 강한 흡착을 얻을 수 없는 무구개 의치는 협순측 상연이 지나치게 두꺼워지거나 조금만 커져도 의치 탈락의 원인이 된다. 따라서 무구개 의치의 상연은 sharp하고 과부족이 없는 두께와 길이가 필요하며, 교좌인상으로 얻을 수 있는 형태가 이상적이다.

2. 무구개 의치의 세 가지 대책

POINT

1. 소구치부의 인공치를 치조정 가까이에 배열한다.
2. 야자키의 균형면 삭제.
3. 후방 구개 의치 상연을 극도로 얇게 제작한다.

① 소구치부의 인공치를 치조정 가까이에 배열(그림 13-3, 13-4)

자연치가 있던 위치에 인공치를 배열하면 상악의 제1소구치부와 전치군은 실제 치조정보다 바깥쪽에 배열되므로 전방치군으로 큰 음식 조각을 씹으면 의치는 전복한다. 전복을 가능한 한 피하기 위해 먼저 소구치부의 인공치를 치조정 가까이에 배열할 필요가 있다. 역학적 안정을 우선하는 인공치의 배열이 무구개 의치의 최대 특징이다. 구체적으로 환자마다 씹는 순간 발생하는 벡터 방향이나 치조제 조건이 다르므로 임상에서는 반드시 cotton roll을 물려 전복 시험을 실시한다.

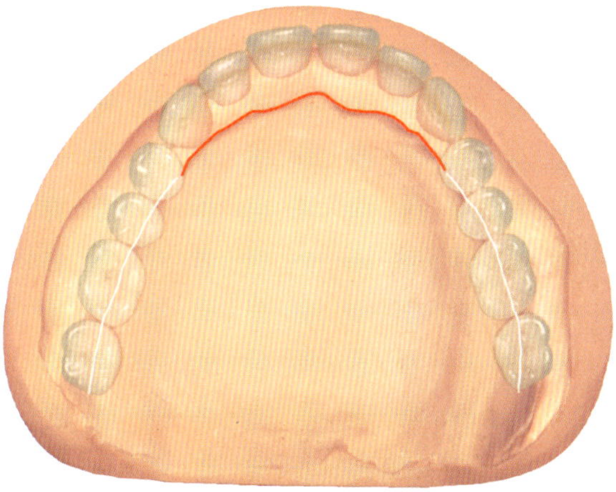

제1소구치~전치의 인공치 배열 위치는 치조정보다 전방에 있다.

그림 13-3. 의치 제작에서 전치 저작 시 상악 의치의 전복이 문제가 된다.

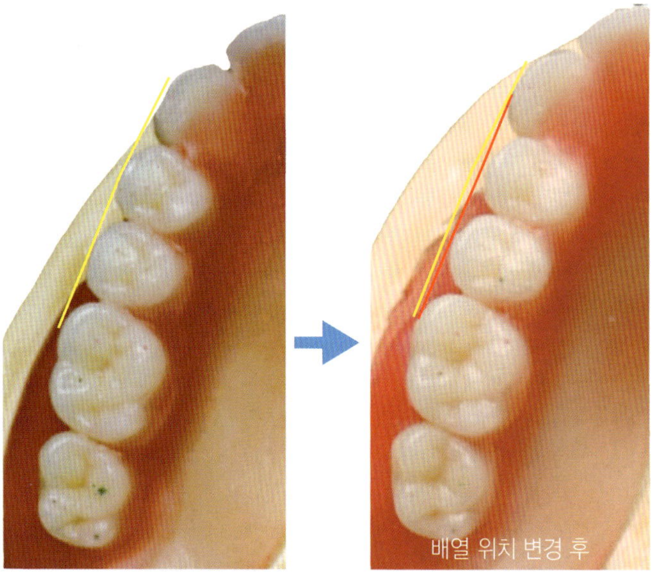

먼저 wax denture를 시적할 때 cotton roll을 소구치부로 물게 하고 의치의 전복 상태를 관찰한다. 의치가 쉽게 전복하는 경우에는 소구치군을 안쪽에 재배열하다. 우측 그림에서 안쪽으로 어느 정도 들어갔는지 보여 준다. 견치의 위치와 #16의 위치를 그대로 두고 노란 선으로 연결해 위치 관계를 보여 주고 있다. 술후 배열 위치를 붉은 선으로 표시한다. 이것을 겹치면 소구치부가 안쪽으로 배열된 것을 알 수 있다.

그림 13-4. 소구치부를 안쪽으로 배열한 상태.

② 야자키의 균형면 삭제(그림 13-5)

주로 제1, 2소구치부의 협측교두 1/3 내면을 삭제하면 음식을 씹었을 때 교두정에 가해지는 측방 벡터가 감소하고 의치가 전복할 위험이 줄어든다고 한다. 이것을 야자키의 균형면 삭제라고 한다.

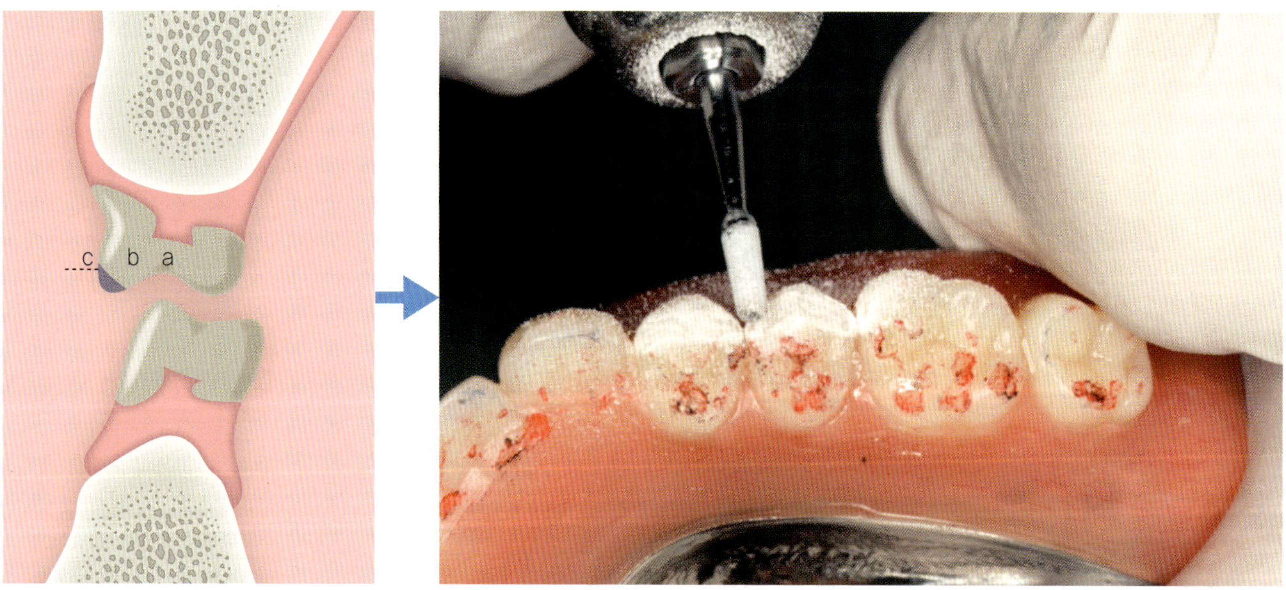

a~b: 저작면, b~c: 균형면

그림 13-5. 야자키의 균형면 삭제.

③ 후방 구개 의치상연을 매우 얇게 제작한다(그림 13-6)

구개부 의치상을 뒤에서 손가락으로 만졌을 때 점막과 의치의 경계를 알 수 없을 정도로 의치상연을 얇게 제작하면 구토반사를 크게 억제할 수 있다.

이것은 상악 partial denture의 유리단 결손에도 응용할 수 있는 테크닉이고 구개 감각이 민감한 환자에게 유효한 수단이다.

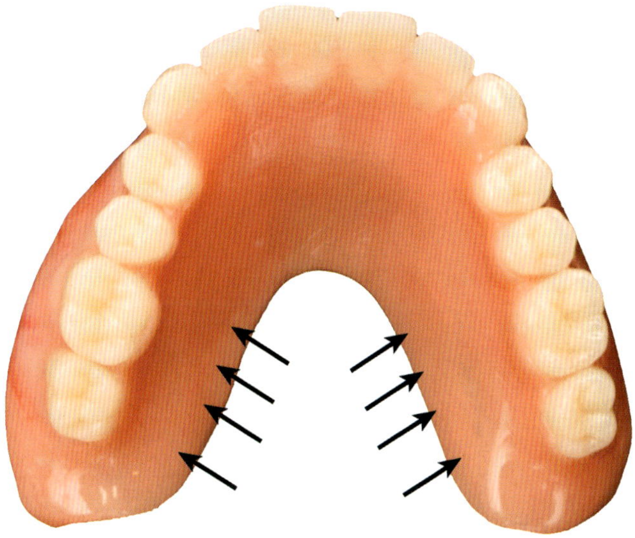

후방 구개 의치상연을 얇게 제작한다.

그림 13-6. 의치의 위화감을 경감시킨다.

3. 구토반사의 무구개 implant overdenture 환자의 생활을 위해 implant가 필요한 경우

무구개 의치 적응증의 범주가 비교적 좁으므로 가능한 한 상을 축소한 implant overdenture도 추가해 환자의 구토반사에 대처할 필요가 있다. 치료비가 고액이지만 이런 치료법이 가능해진 것은 치과계의 큰 진보라 할 수 있다.

그러나 상악의 골량, 골질 그리고 하중 방향의 문제에서 상악 implant의 생존율은 하악보다 낮다. Implant 실패의 부정적인 경험은 큰 골결손을 만들고 환자에게 미치는 정신적인 손상도 매우 크다. 또한 implant 제거 증례에서는 다음의 보철 수단을 찾지 못해 대응이 더 어려워지기도 한다. 최악은 환자와 치과의사의 인간관계 붕괴에 있다. 따라서 개인적인 경험에 의지해 implant 보철을 진행하기보다 학술 consensus를 얻은 implant 보철 방법을 선택해야 할 것이다. 상악 implant의 성공은 최소 4개의 implant를 식립해 연결한 상부 구조로 고정할 것 그리고 implant 개수가 6개 이상이면 implant 성공률이 비약적으로 높아진다고 한다[56]. 상악의 경우 환자의 경제적인 이유를 고려해 1~3개의 implant를 식립하여 그 상황을 모면하고 싶은 마음은 이해하지만, 환자의 행복과 보철치료의 성패를 생각하면 역시 성공률이 높은 방법을 선택해야 한다.

① 상악 AGC crown에 의한 무구개 implant 보철(8개 implant) (그림 13-7~13-10)

증례) 환자: 54세, 회사원(영업 담당)

구토반사가 강하고 무구개 의치를 장착했는데 잔존치의 보존이 어려워져 내원.

유지장치가 없는 무구개 의치는 영업직에게 불리하다고 판단해 AGC crown을 사용한 가철성 implant 보철을 선택하였다.

Implant 식립 후 치유 기간 동안 탈락하지 않은 전치 1개에 O-ring attachment를 장착해 유지원으로 삼고 의치를 사용하게 하였다.

현재는 술후 3년이 경과하였고, implant는 염증과 배농 없이 안정된 상태이다.

모든 보철에 공통적으로 말할 수 있는 것이기는 하지만, 우리가 제작한 보철물은 환자가 현재의 삶을 열심히 살아갈 수 있도록 도와주는 도구이다. "평생 간다", "영원히 간다", "계속해서 관리를 하겠다"고 해도 그것은 단순한 방편에 불과하다. 이것은 언젠가 관리할 수 없는 곳으로 환자가 가 버렸을 경우 또는 내가 치과의사를 그만둘 때가 올 것을 염두에 둔 대답이다. 이런 환자에 대해서도 치과의사로 일하는 동안은 maintenance를 계속할 생각이다.

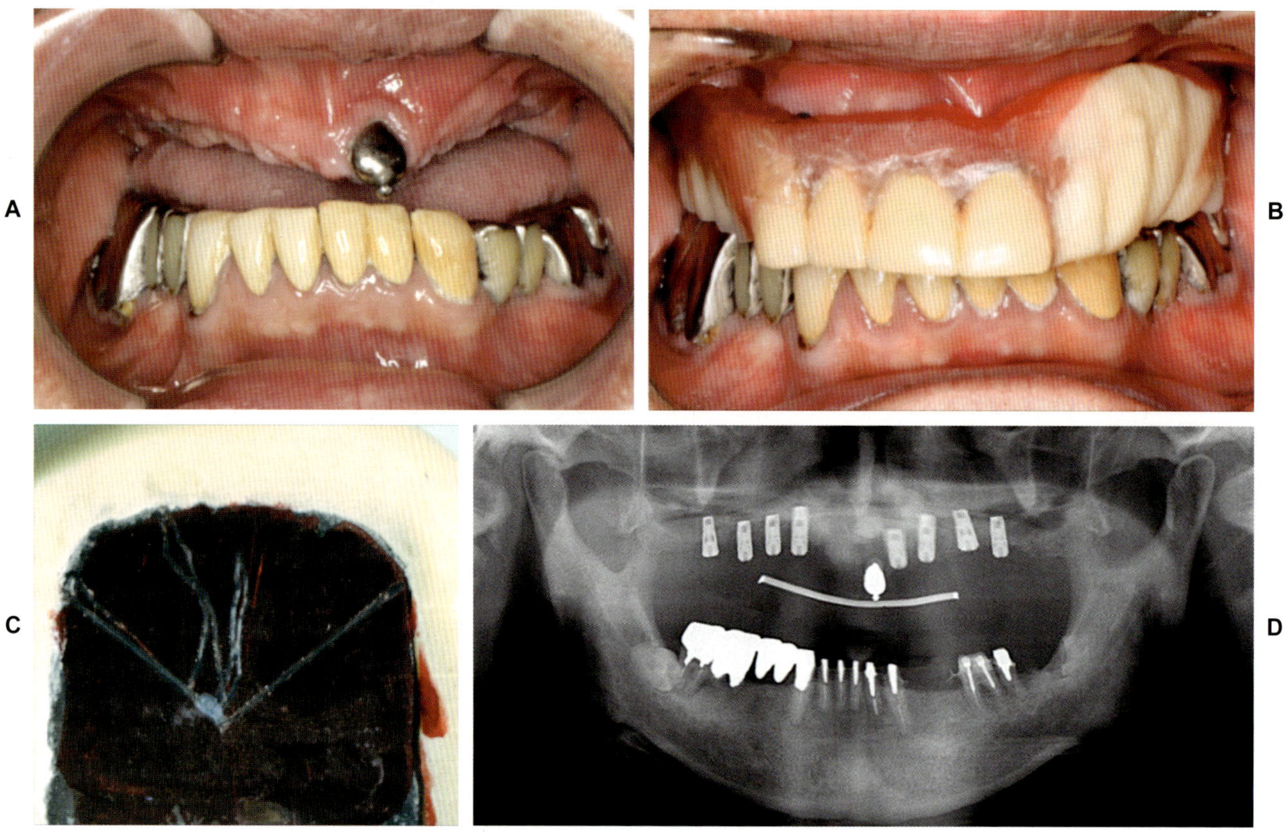

그림 13-7. AGC crown에 의한 무구개 implant 보철. **A, B,** 초진 시. **C,** Tapping point가 안정되고 선명한 gothic arch를 그릴 수 있어 하악위가 안정된 것을 알 수 있다. **D,** 상악에 8개의 implant 식립. [니혼바시의 니카이도 마사히코(二階堂雅彦) 선생]

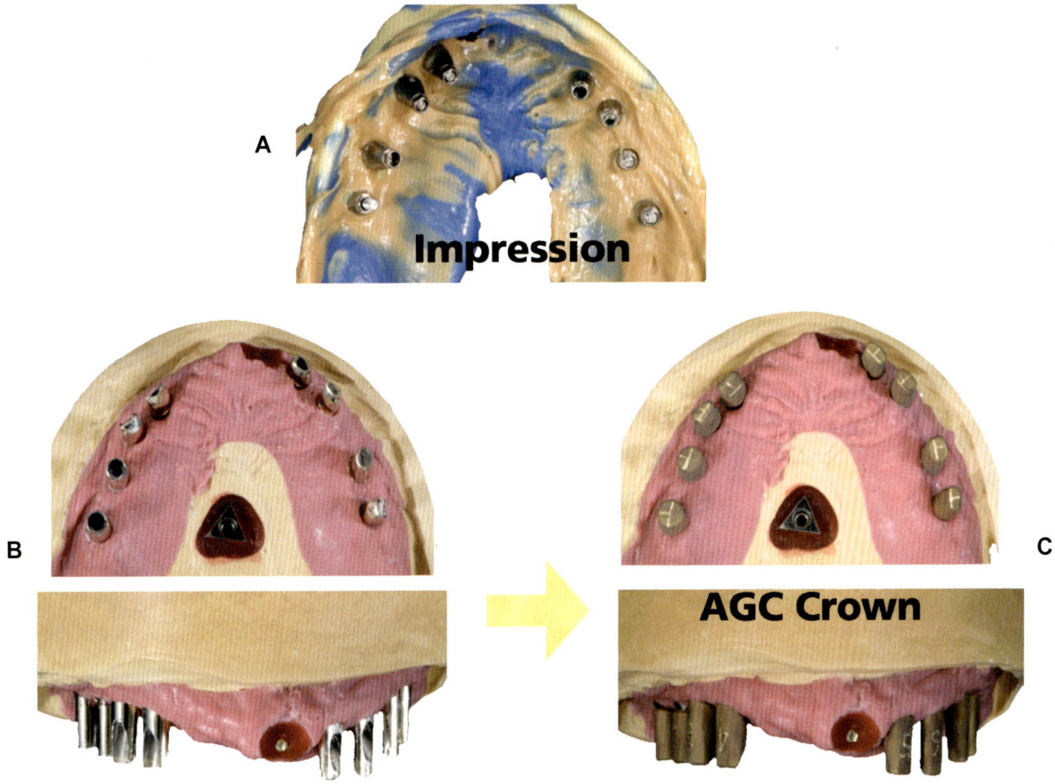

그림 13-8. A, Pick up 인상. B, Abutment. C, AGC crown(외관).

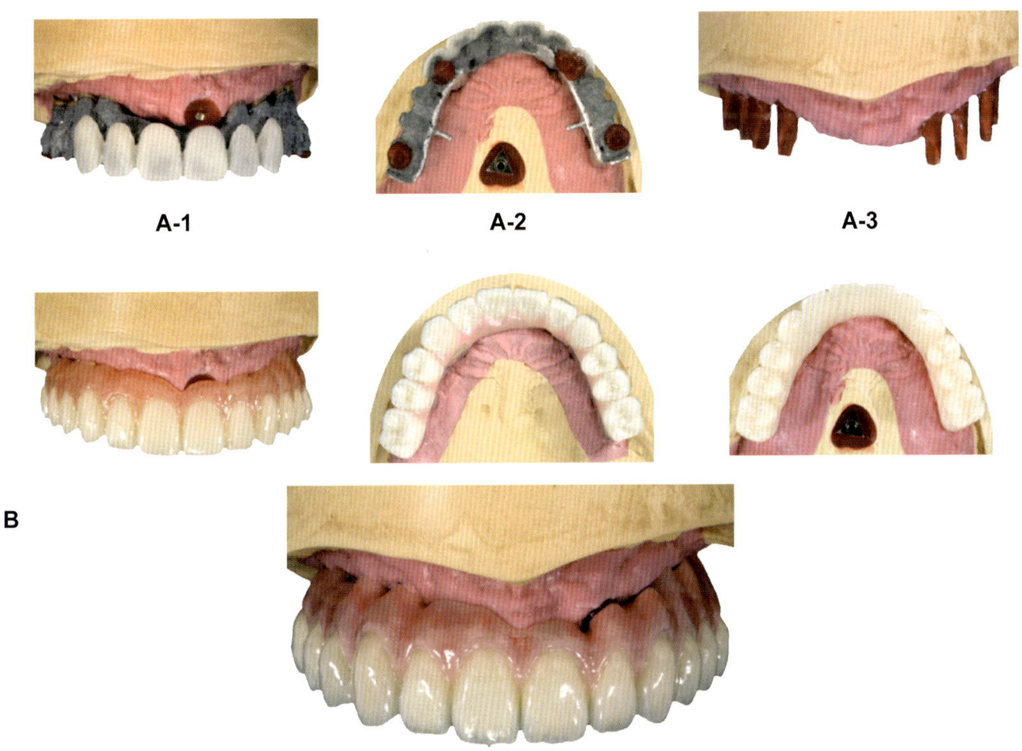

그림 13-9. A, 코발트크롬상에 AGC crown을 합착(구강 내에서 실시). B, Hybrid에 의한 의치 제작.

Completion of Maxillary IOD
with Hybrid Resin Components

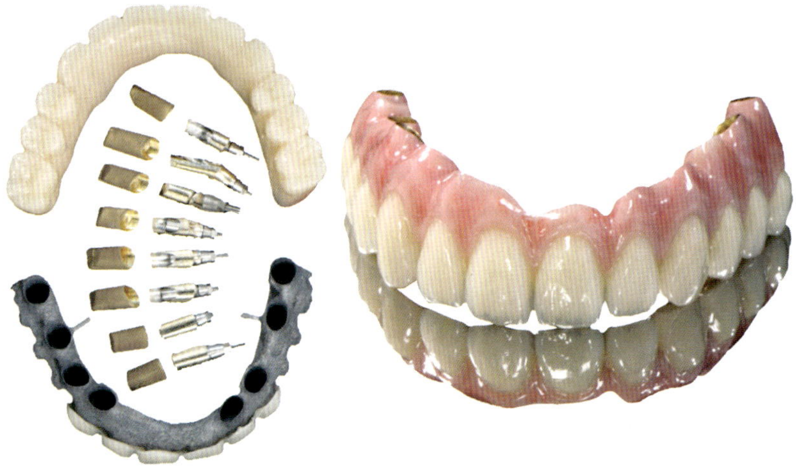

ASTRA TECH Implants

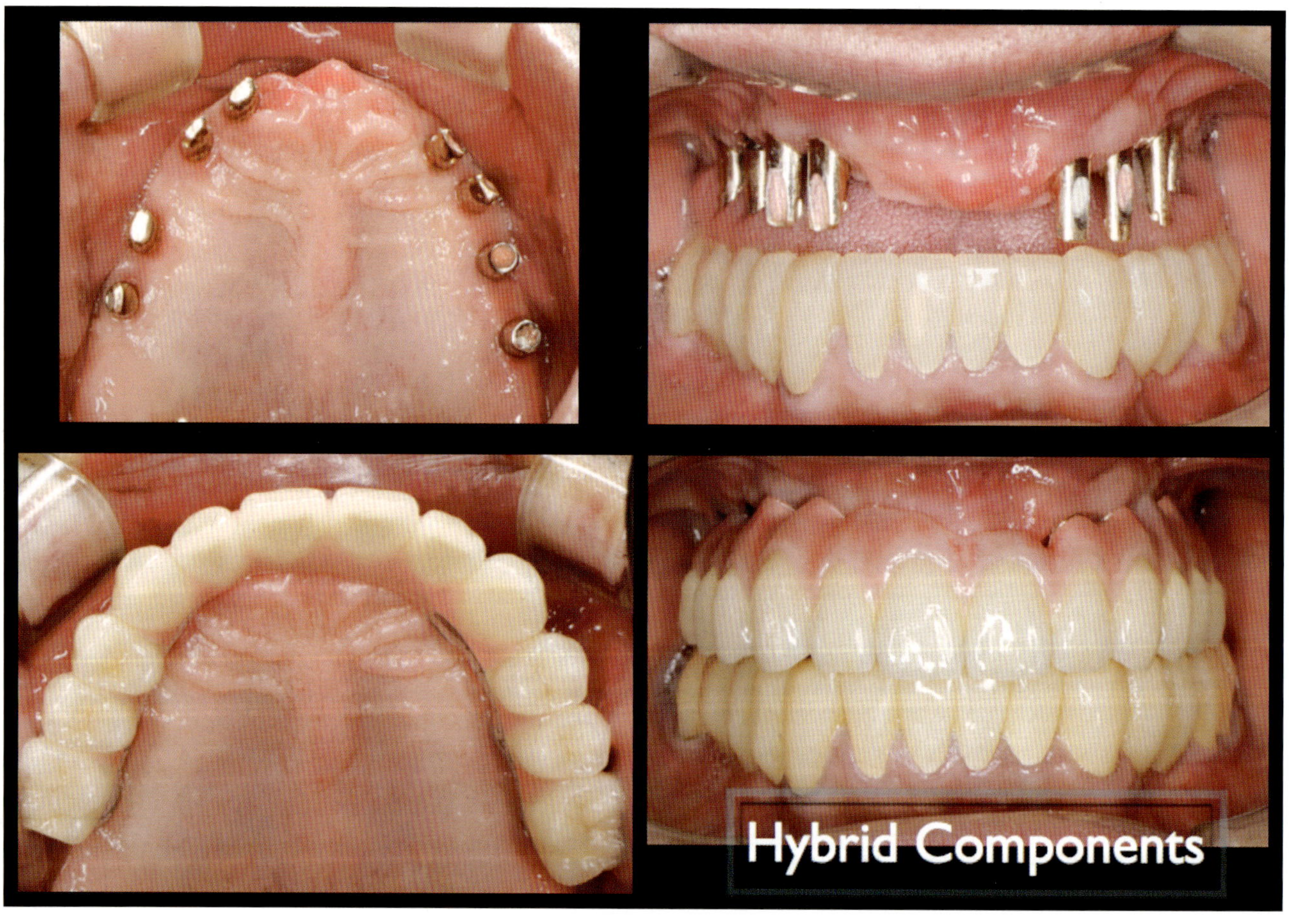

그림 13-10. 보철처치 후. [치과기공: 교와(協和) Dental Laboratory 협조]

② 상악 bar attachment 가철성 implant 보철(6개 implant) 증례(그림 13-11~13-18)

탄산음료를 하루에 2L 마시고 흡연 습관이 있어 젊지만 상악의 많은 치아를 상실한 여성이다. 본원에서 상악 자연치 5개의 overdenture를 제작하여 8년간 maintenance를 받고 있다. 그러나 2009년에 전치 2개의 발치, 그 후에 잔존치의 동요가 그치지 않아 1개의 발치, #26의 유지장치가 코어와 함께 탈락해 서서히 의치의 부조화를 호소하게 되었다. 저작력이 강하고 국소의치 장착 시부터 금속상 의치의 파절, 인공치의 극심한 교모를 반복하였다. "기분이 좋지 않다"고 해 구개부 의치상이나 palatal bar의 부여를 거부하고, 나이가 42세이므로 심미뿐만 아니라 건강한 유치악자와 똑같은 기능의 유치를 요구해 무구개 의치형 implant 보철을 선택하였다.

전형적인 bruxer이므로 implant의 식립 개수는 6개, 그리고 그것들을 연결하는 의치가 안전한 방법이다[56]. 그러나 경제적인 이유에서 일단 임시로 4개의 implant를 식립하고 저렴하고 implant에 부담이 적은 magnet attachment로 상태를 지켜보기로 하였다. 그러나 2년 만에 Astra Tech implant의 상부 구조인 magnet keeper가 강한 교합력과 의치의 동요로 변형되고 금속상이 또 파절되었다.

2013년에 implant 2개를 추가하고 최초의 치료계획에 따라 implant를 CAD/CAM bar attachment(Dentsply, ISUS)로 연결하고 코발트크롬상, implant overdenture용으로 개발된 내마모성 인공치 SR-Phonares를 사용해 의치를 완성하였다. 유지용 클립은 bar type attachment를 3곳에 사용하였다.

Palatal bar를 사용할 수 없으므로 의치 파절에 대한 불안이 남지만, implant의 학술적 consensus에 기초해 의치를 제작해 양호한 예후를 기대할 수 있다.

무구개 implant overdenture는 기존의 탈락하기 쉬운 무구개 의치와 크게 다르며 의치가 rigid하게 고정되어 건강한 사람과 동등한 저작 능력을 발휘할 수 있는 점이 최대 매력이다.

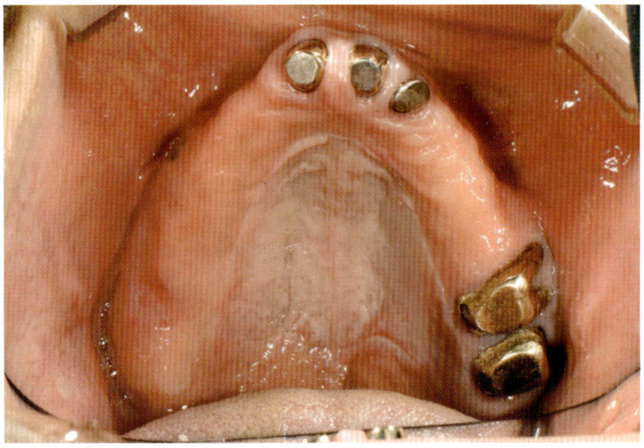

2004년

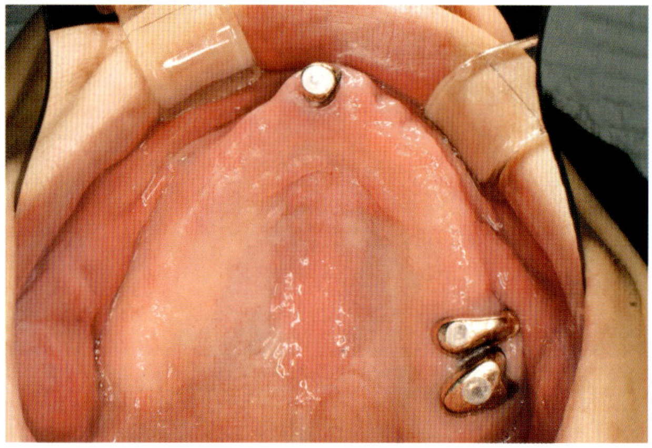

2009년

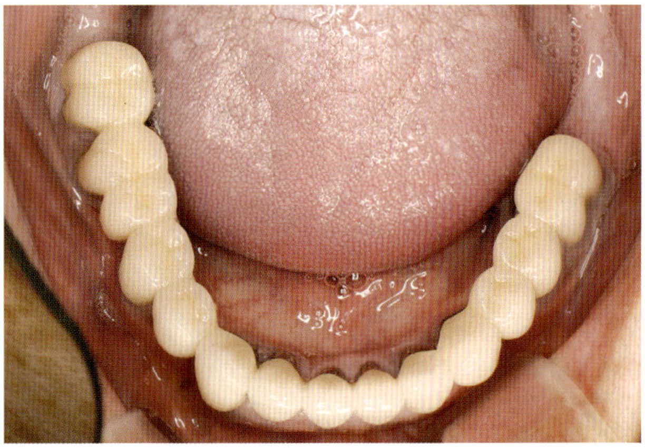

강한 교합력과 강한 의치의 유지력을 추구한 증례

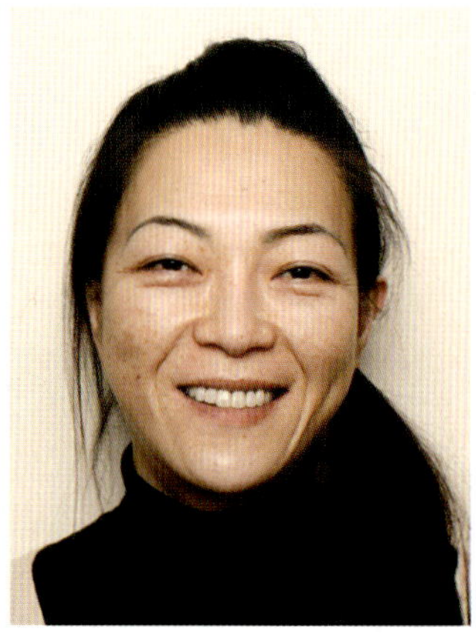

2011년

그림 13-11. 상악 implant overdenture.

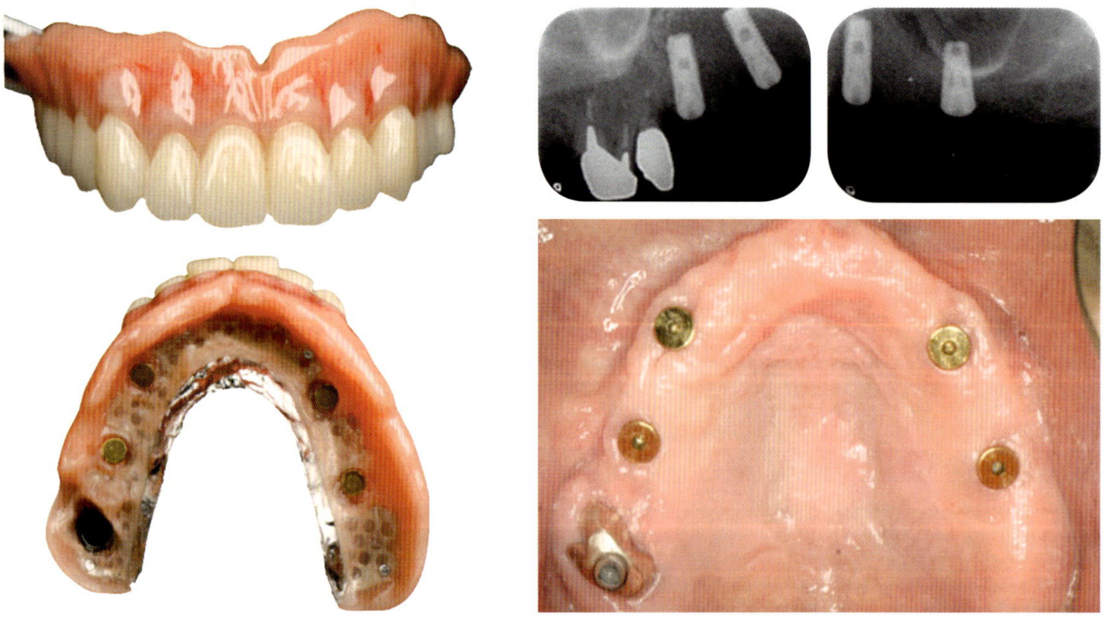

Magnetic과 locator attachment의 병용

그림 13-12. Magnetic에 의한 임시 implant overdenture(2011년).

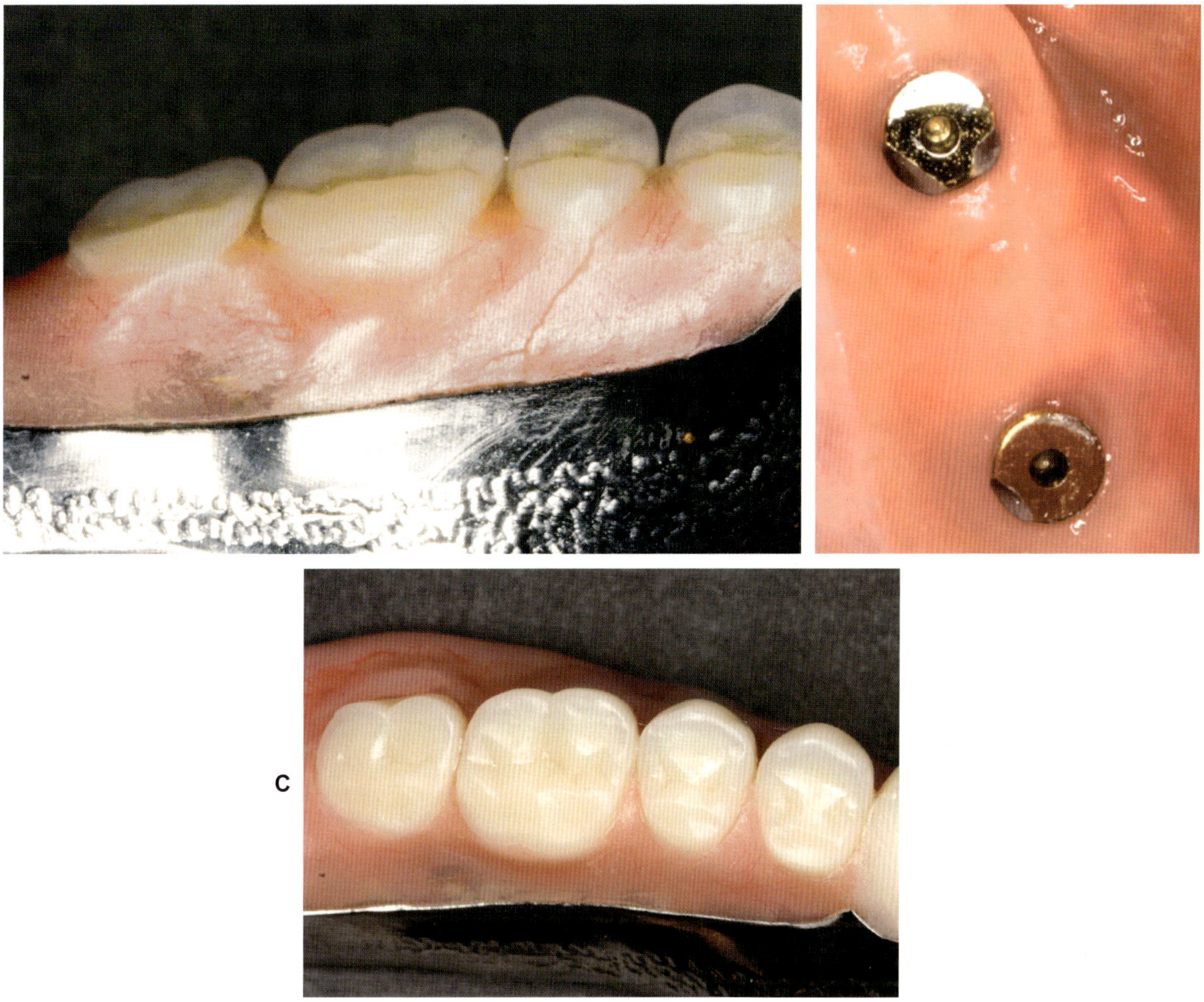

그림 13-13. 의치의 파절과 마모, 교모의 재발. A, 의치의 파절. B, Magnetic attachment의 변형. C, 인공치의 현저한 교모.

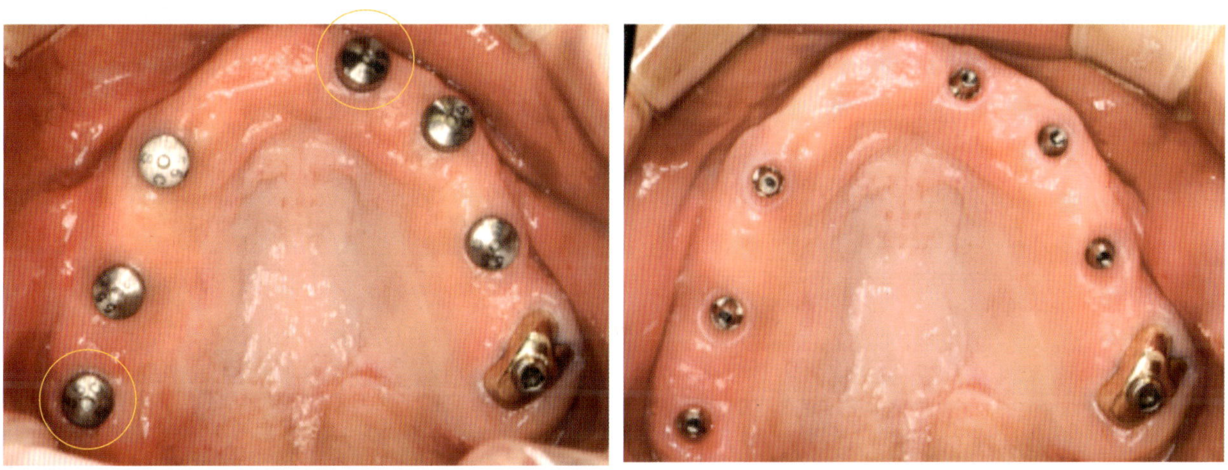

2013년

그림 13-14. A, 2개의 implant 추가 식립(원 내). B, Uniabutment의 장착.

A B

C D

E-1 E-2

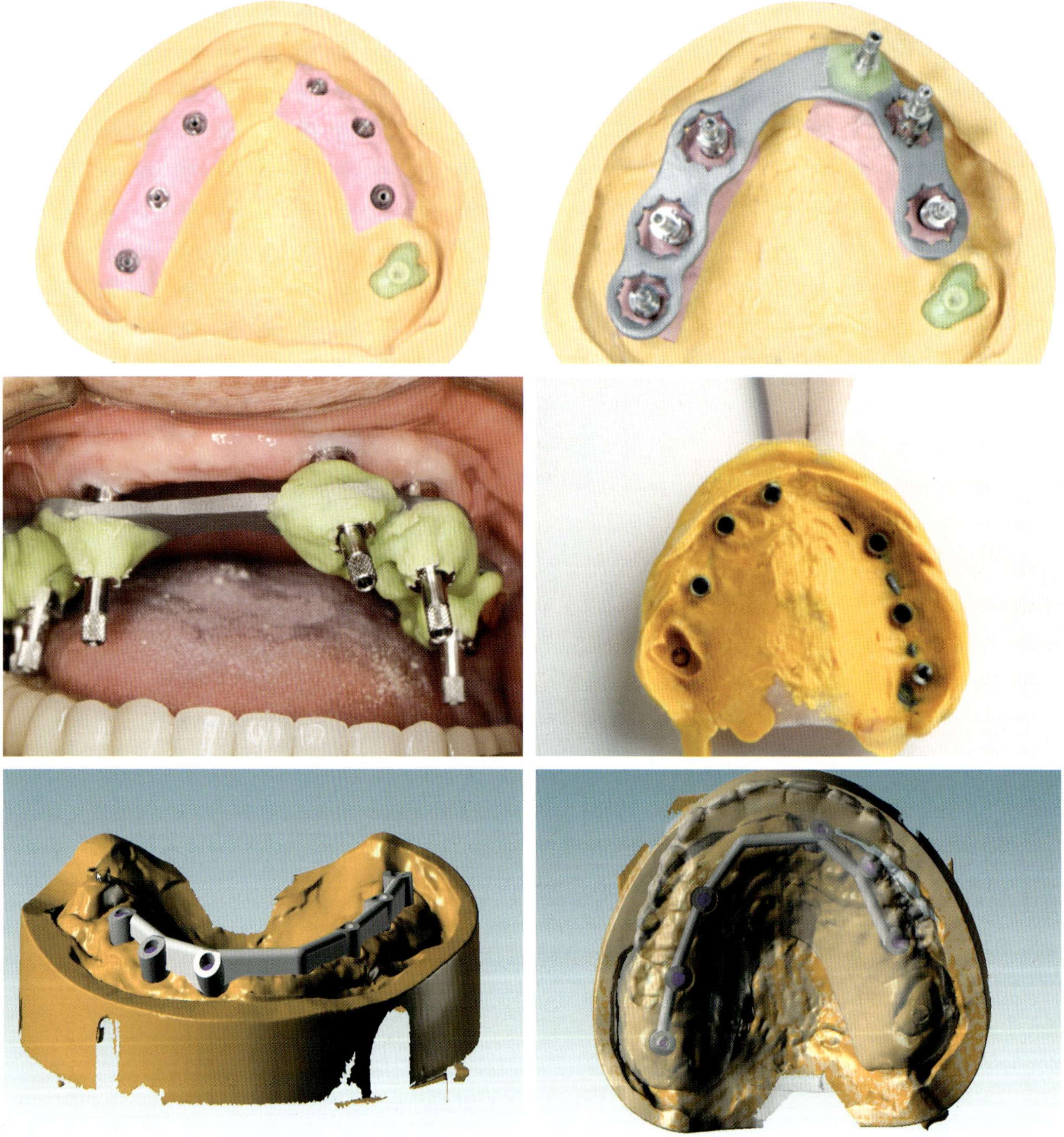

그림 13-15. ISUS(Dentsply). A, Uniabutment. B, 코발트크롬 고정판. C, 고정. D, Pickup 인상. E, CAD/CAM으로 bar titanium attachment의 제작(ISUS).

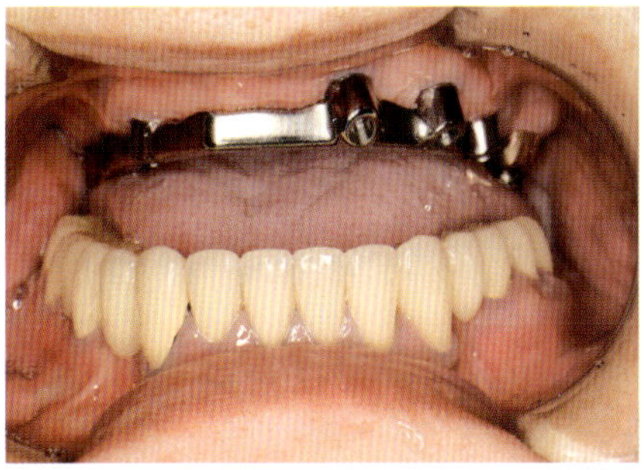

Bar attachment Passive fit

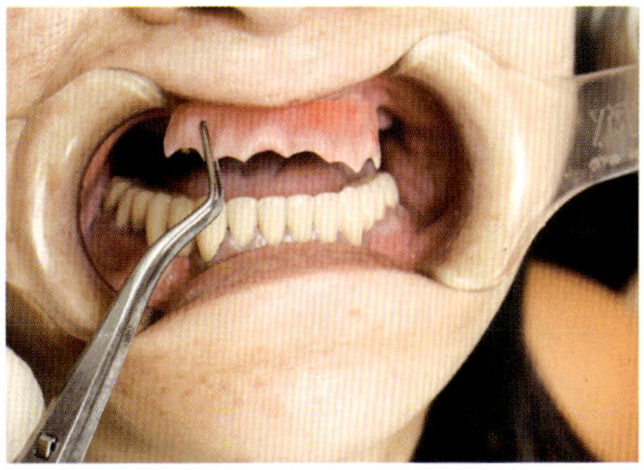

Gum의 shade taking

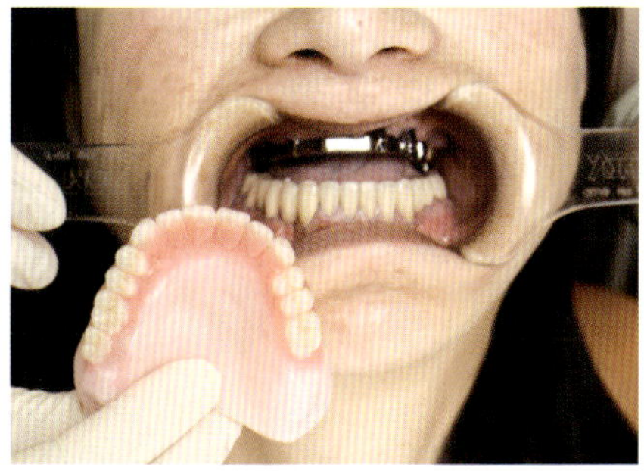

Wax denture

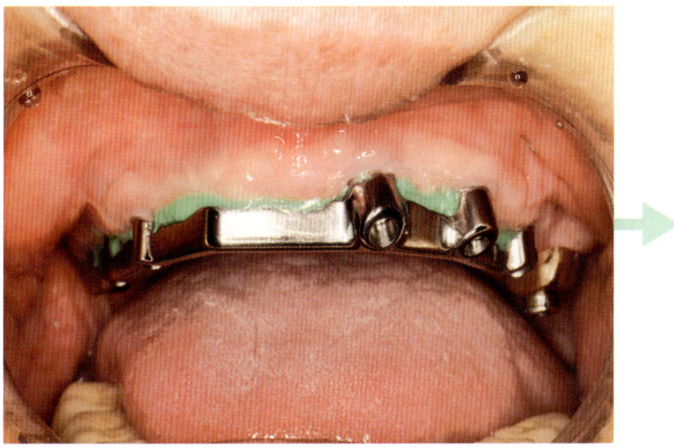

한천인상재로 block out

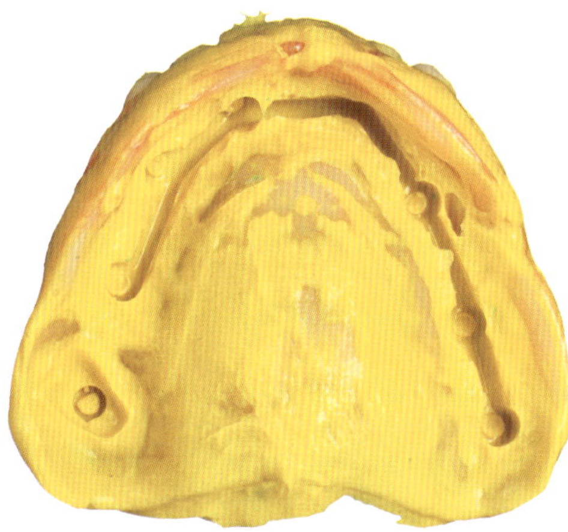

실리콘 교좌인상

그림 13-16.

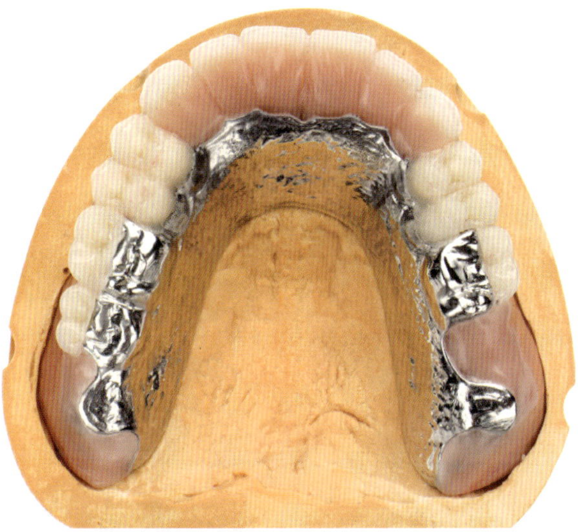

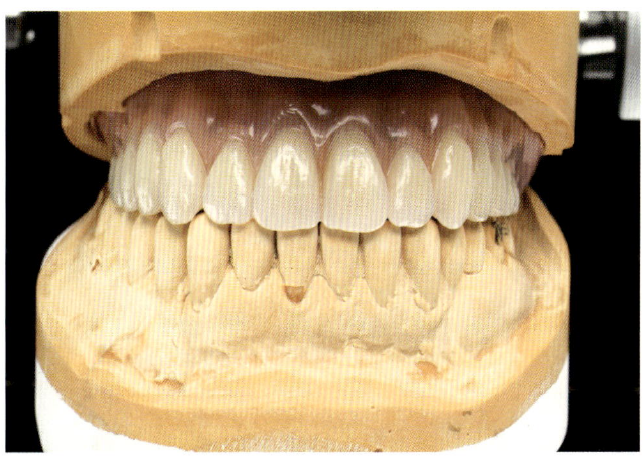

그림 13-17. Wax denture의 시적과 인공치 배열 위치의 확인.

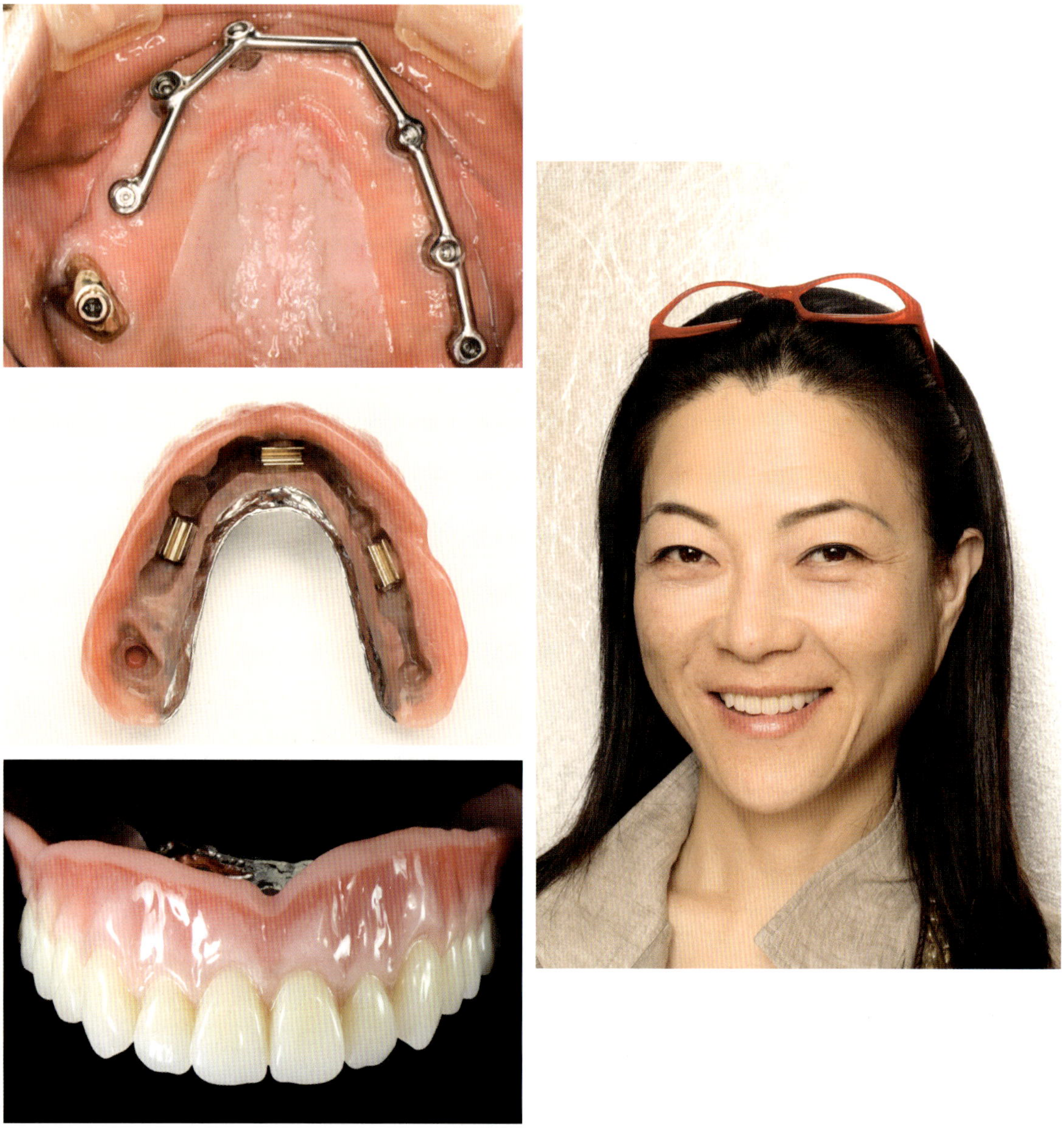

그림 13-18. 완성 의치. [Dentsply 산킨(三金) 및 교와 dental laboratory]

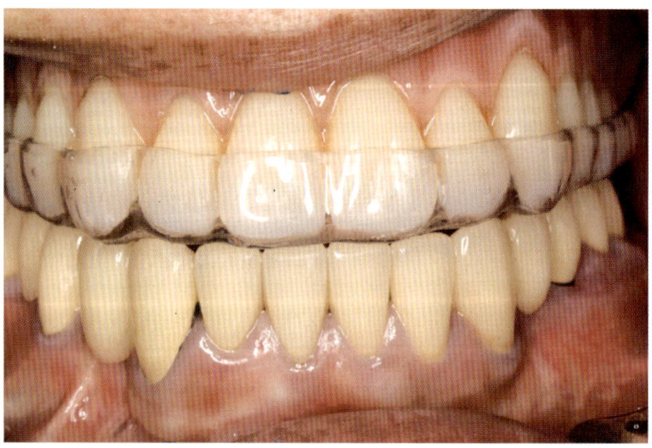

그림 13-19. Bruxism을 자각하므로 잠잘 때 splint를 장착하였다 .

14. 상악 Single Denture

POINT

대구치에 의한 후방 저작이 상악 의치의 탈락을 방지한다.

하악 전치에 치아가 남아 있는 상악 무치악 증례 중에 "의치가 탈락한다"는 고통을 호소한 경우가 없는지? 상악 single denture는 대합하는 하악 잔존치가 어디에 남아 있는지에 따라 결과가 크게 달라진다. 특히 clasp denture만 사용해 대응하려고 해도 상악 의치가 탈락해 환자의 신뢰를 잃는 경우가 많다. 또한 상악 전치부 치조제가 flabby gum이 되면 어려움은 배가된다. 더욱이 그곳에 Class Ⅲ 환자가 Class Ⅰ의 안모를 희망하면 상악 single denture의 성공은 정말 기대하기 힘든 상황이 된다. 이번에는 이런 문제를 해결하기 위해 하악 잔존치 상태에 맞춘 의치 제작법, 상악 의치의 전복 탈락을 방지하는 임상 테크닉을 순서대로 소개한다.

1. Clasp denture의 한계 — 소구치군에서 전방치군이 대합하는 상악 single denture

① 상악 single denture의 탈락: Flabby gum(증례 1)

Class Ⅰ: 하악 잔존치 #34~43

Flabby gum의 외과적 제거 후 경과가 불량한 증례(오카야마현의 수에키 히데아키 선생이 제공한 증례).

대합치는 #34~43, flabby gum을 외과적으로 제거하고 하악 잔존 전치부와 교합접촉을 단절하듯이 교합을 조정해 의치를 장착하였다(그림 14-1).

그림 14-2는 7개월 후의 경과이다. 환자는 상하 전치부가 접촉하고 의치가 탈락한다고 호소하였다. 이 증례는 잔존 자연치에 의한 전치 저작 경향을 시정하지 않으면 문제를 해결할 수 없다고 가르쳐 준다. 또한 하악에 clasp denture를 장착해도 전치 저작 경향을 개선하기가 어렵다는 것을 시사한다.

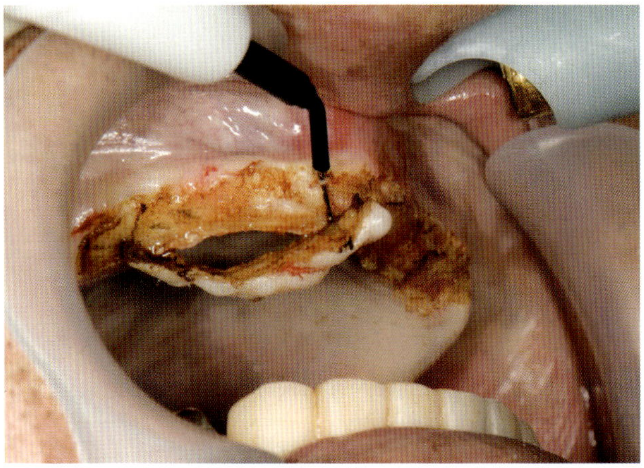

전기 메스로 flabby gum부 제거

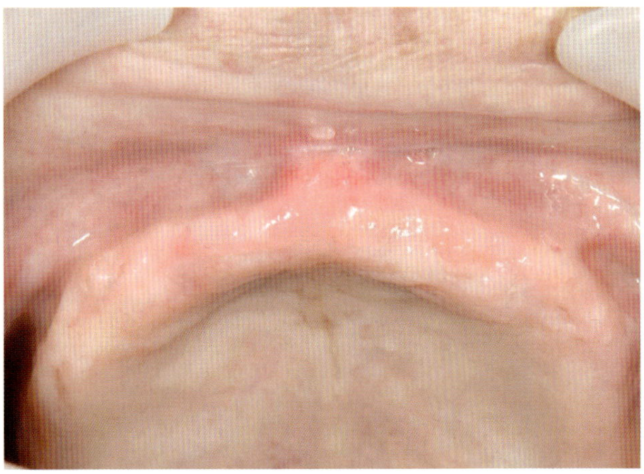

술후

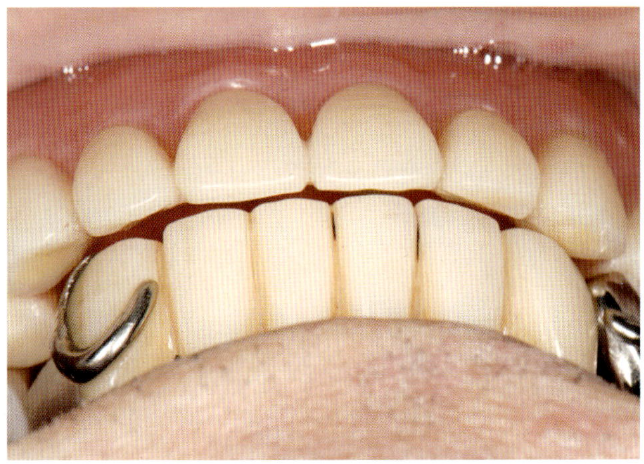

전치의 접촉 단절시킴

그림 14-1. Flabby gum의 절제 수술. [오카야마현의 스에키 히데아키(居樹秀明) 선생 제공; 아베 외, 2011.[3]]

A

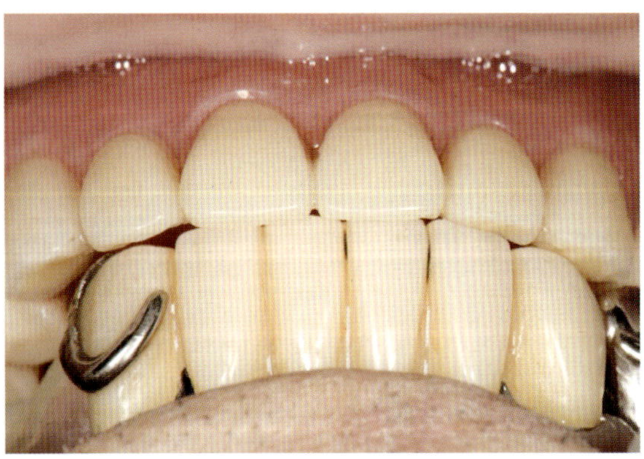

7개월 후

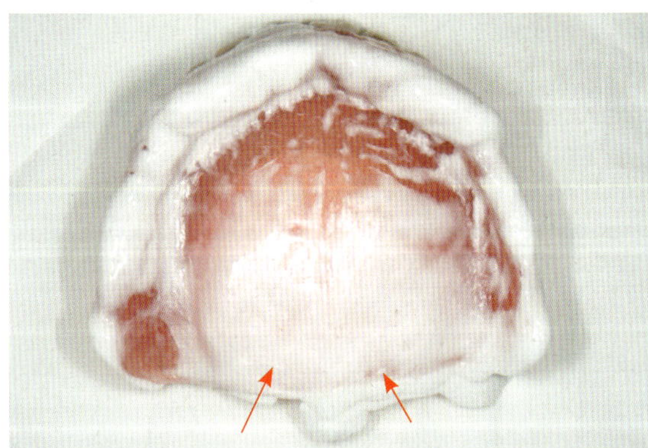

B

그림 14-2. 술후 7개월이 흘러 발생한 전치 저작과 상악 의치의 탈락. (아베 외, 2011.[3]) **A,** 전치부의 접촉. **B,** 후연 봉쇄의 파괴.

② 그치지 않는 상악 single denture의 탈락(증례 2)

Class Ⅰ: 하악 잔존치 #32~34, #42~45

63세 남성 환자의 상악 의치 탈락을 해결하지 못한 증례이다. 환자는 상악 의치의 통증과 탈락을 호소하며 내원하였다.

현 병력: 중증 당뇨병이 있고 입퇴원을 반복한다.

음식으로 저작을 시켰더니 하악 잔존치로 씹는다. 우측 저작에서는 의치가 탈락하지 않고 저작이 가능하지만, 좌측에서는 #33, 34로 씹어 상악 의치가 탈락한다(그림 14-3). 하악에 잔존하는 생활치에 대해 하악 의치를 안정시킬 목적으로 발치나 crown 처치를 하는 것은 중증 당뇨병 환자에게 불가능하다. 현재 조건에서 치료를 행한다.

치료용 의치의 경과(그림 14-4)

1. 의치가 접촉해 내출혈
   → 의치의 전방부가 접촉해 점막에서 출혈이 있다(당뇨병으로 출혈 경향이 높아진다).
2. 상악 의치가 전방으로 눌려 회전중심이 되는 구개부를 여러 차례 삭제했고 비쳐 보이는 상태
   → 기능 시 상악 의치의 큰 동요를 추측할 수 있다.
3. 전치부에 충분한 clearance(overbite, overjet)를 부여했지만 상악 전치부에 강한 facet이 관찰됨
   → 하악의 counterclockwise rotation에 의한 접촉이 있다.
4. 상악 전치부에 flabby gum이 관찰됨
   → 대합 하악 전치에 의한 전치 저작으로 발증하였다.

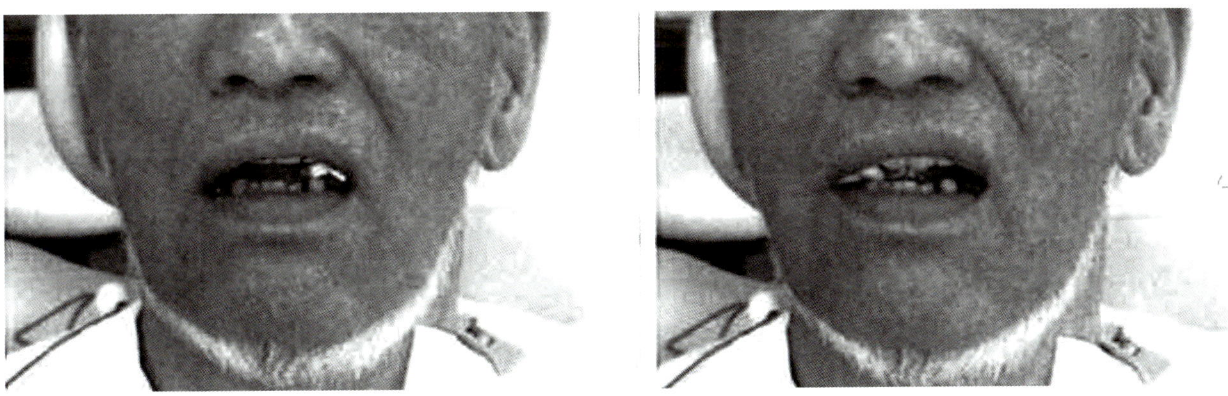

그림 14-3. 양측 대구치의 결여에 의한 상악 의치의 탈락(Class Ⅰ).

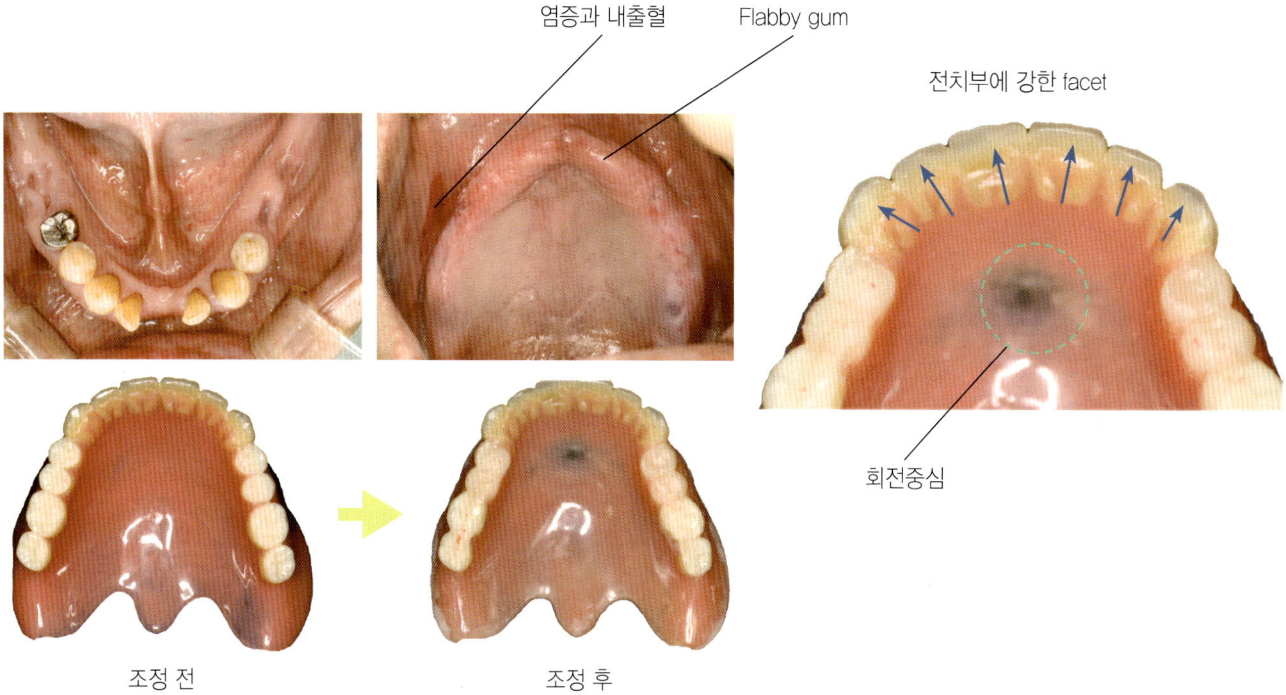

그림 14-4. 치료용 의치의 경과.

결과

아베치과의원에 대한 절망과 불신감, 자포자기로 환자는 내원을 중단하였다.

환자에게 후방 저작을 의식하며 생활하라고 지도를 했지만 무의식 중에 잔존 자연치로 씹었다. 결국 의치의 탈락과 통증이 개선되지 않아 저작할 때만 접착제를 사용해 의치를 사용하였다. 다양한 이유가 있지만 최대 과제인 잔존 자연치에 의한 전치 저작을 개선할 수 없었던 것이 실패의 원인이다. 이 증례에서 제1소구치 후방의 유리단부를 clasp denture로 보철해도 구치부의 저작 습관을 기르지 못해 clasp denture 외에 다른 대응책을 검토해야 한다는 것이 명백해졌다.

2. 전치 저작의 원인

① 하악 잔존치의 상황

상악 총의치의 흡착과 안정은 대합악의 하악 잔존치의 분포 상황에 따라 난이도가 크게 달라진다. 대합치에 양측 대구치부가 존재하는 경우, 편측 대구치가 존재하는 경우, 대구치가 상실되어 제1소구치 전방 치아만 남아 있는 경우 세 가지로 나눌 수 있다(그림 14-5). 잔존치가 전방에 위치할수록 자연치로 씹고 싶은 생체의 요구가 있어 전치 저작이 되고 교합력이 집중되는 영역이 전방으로 이동해 상악 의치의 안정은 상실된다.

또한 상악 전치부에 flabby gum이 존재하는 경우는 한층 더 어려워진다(p.179 이후 참조).

그리고 거기에 Class Ⅲ의 환자가 Class Ⅰ의 안모를 희망하는 조건이 더해지면 상악 single denture의 성공은 가장 어려운 상황이 된다(p.195 이후 참조).

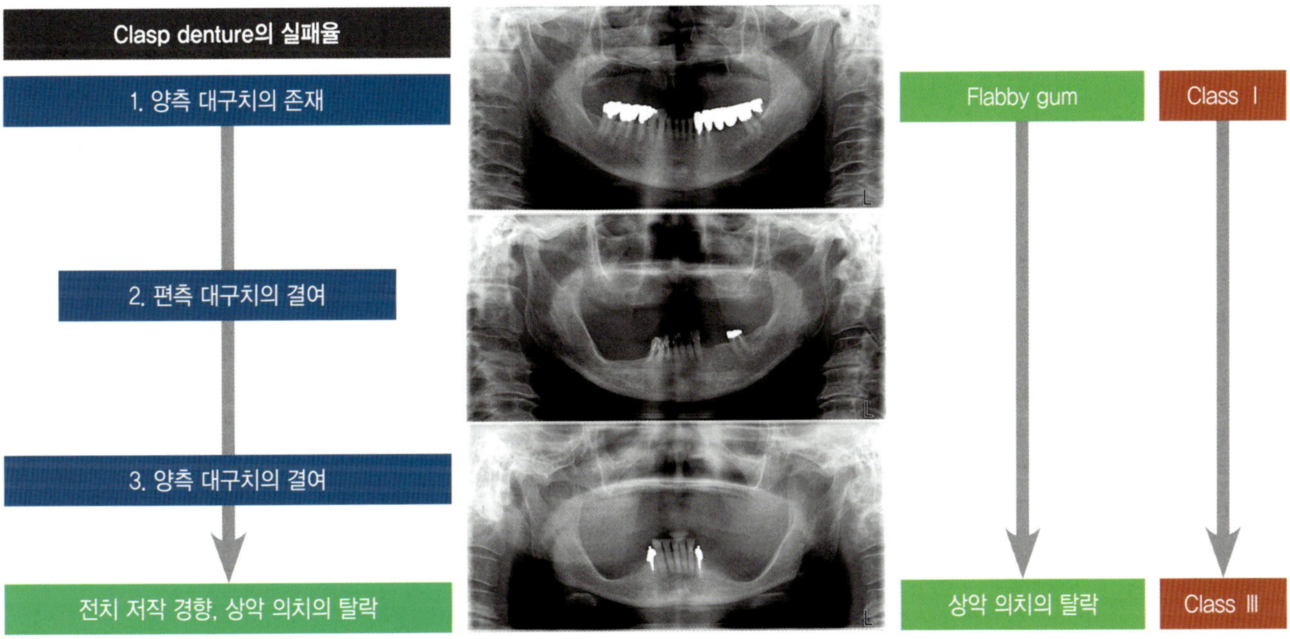

그림 14-5. 상악 single denture의 하악 잔존치에 의한 탈락도 분류.

② 전치 저작 경향을 만드는 원인

Single denture에서 전치 저작을 유도하는 주요 원인은 하악 잔존치의 치근막 우위성이다.

하악 잔존 전치부의 치근막 우위성(상악 single denture의 경우)

하악 제1소구치의 전방 치아만 남아 있는 경우 자신의 치아로 씹으려고 하는 전치 저작 경향을 보인다. 그 결과 상악 single denture의 탈락을 초래한다.

이것은 저작 시 잔존치의 치근막 내에 존재하는 신경세포의 자극을 무의식적으로 요구하는 생체의 자연스러운 반응이다. 최악의 결과는 Kelly가 말하는 combination syndrome이고 이런 상태가 되면 보철에 의한 해결은 불가능하다(그림 14-6, 14-7).

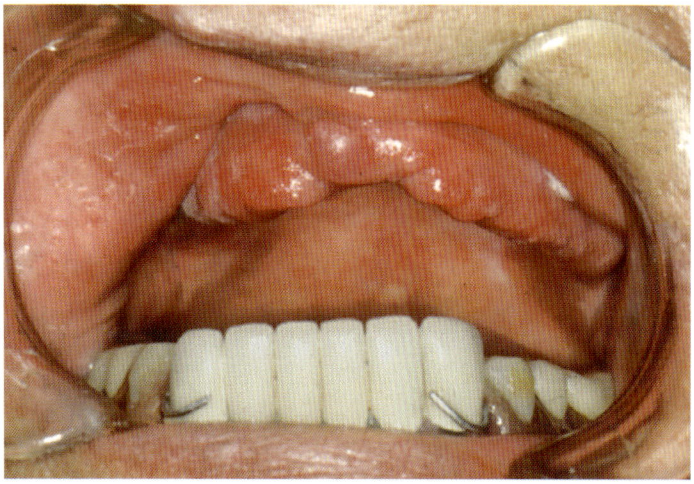

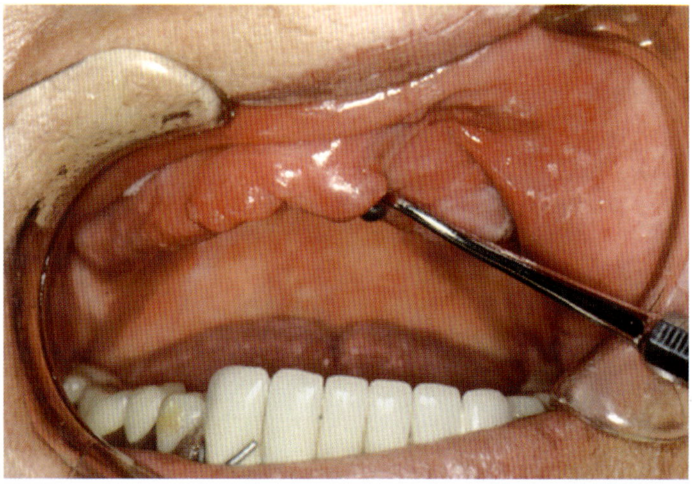

정출한 하악 전치부가 상악 전치부 영역을 밀어 올려 심각한 flabby gum이 된 증례

그림 14-6. Combination syndrome.

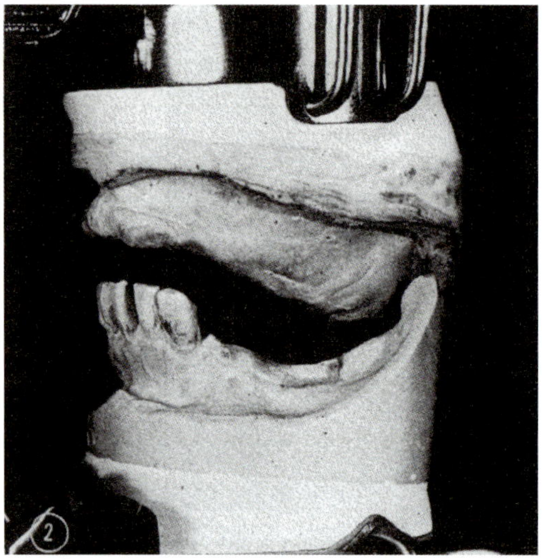

(Kelly, 1972.[57])

1. Bone resorption ant. max ridge
   상악 전치부 치조제의 염증과 flabby gum
2. Downgrowth of max. tuberosities
   상악결절 섬유조직의 증가
3. Mandibular bone resorption
   하악 국소의치 유리단부의 골흡수
4. Extrusion of lower teeth
   잔존 하악 전치의 정출
5. Papillary hyperplasia
   상악 구개부의 과각화

Kelly의 combination syndrome[57]이란?
1972년에 Kelly E가 하악 전치만 잔존하는 상악 무치악 증례에서 관찰되는 다섯 가지 징후를 보고하였다(위). 이런 상태가 되면 보철학적 대응은 거의 불가능하다. 그 후로 이런 상태가 되면 Kelly의 combination syndrome이라 부르게 되었다.

그림 14-7. Kelly의 combination syndrome과 다섯 가지 징후.

15. 잔존치 상황에 맞춘 상악 Single Denture의 임상 실천

상악 single denture를 성공으로 이끄는 열쇠는 교합력이 집중되는 영역을 좌우적으로 중앙, 전후적으로 제1대구치부에 만드는 것이다. 즉, 양측 대구치부의 안정된 후방 저작을 가능케 하는 보철 제작에 있다. 그러려면 양측에 하악 대구치가 있는 것이 가장 유리한 조건이며 상악 single denture의 탈락 위험도는 하악 구치부의 존재 여부에 따라 크게 변화한다.

잔존치의 분포 상황은 증례마다 다르더라도 항상 이 목표를 달성하는 보철을 실천한다면 많은 경우 상악 의치의 장기 안정을 얻을 수 있다.

이번에는 패턴별 대응법을 소개한다.

1. 대합 양측 대구치가 존재하는 경우

2. 대합 편측 대구치가 존재하는 경우

① 연장 bridge 또는 implant 보철

② Clasp denture

3. 대합 양측 대구치가 결손된 경우 — 소구치군의 전방 치아가 남아 있는 경우

① Implant에 의한 대구치부 보철

② 이중관 denture 보철

- 적극적인 이중관 denture 보철
- 소극적인 이중관 denture 보철
- Implant와 이중관 denture의 조합

1. 대합 양측 대구치가 존재하는 경우(그림 15-1)

상악 의치의 안정된 교합을 발휘한다. 일반 총의치에 부여하는 full balanced occlusion 또는 full balanced용 lingualized occlusion을 부여하면 이탈하지 않고 충분한 기능을 발휘할 수 있다. Class Ⅰ에서 상악 치조제의 조건이 사각형, 원형이면 무구개 의치가 가능한 증례도 있다.

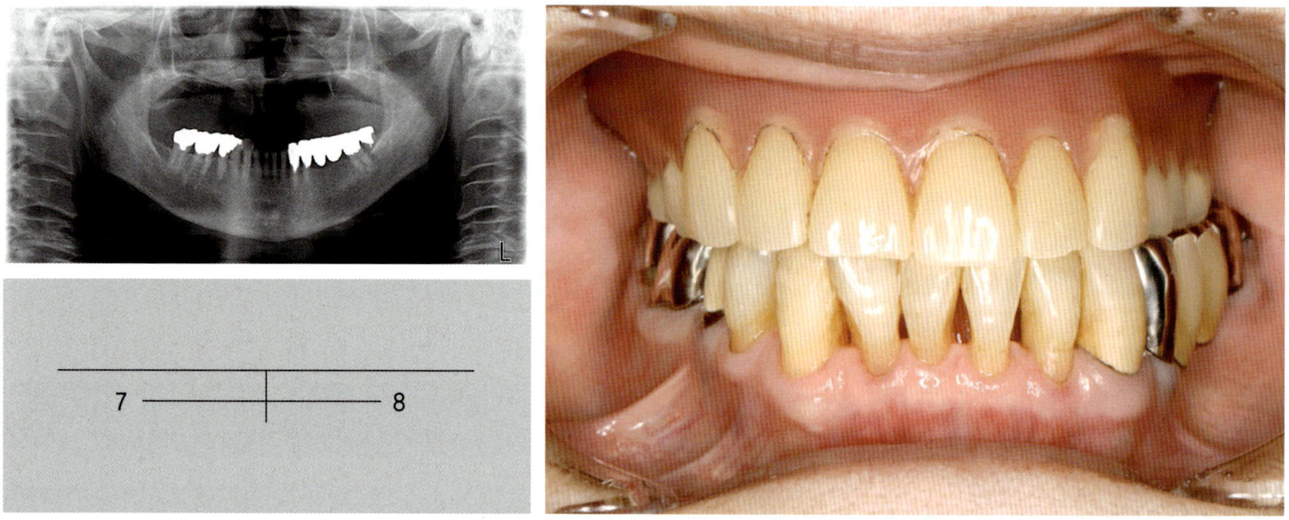

그림 15-1. 양쪽 대구치의 존재.

2. 대합 편측 대구치가 존재하는 경우

하악 편측 대구치 결손부를 implant 또는 연장 bridge로 수복해 버리면 양측 대구치가 존재하는 증례처럼 상악 의치는 탈락하지 않는다(그림 15-2).

하악 결손부에 대해 그림 15-3처럼 clasp denture로 대응하는 경우는 세 가지 궁리를 상악 의치에 실천해야 한다.

① 하악 유리단 결손부를 연장 bridge로 대응한 증례(증례 2-①) (그림 15-2)

좌측 하악 결손부에 대해 porcelain 연장 bridge를 장착하였다. 상악 의치의 기능 시 균형측 접촉에 의한(우측으로 음식을 씹었을 때 의치의 좌측이 하방으로 이동하고 하악의 인공치와 접촉하는 상태) porcelain의 파절을 예방하기 위해 도치를 선택하면 안 된다.

내마모성이 있는 nano hybrid 인공치 SR-Phonares를 사용하고 캔듀라사의 Characterize Kit로 심미성을 높인 의치이다. 5년이 경과했지만 상악 의치도 안정되고 하악 세라믹 수복물도 파손되지 않았다.

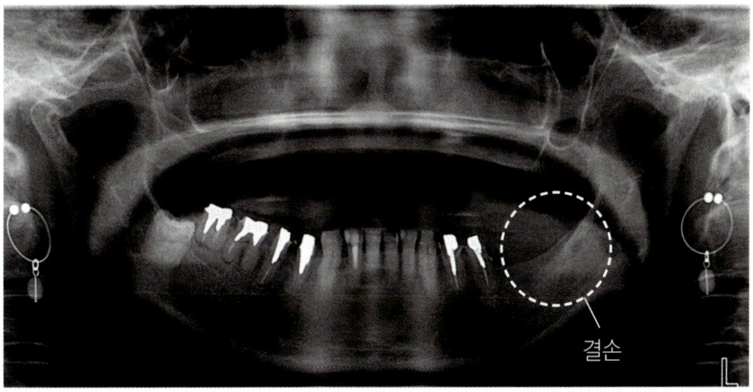

초진

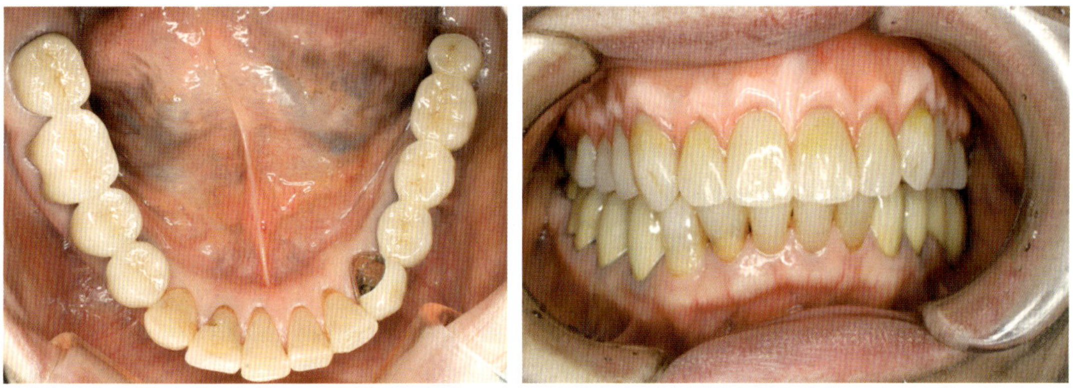

술후

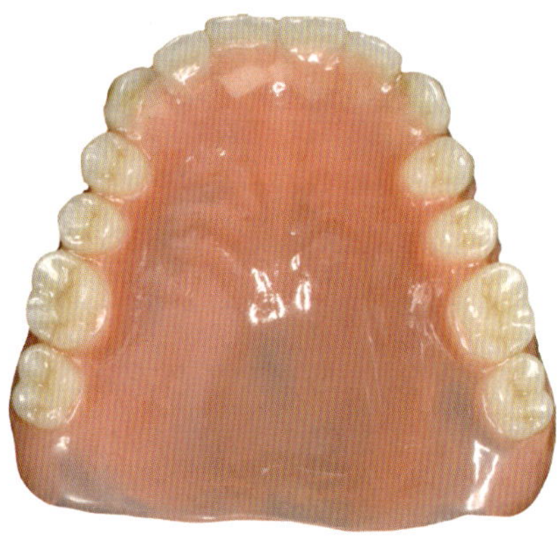

양측 제1, 2대구치를 연장 bridge로 처리해 대구치부의 후방 저작을 달성

그림 15-2. 편측 대구치의 결여(Class Ⅰ).

② 하악 clasp denture 증례(증례 2-②) (그림 15-3, 15-4) (상악 의치에 부여하는 세 가지 궁리)

하악의 결손부에 대해 clasp denture로 대응하는 경우에는 세 가지 궁리를 상악 의치에 실천해야 한다.

상악 소구치부의 인공치를 치조정 부근에 배열하는 등 상악 기능 시 역학적 안정을 고려한 의치 제작이 요구된다. 시간이 경과하면 상악 의치가 헐거워지므로 금속상 의치의 경우에도 구개 후연부는 반드시 레진으로 접촉 봉쇄를 완성한다. 또한 교두감합위에서 상하악 전치에 접촉시키지 않는 궁리가 필요하다.

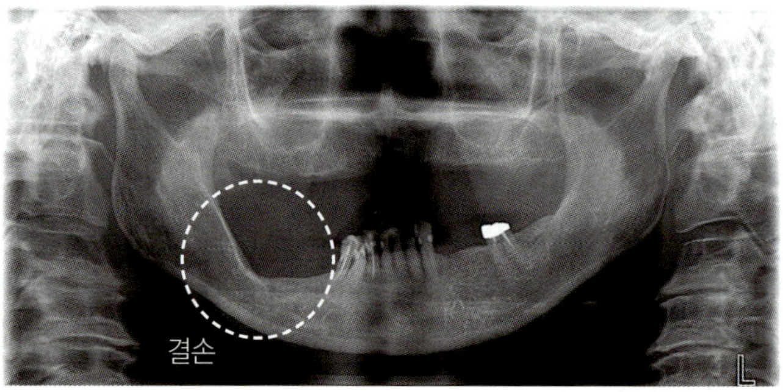

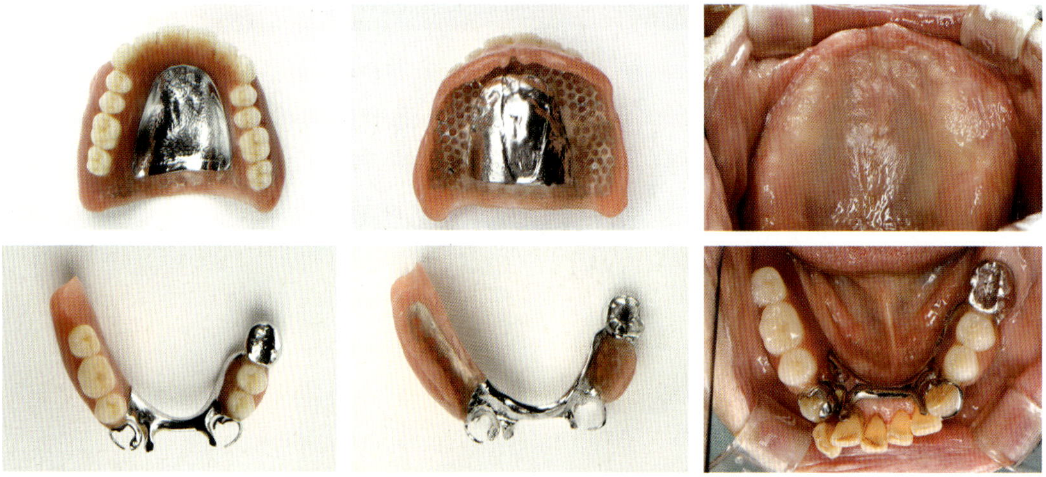

#36 cap형 rest와 clasp

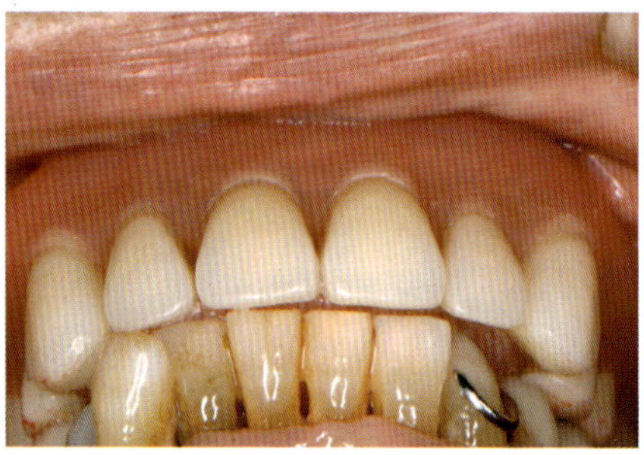

7년 경과

2006년
전치부의 clearance가 상실되고 하악 전치가 상악 의치를 밀어 올렸다. 의치 후연의 봉쇄는 상악 의치가 대구치가 잔존하는 좌측 상방으로 이동했기 때문에, Fit checker로 반대측(우측) 후연에 공간이 발생하였다.

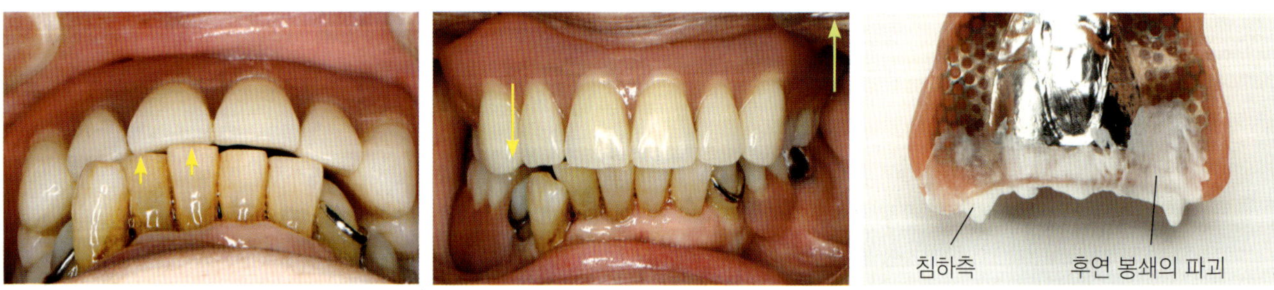

전치의 접촉 | 잔존 대구치 측에 상악 의치의 침하와 경사 | 2013년(7년 후)

그림 15-3. 편측 대구치의 결손(Class Ⅰ).

대응책

상악 전치 접촉부를 삭제, 후연부만 relining 한 후 의치의 교합을 손가락으로 확인한다(Tapping 시 의치가 전방으로 눌리지 않고 측방 운동 시에 의치가 좌우로 크게 동요하지 않는다). 수정은 항상 교합 수정 → 점막면 수정순으로 진행한다.

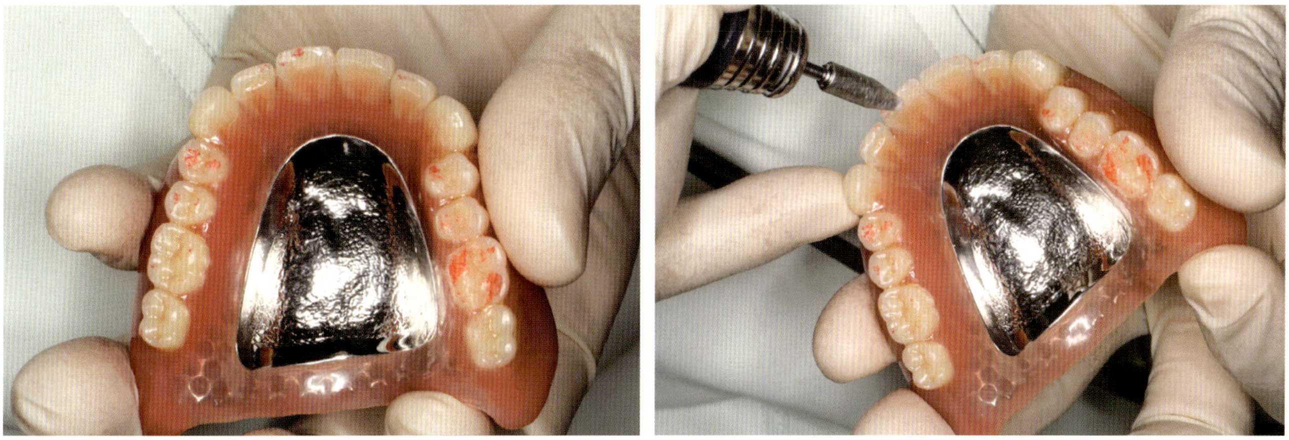

전치의 '접촉'을 삭제해 제거한다.

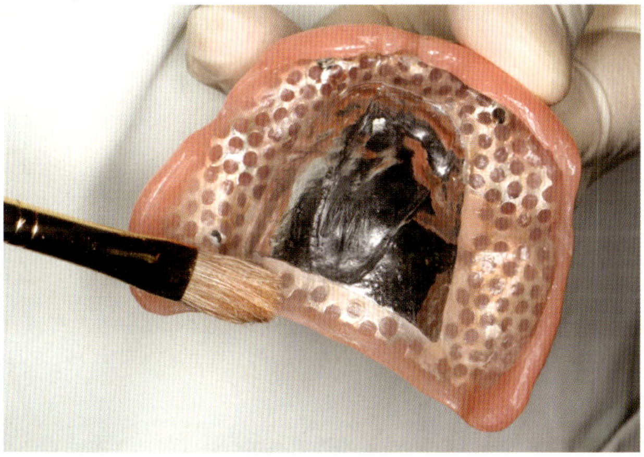

다이클로로메테인에 의한 팽윤과 접착제의 도포

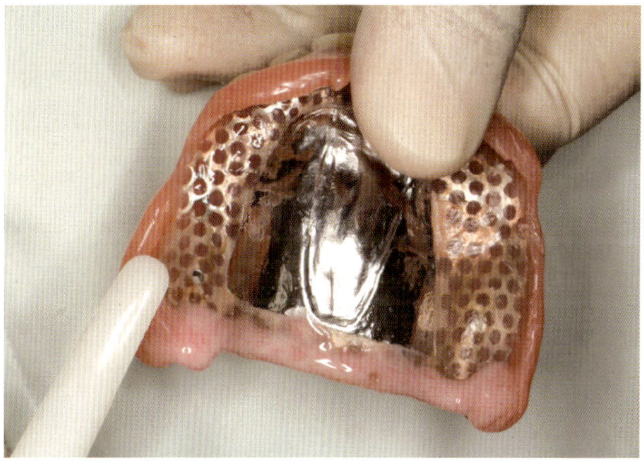

클라리 베이스(니신)에 의한 후연 봉쇄

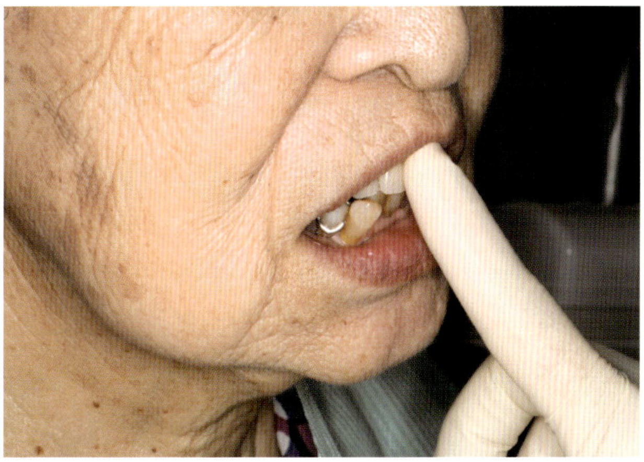

(후술) 손가락으로 만지거나 측방 운동 시 의치의 동요를 확인한다.

그림 15-4. 느슨한 의치를 수정하기 위한 방법.

3. 대합 양측 대구치가 결손된 경우 — 소구치군의 전방 치아가 남아 있는 경우

문제가 생기는 대부분의 증례는 제1소구치의 전방 치아가 남아 있는 경우이다. 그런 전치 저작에 대해 양측 대구치부의 안정된 후방 저작을 달성하려면 다음 조건을 만족시켜야 한다.

① 하악 대구치부에 implant를 식립하고 대구치부의 튼튼한 교합 지지를 획득한다.

② 하악 잔존 전치에 내관을 장착하고 이중관 rigid type의 의치로 제작한다.
Rigid type의 의치를 장착하면 구치부로 교합했을 때에도 전치부 치근막이 자극을 받고 동시에 전치부 교합 시 치근막 반응이 자연치 직접 감각에서 내외관을 매개로 간접 감각이 될 수 있다.
필자는 앞의 방법을 좋다고 생각해 임상에 실천하고 있다. 그리고 결과도 좋다.

③ 잔존 자연치와 이중관 denture를 조합한다(인터벌이 짧은 maintenance가 반드시 필요하다).

① Implant에 의한 대구치부 보철

1) 하악 대구치부에 implant를 식립하고 대구치부의 튼튼한 교합 지지를 획득한다.

하악 대구치부에 충분한 치조제골이 있는 경우 좌우 대구치부에 implant를 식립하면 구치부의 교합 지지가 튼튼해지고 양측 대구치부의 안정된 후방 저작을 획득할 수 있다. 상악 의치에는 full balanced occlusion 또는 full balanced용 lingualized occlusion의 교합 양식을 채용한다.

증례 1(초진: 2007년) (그림 15-5)

본 증례는 타원에서 implant를 식립하고 내원한 환자이다. 좌측 하악 소구치에 치주병이 있어 발치한 후 환자가 원해 상악 single denture를 재제작하였다. 상악이 무치악이므로 교합력이 비교적 약하므로 하악 결손부에는 clasp 의

Implant에 의한 하악 대구치 보철의 선택 항목

1. 하악 대구치부에 implant 식립
2. 하악 이중관 denture
3. Implant & 하악 이중관 denture

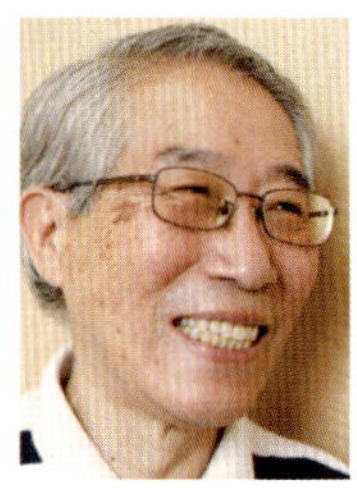

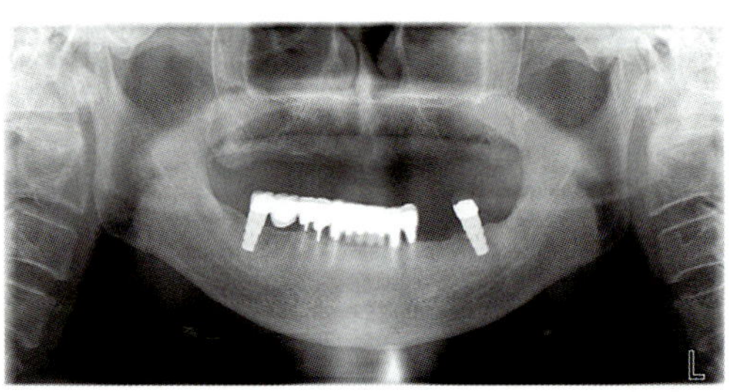

초진

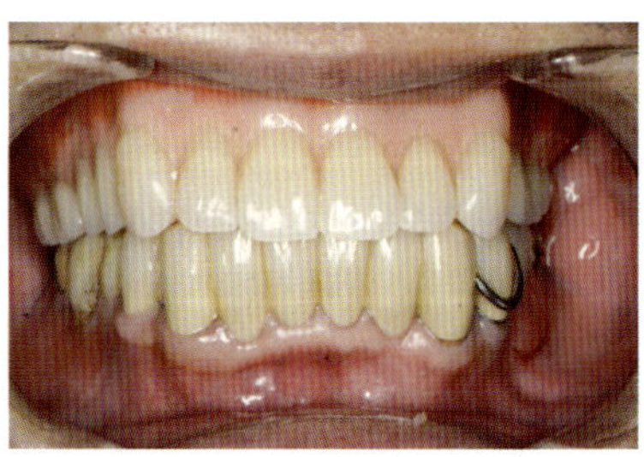

술후(interstitial clasp denture)

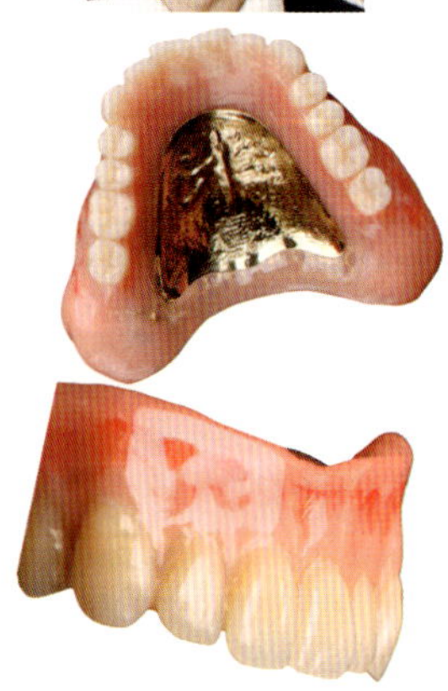

그림 15-5. 양측 대구치의 결여(Class Ⅰ). Implant 보철 + Partial denture.

치를 제작하였다. 6년이 경과했지만 현재도 양호하다. 상악 의치도 교합조정 외에는 아무 처리를 하지 않았다.

증례 2(초진: 2010년) (그림 15-6, 15-7)

본 증례는 양측 제1, 2대구치부에 implant를 식립한 상태이고 신주쿠대학 동급생이었던 오미 켄(小見顯) 선생이 상악 single denture의 제작을 의뢰한 환자이다. 완성 의치는 cross bite가 되었지만 교합, 저작이 안정되었다.

Implant를 식립해도 자연치의 치근막이 우세해지고 역시 전방치군에 의한 저작 습관을 의심하게 한다. 그러나 앞의 2 증례뿐만 아니라 많은 증례에도 해당되는데, implant가 하악 구치부에서 하악 지지 역할을 담당하고 그 결과 교근이나 측두근 같은 평행근이 정상적으로 기능한다고 추측할 수 있다. 그래서 치근막이 존재하지 않는 implant에서도 구치부의

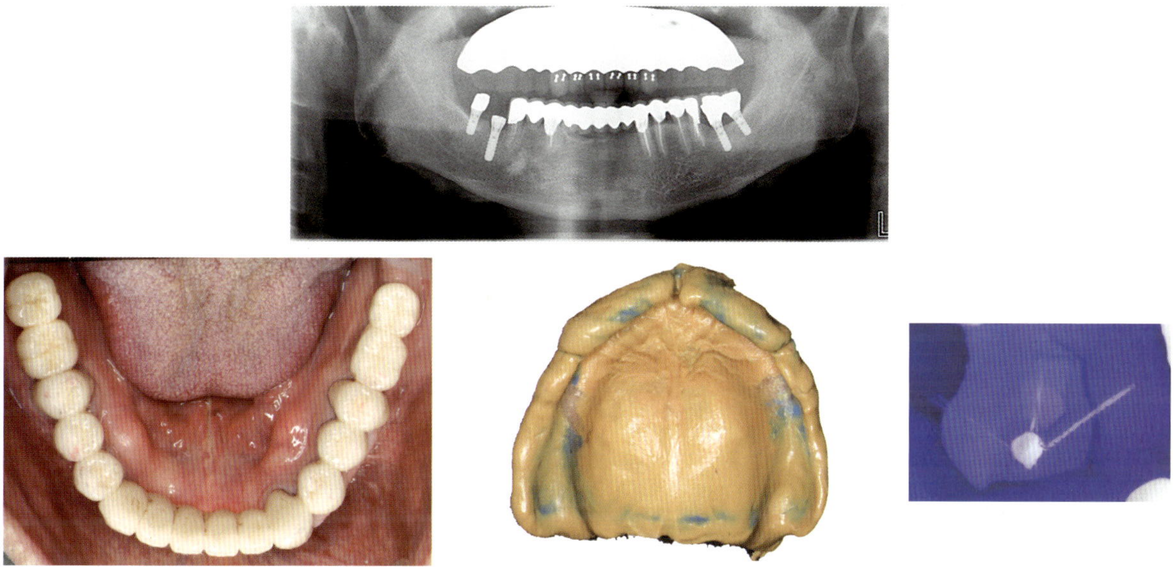

그림 15-6. 양측 대구치의 결손(Class Ⅰ): 72세, 남성 Class Ⅰ.

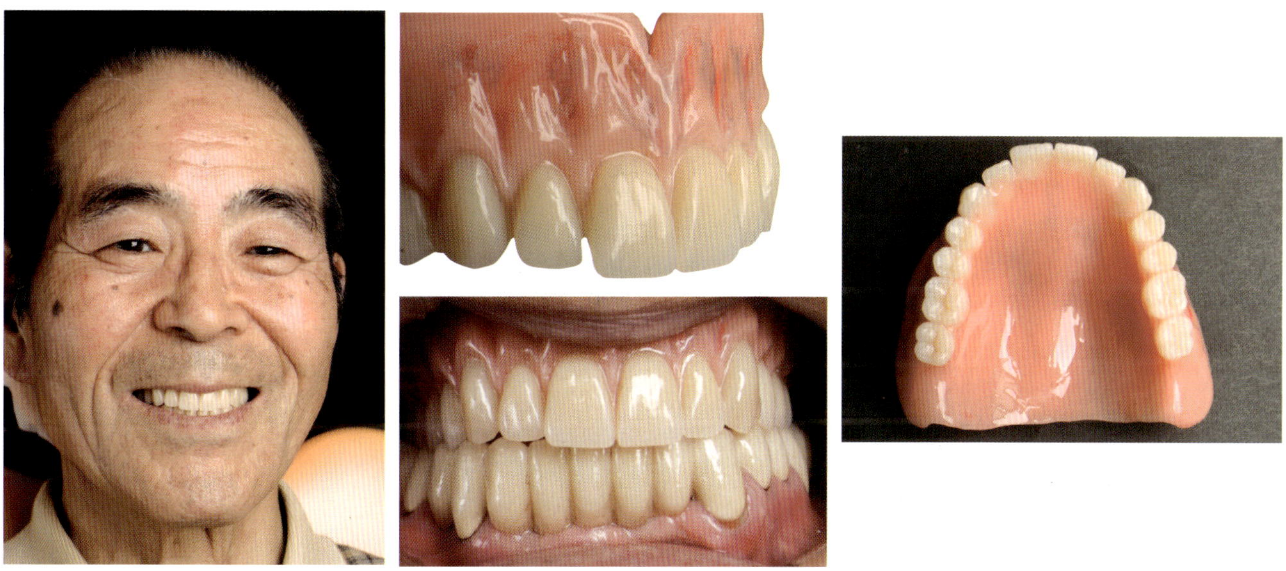

그림 15-7. 하악 대구치부 implant 보철.

후방 저작을 달성할 수 있다.

② 하악 이중관 denture에 의한 대응

1) 잔존 전치에 내관을 장착하고 이중관 타입의 의치를 제작한다(적극적인 대응)

이중관 denture의 치료 목적

① Single denture가 되어도 flabby gum을 만들지 않고 상악 의치의 강한 흡착과 안정을 유지한다.

② 잔존 치근막의 감각세포를 간접화해 전치 저작 경향을 제거하고 후방 저작을 달성한다.

필자는 주로 이중관 rigid type 의치의 지대치에 ERA attachment, O-ring attachment, 내관 원심에 slit을 부여하고 외관측에 백금 와이어 클래스프를 조합하는 유지장치를 사용한다. 2011년 동일본 대지진 이래 방사선 피폭을 걱정해 MRI 촬영을 희망하는 환자가 증가하고 있어 MRI 영상에 artifact의 악영향을 미치는 magnetic attachment의 사용을 자제하고 있다(그림 15-8~15-12).

이중관 denture로 제작하면 지대치가 외관에 덮이고 교합 자극에 대해 치근막 감각이 외관을 통한 간접 감각이 되어 생체가 전치로 씹고 싶은 직접 감각을 약화시킬 수 있다. 또한 rigid support 효과로 잔존 지대치가 후방으로 들어가 구치 저작 시에도 전치의 치근막 감각이 자극을 받아 안정된 후방 저작을 달성할 가능성이 높다. Clasp denture

적극적인 이중관 denture로 대합

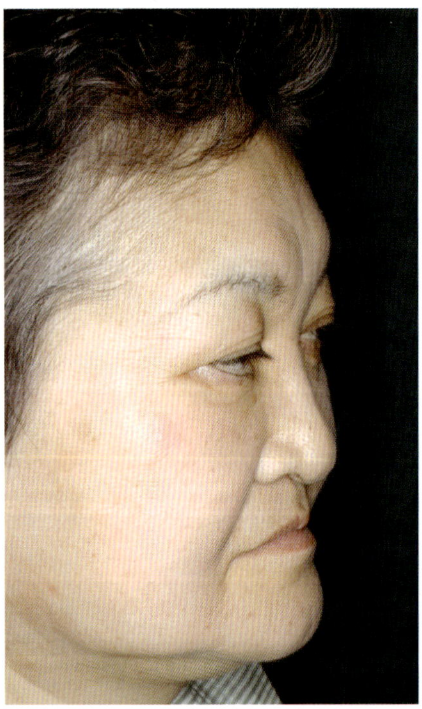

Implant에 의한 하악 대구치 보철의 선택 항목

1. 하악 대구치부에 implant 식립
2. 하악 이중관 denture
3. Implant & 하악 이중관 denture

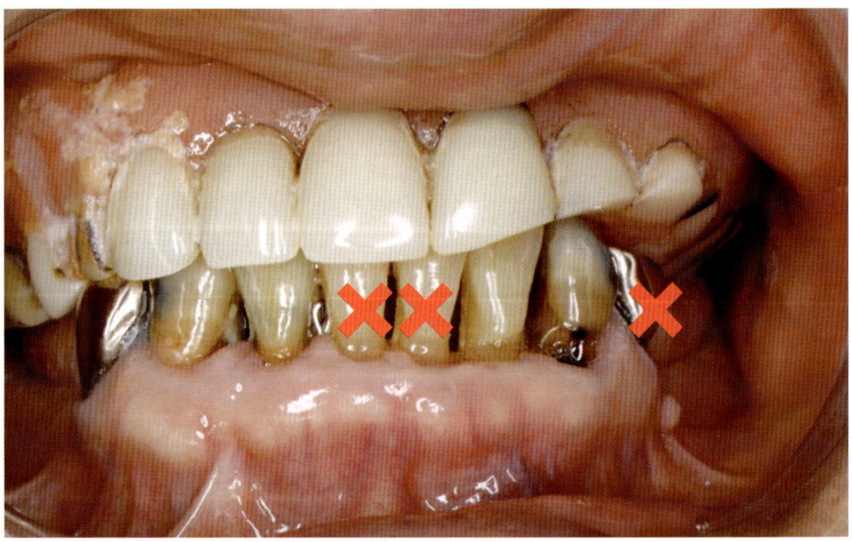

×는 발치 예정 치아

상악 의치의 탈락을 주소로 내원, 하악 partial denture는 부적합해 통증이 있고 착용할 수 없다.

그림 15-8. 초진: 2007년.

에서는 유리단 결손부로 교합해도 잔존 전치부의 치근막이 자극받지 않고 치근막 감각이 예민한 전치부의 저작 습관은 개선되지 않는다. Clasp denture의 최대 결점은 전치 치근막의 직접 감각을 배제할 수 없는 데 있다.

술전에 치료계획을 수립할 때 clasp denture의 치료용 의치를 사용해 최종 의치로 이행할 것을 충분히 전달한다.

치료용 의치 시점에서 상악 의치가 탈락하기 쉬운 내용을 확인받고 치료계획대로 보철하는 것에 동의를 구한다.

최종 보철

Occluzer로 구치부 후방 저작이 달성되었는지 확인한다. 잔존치가 많은 쪽에 중심이 존재하는 것은 어쩔 수 없다.

장차 치아 상실에 따른 의치의 유지력 저하에 대비해 양측 견치 및 좌측 제1소구치부에 magnet attachment를 부여한다.

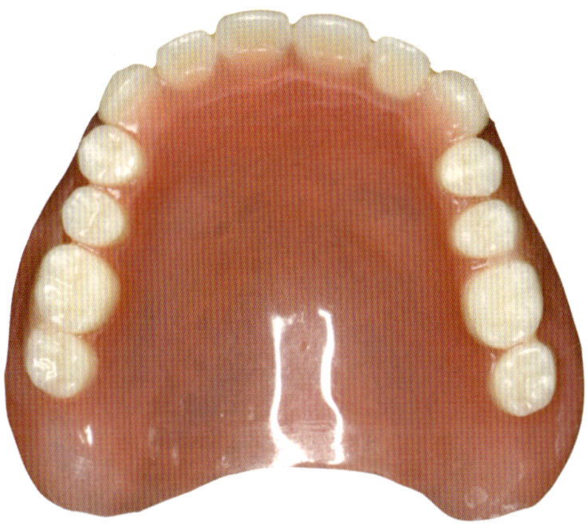

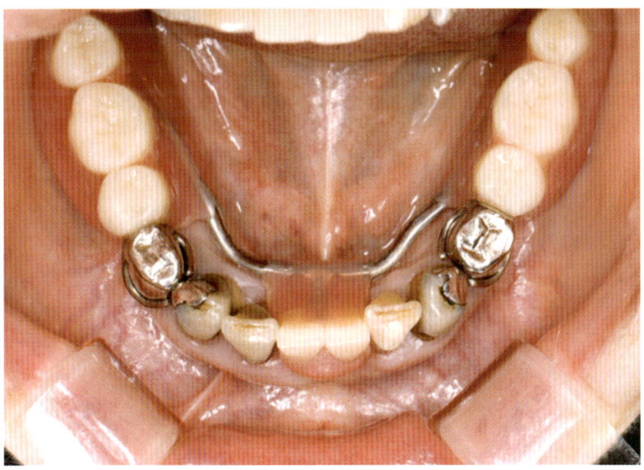

역시 '상악 의치가 쉽게 탈락한다'는 호소이다.

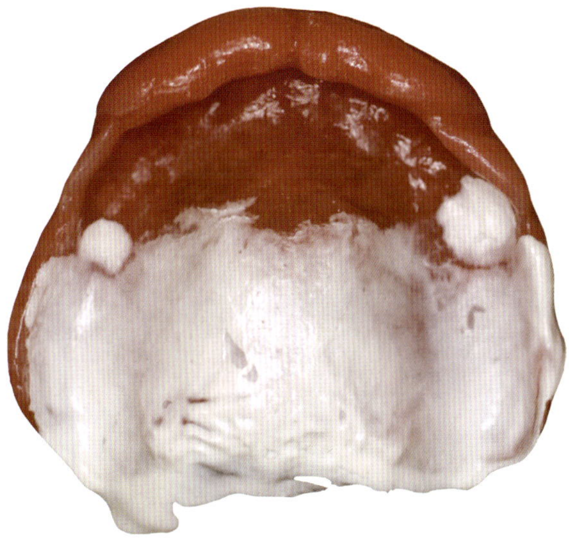

전치 저작에 의한 후연 봉쇄의 파괴

그림 15-9. 치료용 의치 장착.

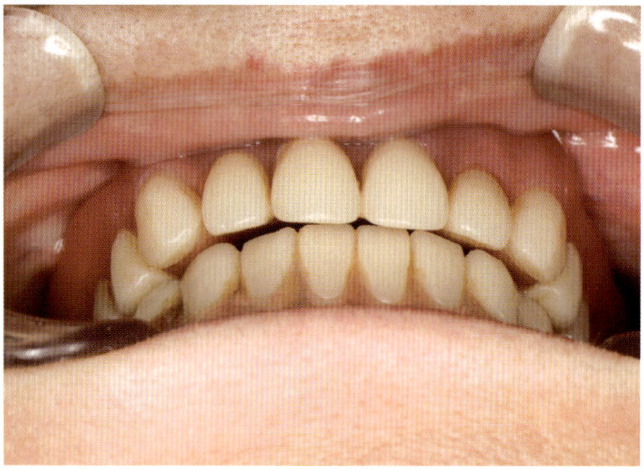

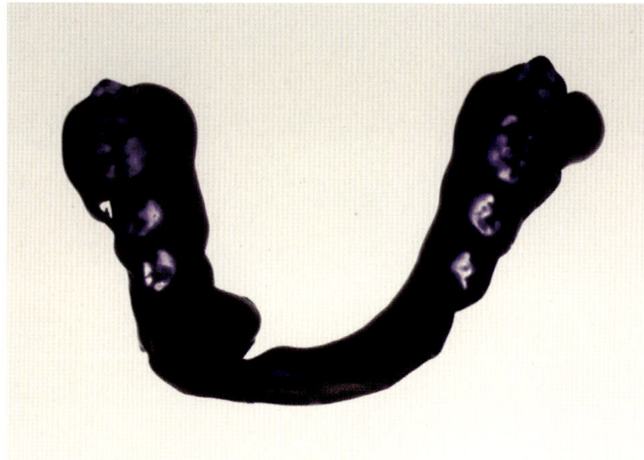

바이트용 실리콘: 소량의 교합조정 필요

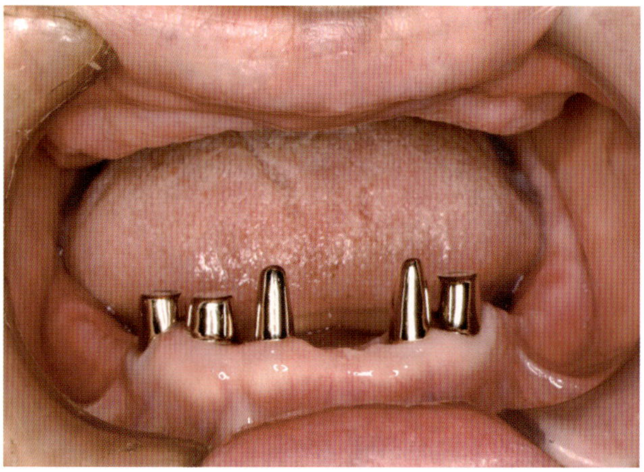

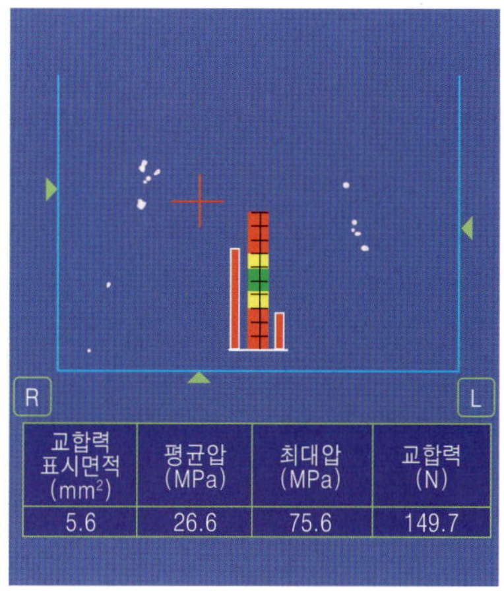

Dental occluzer(GC): 지대치 개수가 많은 쪽에 중심이 있는데, 교두감합 위에서 전치부 접촉이 없고 후방 저작이 달성된 것을 알 수 있다.

그림 15-10. 전치부의 clearance가 유지되고 있다.

그림 5-11은 치료 6년 후 상태이다.

의치를 완성할 때 전치부에 부여한 clearance가 6년 후에도 그대로 유지되어 높은 삶의 질을 달성한다. 그러나 류마티스가 악화되어 손가락의 움직임이 둔해져 의치의 적합과 동시에 치주병의 maintenance도 중요해졌다. 치아를 상실하는 것은 상악 의치의 안정에도 영향을 미친다. 국소의치의 성공은 하악위의 안정과 건강한 치주조직의 유지와 관련이 있다. 환자가 건강하게 통원할 수 있는 동안 치과위생사와 함께 구강 건강을 돕고 있다.

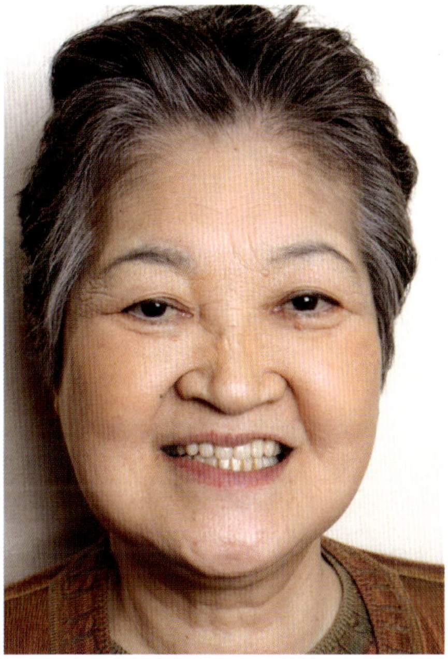

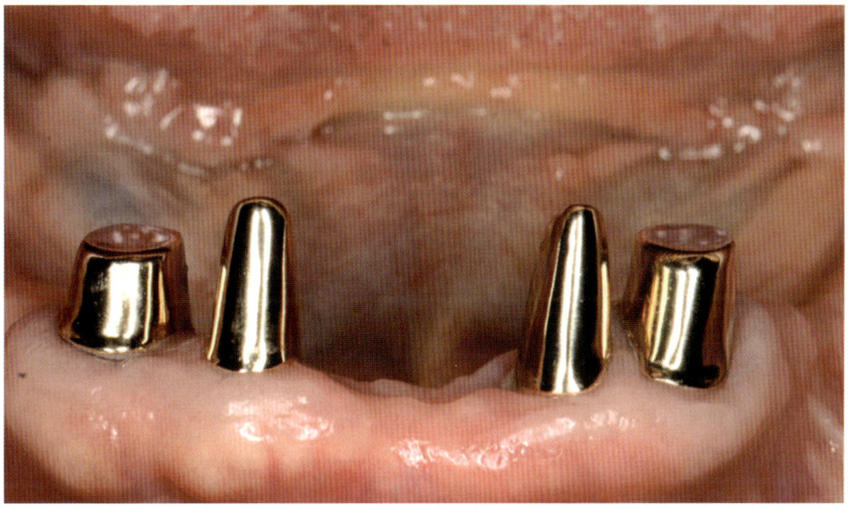

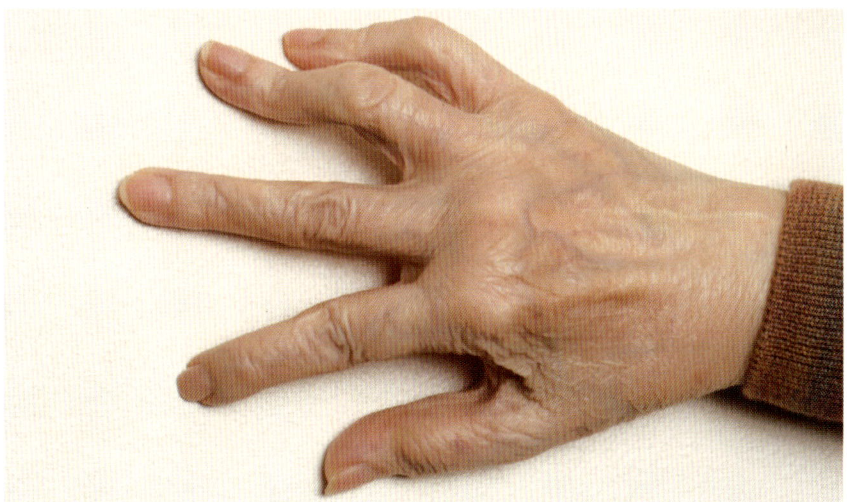

의치는 쾌조.
류마티스 때문에 손을 움직이지 못한다.
치주병과 maintenance가 중요해졌다.

류마티스

그림 15-11. 2013년(술후 6년).

2) 인터벌이 짧은 maintenance가 필요한 잔존 자연치와 이중관 denture의 조합(소극적인 대응)(그림 15-12~15-15)

이중관 denture를 제작하는 것이 성공 비법이라 해도 잔존치아를 모두 발수해 이중관 denture로 보철하는 데 동의하는 환자는 적다. 그때는 자연치의 치근막이 상악 single denture의 인공치와 직접 접촉하기를 원하므로 가능한 한 그 관계를 끊는 것이 바람직하다. 구체적으로 말하면 상악 의치에 접촉하지 않도록 전치부 clearance를 다소 많이 설정한다.

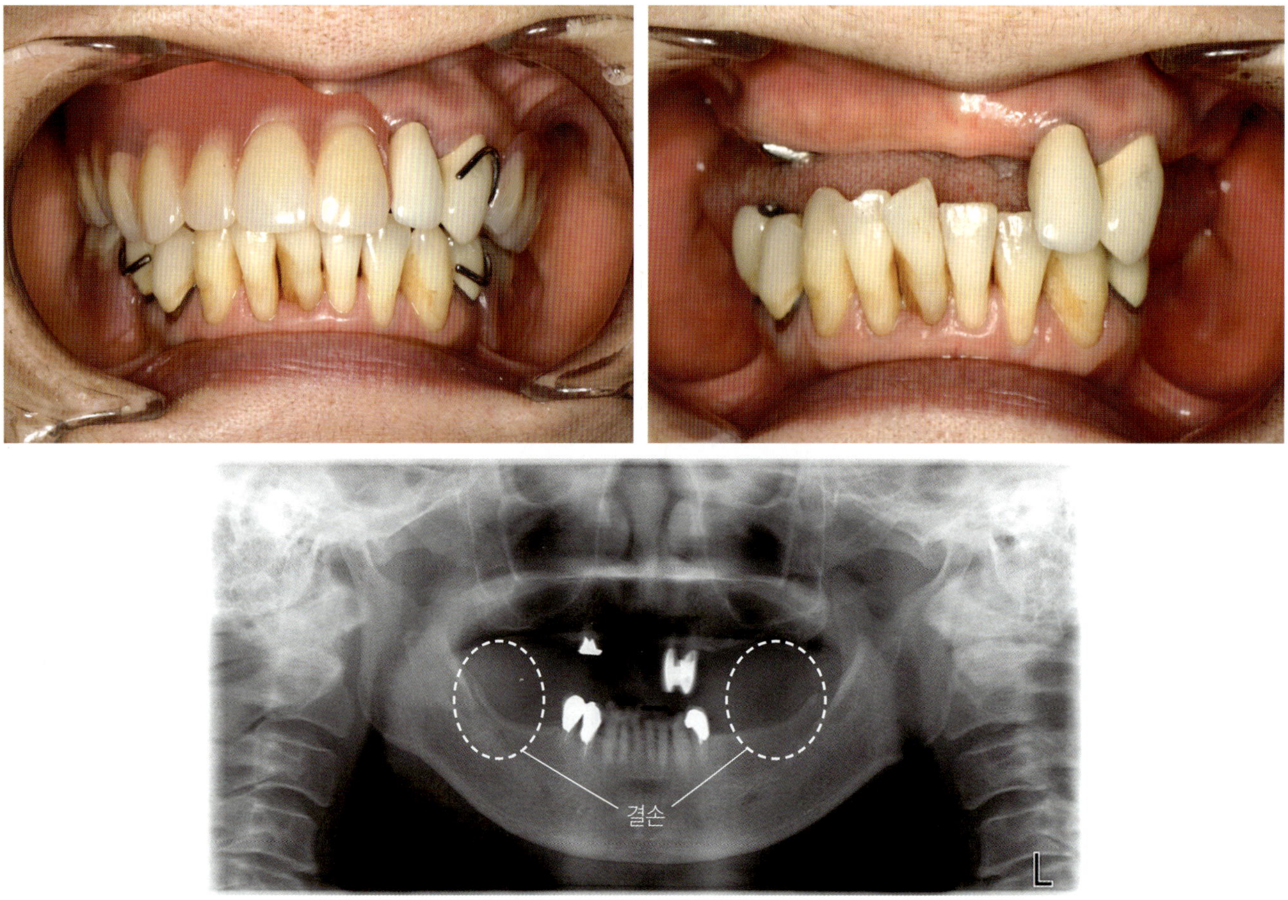

상악 전치의 동요와 통증을 호소하며 내원하였다. 상악은 잔존치를 발치하고 무치악이 된다고 설명하였다.
하악은 소구치군에서 전방의 치아가 잔존하였다. 남아 있는 치아를 발수 삭제하고 이중관 denture로 보철하거나 유리단부에 implant를 식립할 것을 권하였다. 그러나 생활치의 치수를 남기고 싶은 마음과 implant 수술에 대한 공포, 그리고 치료 예산을 고려해 좌우 2개씩 지대치가 있는 이중관 rigid type의 의치로 상악 의치를 안정시키기로 하였다.

그림 15-12. 초진 시.

Implant에 의한 하악 대구치 보철의 선택 항목

1. **하악 대구치부에 implant 식립**
2. **하악 이중관 denture**
3. **Implant & 하악 이중관 denture**

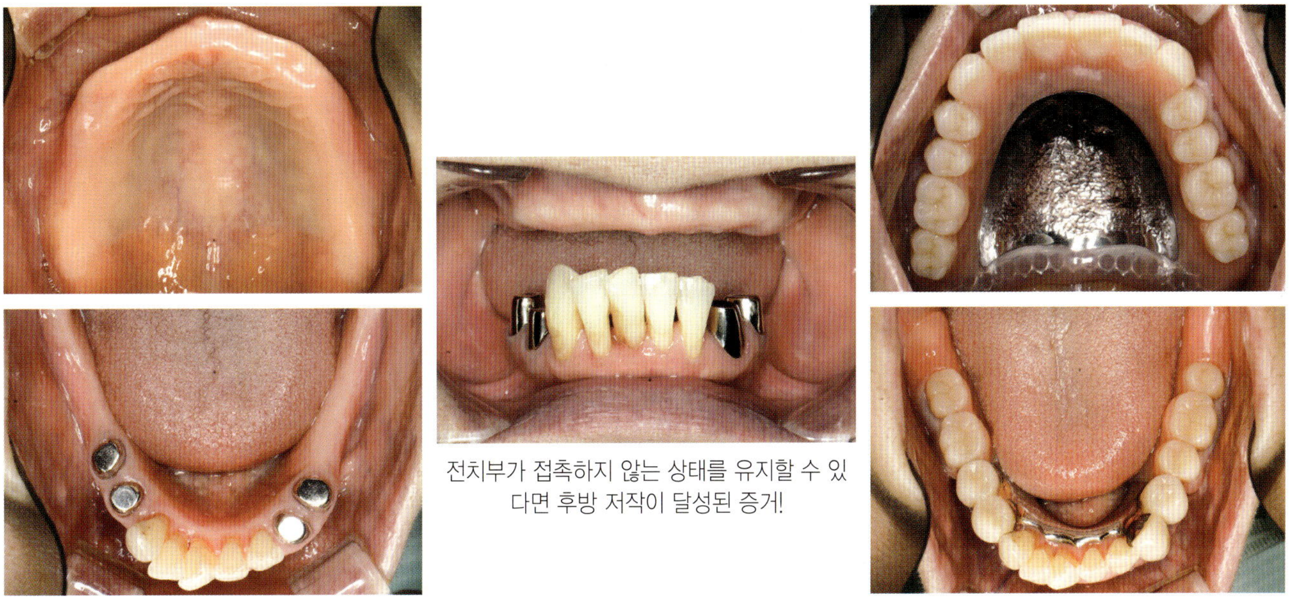

전치부가 접촉하지 않는 상태를 유지할 수 있다면 후방 저작이 달성된 증거!

무구개 의치 테크닉에서 소개하듯이 소구치부로 저작할 때 상악 의치가 전복하지 않도록 소구치 일부를 구개측으로 그리고 야자키의 균형면 삭제를 진행하였다.
지대치에는 magnet keeper를 부여하는데, 이중관의 파지 효과를 충분히 발휘하고 있어 외관측에 magnetic을 장착하지 않았다. 그러나 만에 하나 치근파절이나 치주병의 악화 등으로 지대치가 발치에 이르렀을 때는 의치의 유지와 안정을 달성하는 예비책으로 어떤 유지장치를 부여하는 것은 의치에 대한 보증 차원에서 중요하다.

그림 15-13. 완성 의치(무구개 의치와 동요의 궁리).

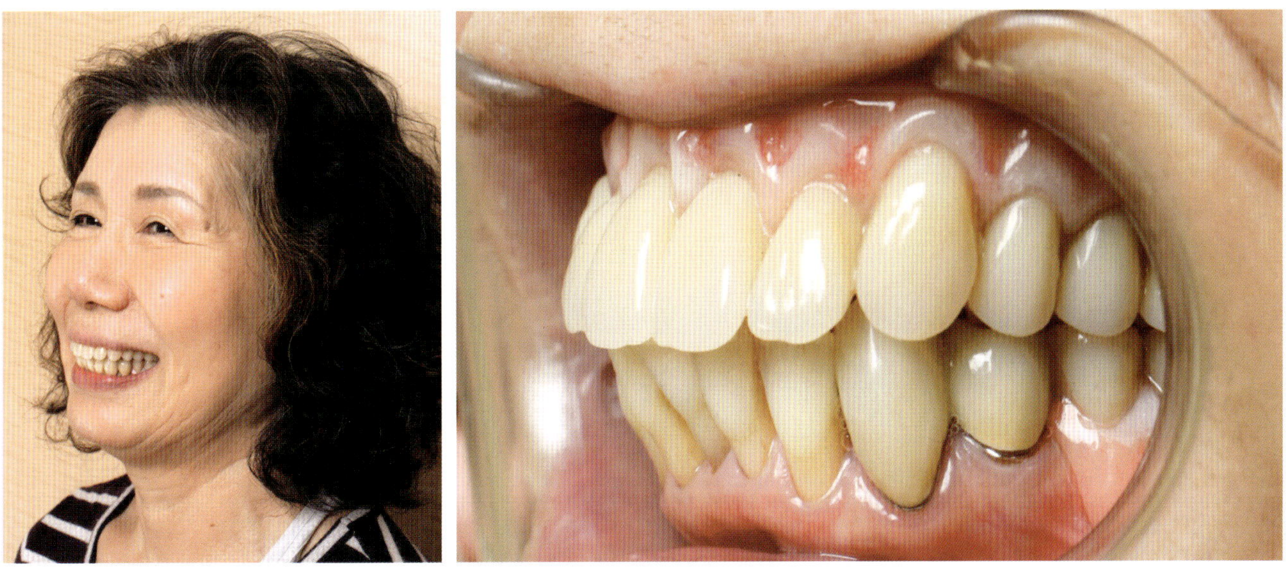

술후 3년 경과

상악 single denture와 하악 rigid type denture
잔존 생활 전치가 접촉할 때까지 하악이 회전 이동(counterclockwise rotation)할 가능성이 남아 있어 4개월 주기로 정기검진을 개시하였다.

그림 15-14. 술후.

전치 저작이 되지 않도록 정기검진을 통해 확인한다.
→ 전치가 접촉하는 경우는 교합을 조정해 대응한다.

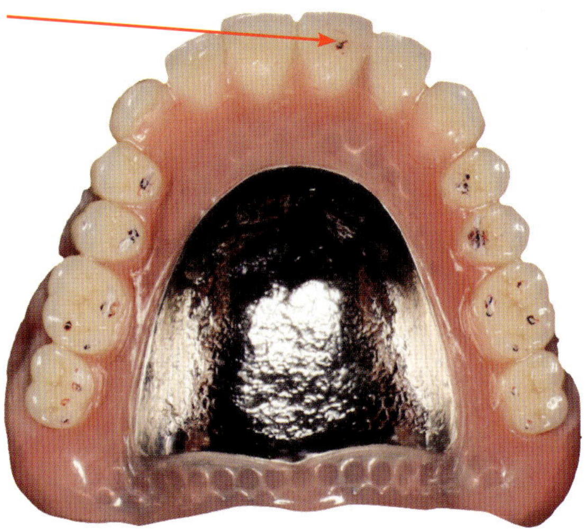

의치의 흡착에 의한 유지는 충분히 달성되었지만 전치의 접촉이 관찰되어 교합을 조정하였다.

그림 15-15. 술후 3년.

3) 1. 2를 도입한 implant 및 이중관 denture의 제작

보철 후 대구치부의 후방 저작을 장기적으로 유지하려면 이 방법이 가장 좋다.

Implant에 의한 하악 대구치 보철의 선택 항목

1. **하악 대구치부에 implant 식립**
2. **하악 이중관 denture**
3. **Implant & 하악 이중관 denture**

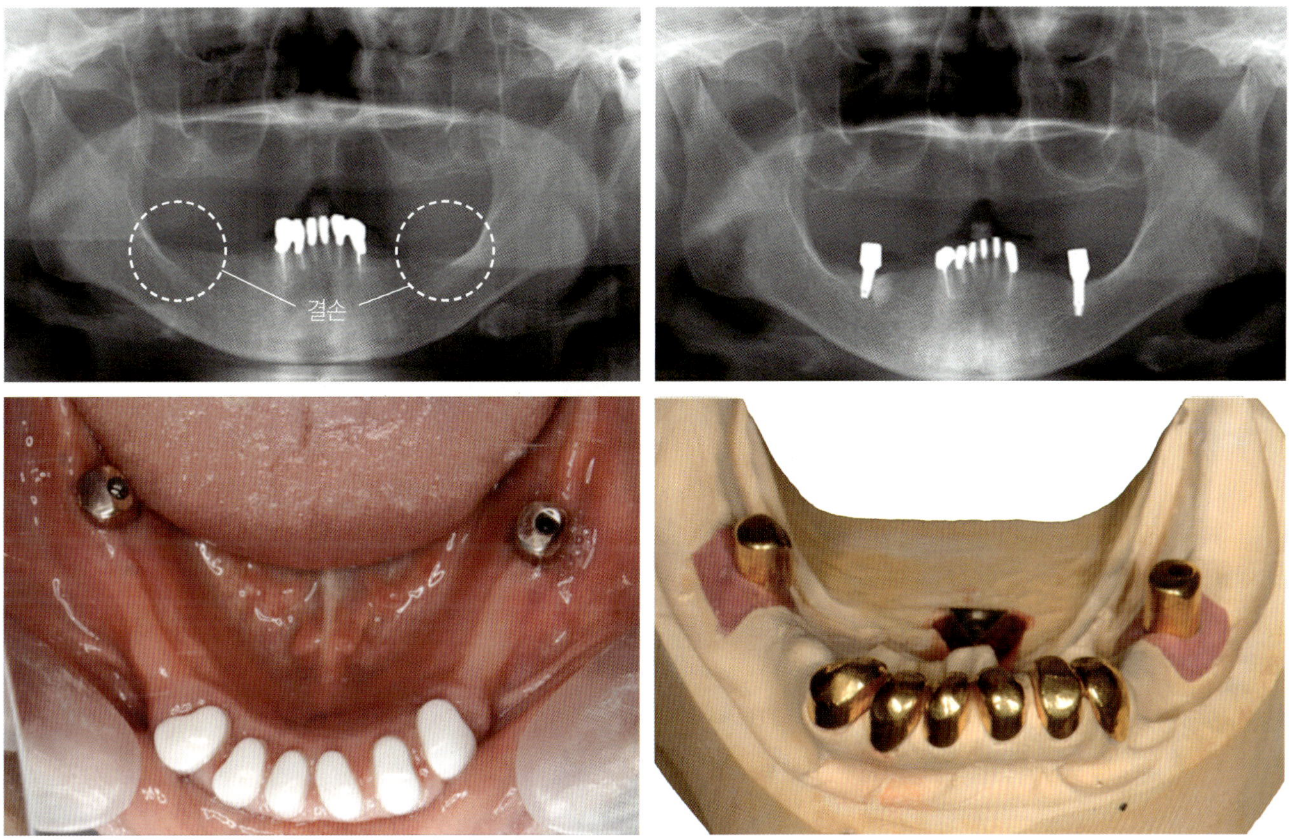

그림 15-16. 이중관 denture와 implant 보철.

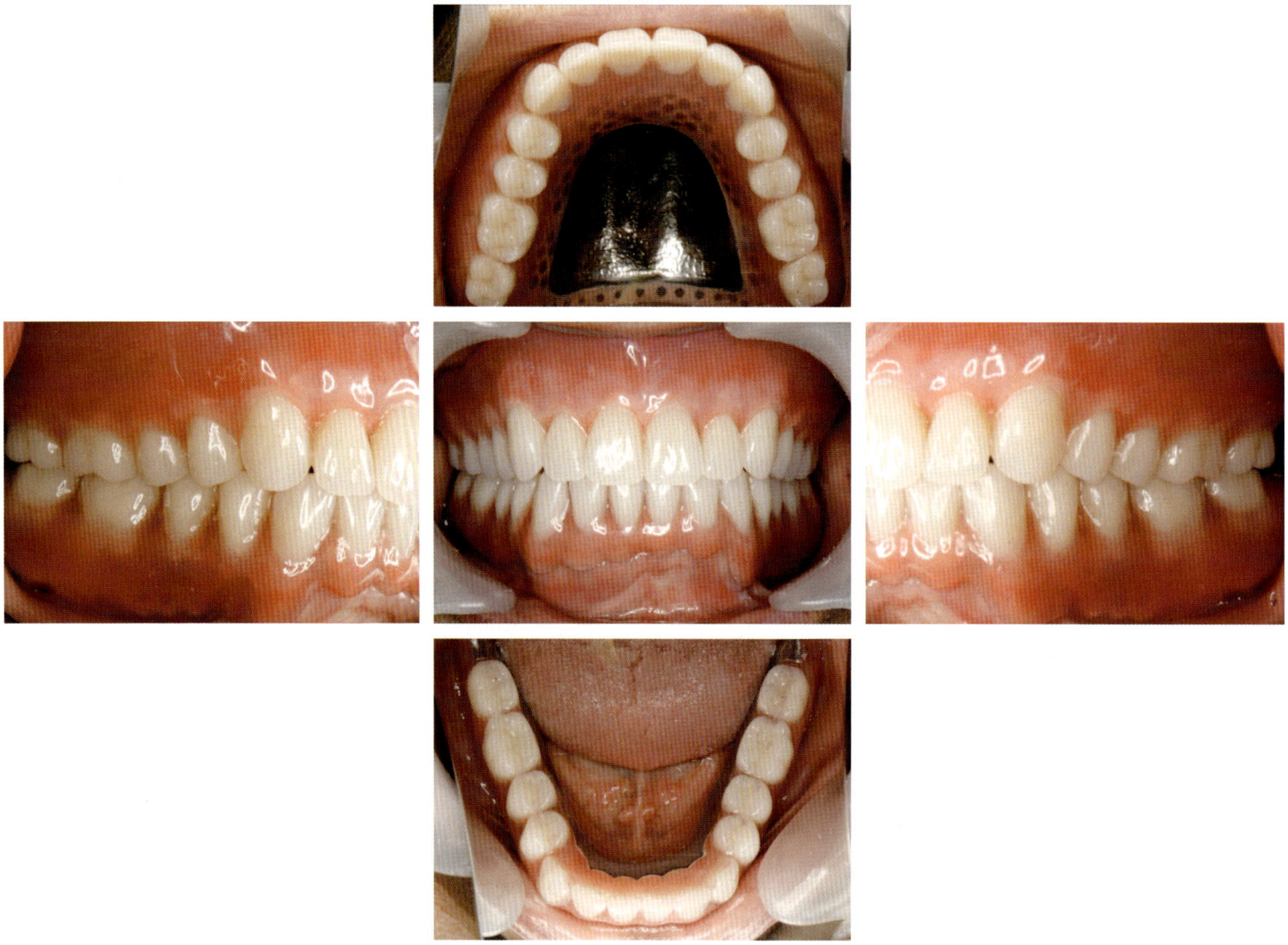

그림 15-17. Implant로 구치부 교합 지지를 획득하고 이중관 denture로 처리해 교합 시 전치부 치근막 감각을 간접화하고 후방 저작을 달성한다. (아베 외, 2011.[3])

결과

상악 single denture의 성공 비결

상악 single denture의 성공은 양측 대구치부로 안정된 교합을 얻음으로써 달성된다. 구치 저작을 달성하려면 어떻게 하는 것이 좋을지 생각하면서 대합측을 보철하면 큰 문제가 발생하지 않는다.

16. 무치악 증례에서 상악 Flabby Gum의 대처법

POINT

양측의 안정된 후방 저작을 달성하는 것이 최대 목표이다

상악 전치부 flabby gum 증례를 인상채득해도 전치부 치조제 점막이 곤약처럼 부드러운 조직으로 되어 있어 저작하면 의치가 전상방으로 이동해 탈락한다(그림 16-1). Flabby gum은 전치 저작의 과도한 자극으로 인해 전치부 치은이 염증성 치은조직으로 변화한 결과, 전치부에 골조직이 뒷받침하지 않는 유리 연조직이 남아 있는 상태를 말한다. 이 문제를 해결하려면 지금까지 '교합 시에 의치가 동요하지 않도록 인상을 채득할 필요가 있다'고 해 flabby gum을 변형시키지 않는 인상법, 즉 개인 tray의 flabby gum 부위를 도려내 flabby gum부를 무압 상태로 외부에서 인상하는 방법이 소개되어 왔다(그림 16-2). 또한 flabby gum부를 외과적으로 제거하고 정상적인 치조제 점막 상태로 회복시킨 후 인상하는 방법도 권장되어 왔다. 그러나 flabby gum에 대응해 무압 인상법이나 외과적 제거법을 실천해도 전치 저작 경향을 치료하지 못하면 시간 경과와 함께 전치부 치조제의 염증이 진행되어 flabby gum이 재발하는 길을 걷게 되는 경험을 한다. 그리고 flabby gum의 근본 원인인 전치 저작이라는 문제를 제거하지 못하면 사태를 해결할 수 없다. 따라서 상악 flabby gum 대처법의 초점은 전치 저작의 경향을 어떻게 배제하는지로 정해진다. 상악 전치부에 집중되는 힘을 '양측 대구치부의 안정된 후방 저작'을 얻는 데 목적을 두고, 교합력 집중 영역을 전치부에서 대구치부로 이동시킨다. 교합력 집중 영역을 후방으로 이동할 수 있다면 지금까지 과도한 자극으로 인해 염증 상태에 있던 flabby gum의 치은이 서서히 치유되고, 점막의 탄성은 남아 있지만 정상에 가까운 섬유성 치은으로 변화하게 된다. Flabby gum이 이런 치은조직으로 돌아가면 상악 의치가 탈락하는 일은 거의 사라지고 환자는 안심하고 생활할 수 있게 된다. 이번에는 상하악 무치악 및 상악 single denture에서 flabby gum을 대상으로 의치를 제작하는 법을 소개한다.

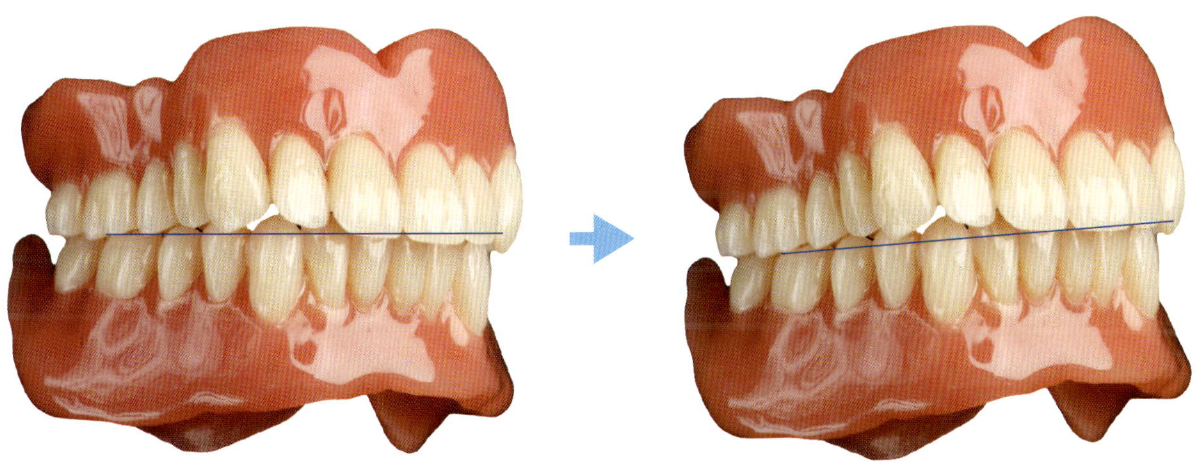

그림 16-1. 의치의 전상방으로 이동하는 이미지.

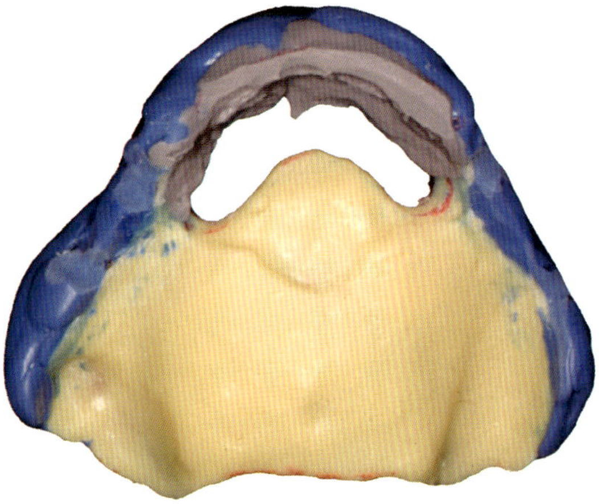

A

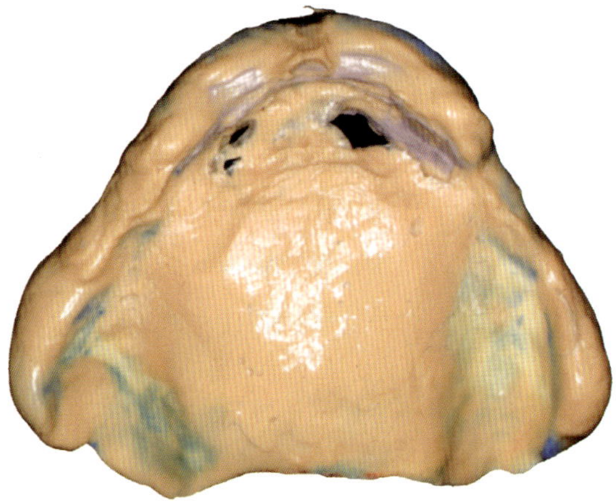

B~D

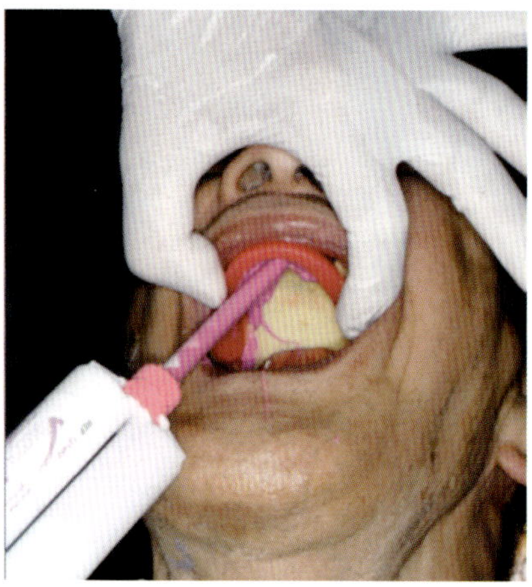

E

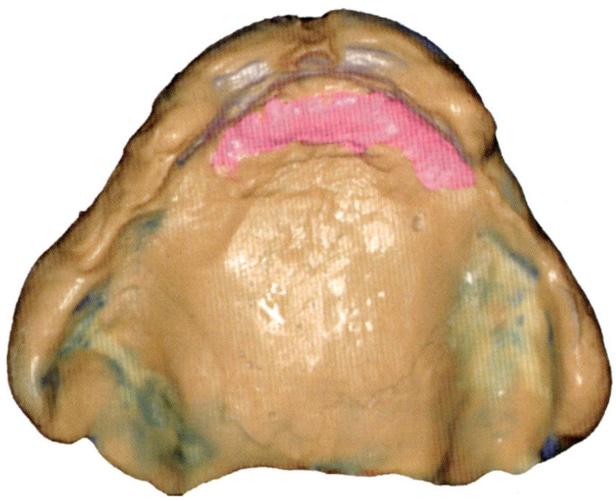

F

과거에 소개된 flabby gum부의 무압 인상법

그림 16-2. 기존 flabby gum의 인상법. **A,** Flabby gum부의 레진을 삭제해 제거한다. **B,** Compound 또는 유동성이 낮은 실리콘으로 변연을 형성한다. **C,** 유동성이 높은 인상재로 2차 인상한다. **D,** 구강 밖으로 꺼내 cut back한 곳에 들어간 인상재를 제거한다. **E,** 구강 내에 넣고 flabby gum이 변형하지 않도록 외부에서 인상한다. **F,** Flabby gum 인상의 완성.

1. 상하 무치악에서 전치 저작이 만든 flabby gum의 네 가지 원인

제1소구치에서 전치에 걸친 상악 인공치의 위치는 치조정보다 외측에 배열되고 외부 힘이 의치의 전복력으로 작용하는 의치 제작상의 문제도 더해진다. 정출한 하악 전치가 상악 의치를 밀어 올려 전치부 치조제는 큰 부담압을 강요받는다. 골흡수가 발생하기 쉬운 해부학적 이유나 유전적 요소가 더해지면 flabby gum이 되고 개구하면 의치는 쉽게 탈락한다.

① 유전적 요인(누구나 flabby gum이 되지는 않음)

하악 전방부에 똑같이 치아가 남아 있어도 flabby gum이 되는 환자와 되지 않는 환자가 있다. 현재 골흡수가 일어나기 쉬운 유전적인 프로그램의 차이가 결과를 좌우한다고 여겨진다(그림 16-3).

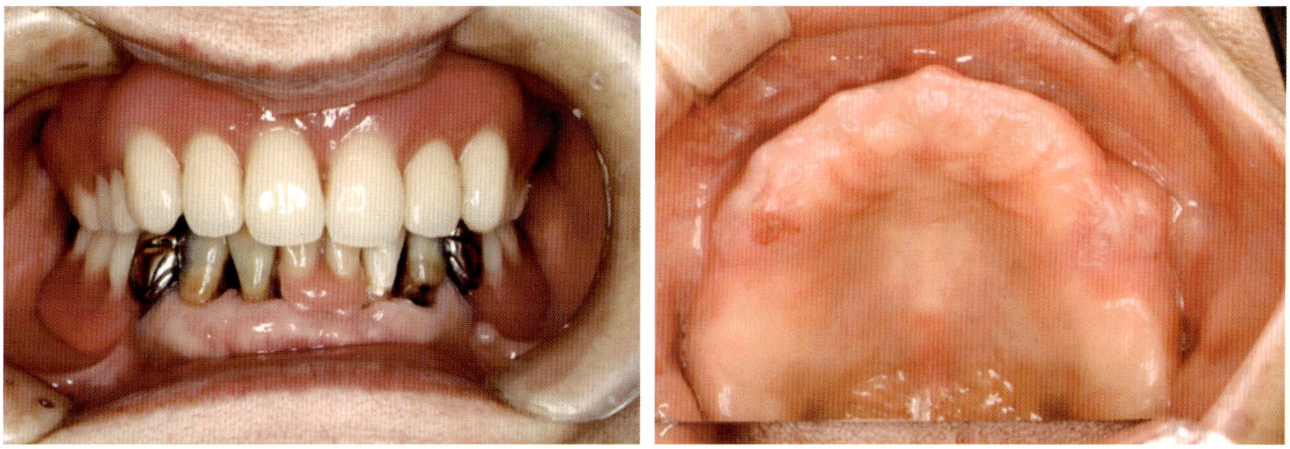

흡수되기 어려운 타입

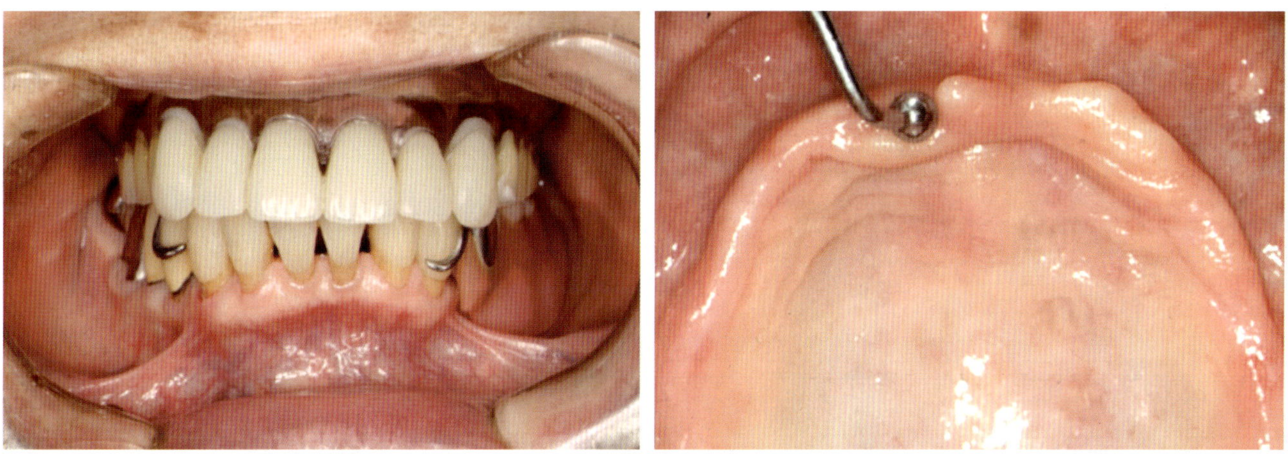

흡수되기 쉬운 타입

두 증례의 결손 상태는 동일하지만, 위의 증례는 flabby gum이 되지 않고 아래 증례는 flabby gum을 보인다. 이 차이는 유전적인 프로그램의 차이에 기인한다고 생각한다.

그림 16-3. 유사한 결손 상태와 flabby gum의 발현.

② 흡수되기 쉬운 전치부 치조제골(환자 공통)

상악 전치부의 섬유주(trabecula)는 성기고 흡수되기 쉬운 해부학적 조건을 가지고 있다(그림 16-4).

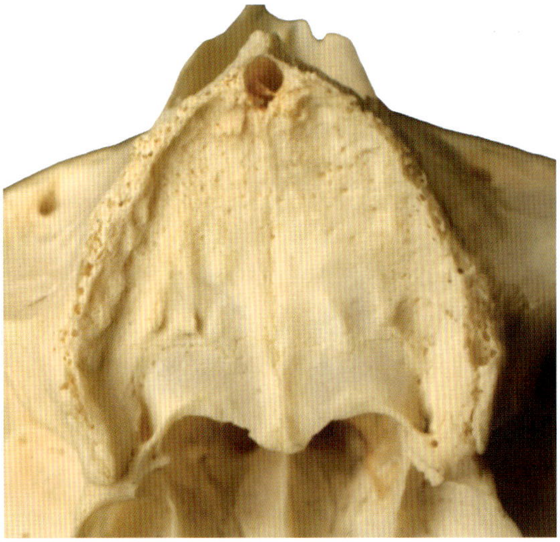

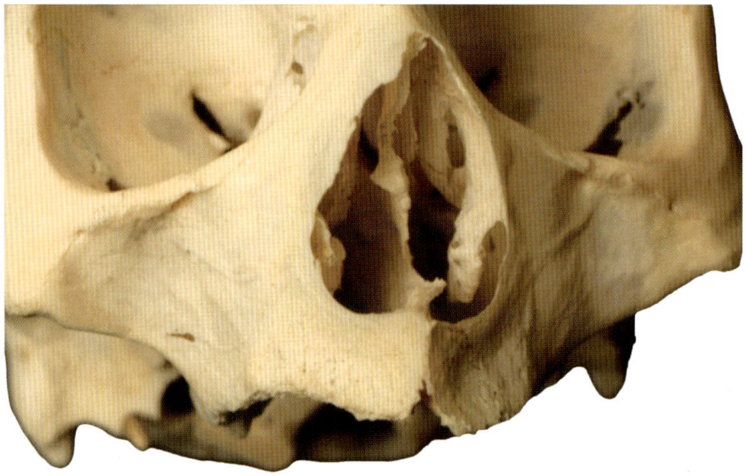

섬유주(trabecula)가 성긴 것을 알 수 있다.

그림 16-4. 흡수되기 쉬운 해부학적 요인.

③ 인공치 배열(전복을 막을 수 없는 #14~24의 배열 위치)

제1소구치의 전방 상악 인공치의 배열 위치는 치조정보다 전방에 위치하고, 가해지는 외력은 의치의 이탈 방향으로 작용해 전치부 치조제 영역에 큰 부담을 강요한다(그림 16-5).

제1소구치를 약간 안쪽에 배열해 의치의 안정을 높이는 방법은 과거부터 이용되어 왔다.

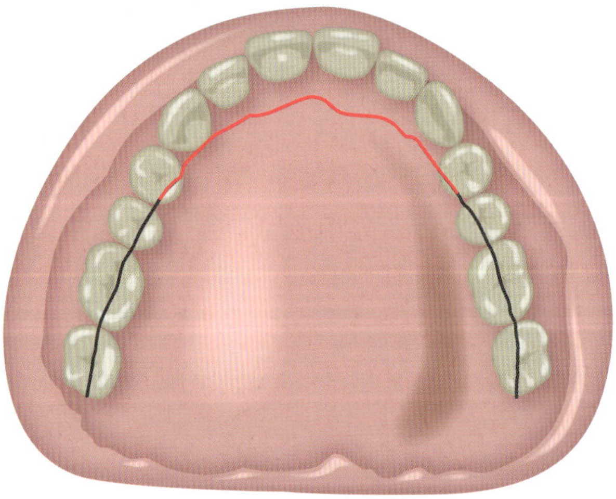

제1소구치 전방에 있는 상악 인공치의 배열 위치는 치조정보다 전방에 위치하고 외부 힘이 의치의 이탈 방향으로 작용해 전치부 영역에 큰 부담을 강요한다.

그림 16-5. 제1소구치에서 전방에 있는 상악 인공치의 배열 위치.

④ 후천적 문제(하악 회전 이동과 의치의 이동)

의치의 장기 경과를 추적하면 의치의 인공치가 마모해 하악의 수직적 고경이 감소하고 하악체가 하전방으로 역회전 이동[counterclockwise rotation(그림 16-6)이라 함]하면서 하악 의치가 전방으로 이동한다. 그리고 최종적으로 하악 전치가 상악 전치를 밀어 올려 전치부 치조제 점막부에 과잉 교합력이 가해지고 flabby gum을 형성한다.

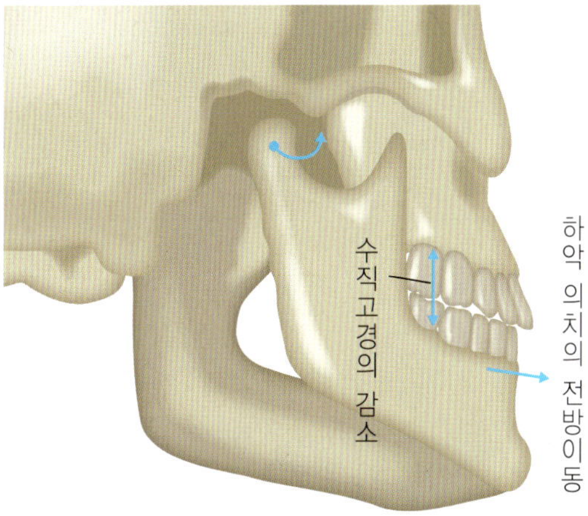

그림 16-6. Counterclockwise rotation.

2. Flabby gum의 대부분은 의치로 대응

상하악 무치악 증례에 대해 implant를 식립해 후방 저작을 달성하려고 생각하지만, 상악 전치의 flabby gum부에 implant를 식립할 정도의 골폭과 골량이 없는 경우가 많다. 또한 하악 구치부의 지지력을 높이기 위해 하악 대구치부에 implant 식립을 계획해도 마찬가지로 골량이 충분하지 않아 구치부 교합지지 영역의 확대를 노리는 implant 치료도 단념하는 경우가 대부분이다.

따라서 상악 flabby gum은 의치의 테크닉을 구사함으로써 해결하게 된다.

① 환자의 가르침을 임상에 피드백

이번에는 flabby gum으로 고생하다가 내원한 환자의 의치를 살펴보자.

2개의 의치 내면에 sheet type과 paste type의 접착제가 의치상 내면 전체에 깔려 있다(그림 16-7). 이렇게 하지 않으면 생활이 불가능하다고 한다.

Flabby gum 환자가 의치를 쾌적하게 사용하려면 우리들이 평소에 relief하는 정중구개부도 힘을 부담하는 장소로 이용하지 않으면 의치의 기능을 발휘할 수 없다(그림 16-8). 구체적인 해결책으로 경구개부에 연성 이장재를 사용해 구치부 내압 면적을 확대하고 후방 저작을 완성한다. 결국 전치 저작 경향이 사라지고 전치 flabby부의 교합자극이 감소해 flabby gum은 섬유성 단단한 조직으로 변화한다.

또한 의치의 순측 의치상연이 두꺼워지는 것도 특징적이다. 이러면 폭이 넓은 전치부 flange에 의해 전치부 support가 완성되는 것을 알 수 있다.

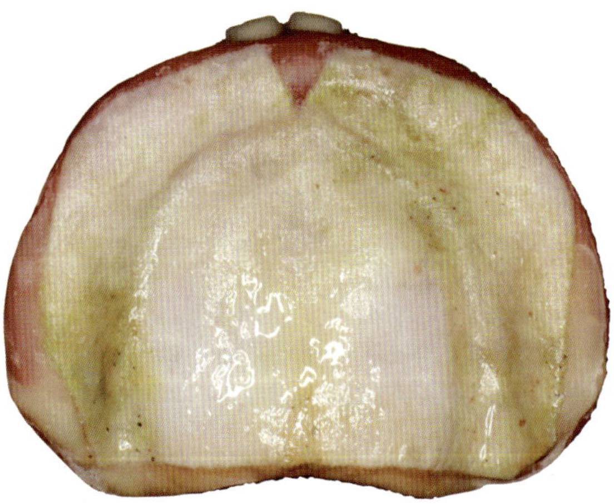

큰 의치에 시트 접착제를 사용

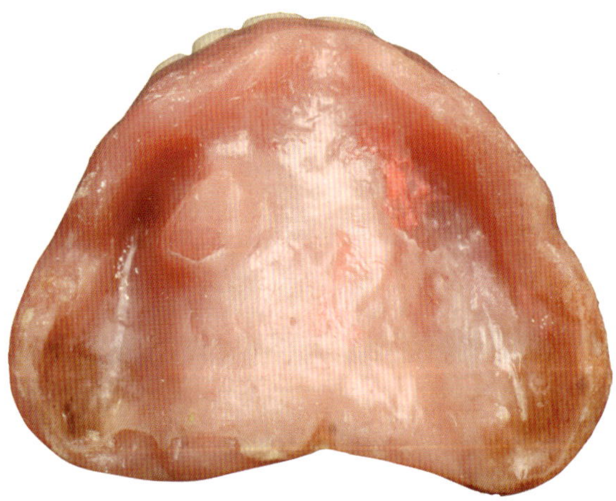

의치 내면 전체에 paste 타입의 접착제 사용

그림 16-7. 상악 의치가 불안정해 내원한 환자의 피드백.

■ 내압 면적의 충분한 획득과 상악 의치의 전방 이동 억제

■ 보통은 relief하는 정중구개부 ■ Flabby gum부

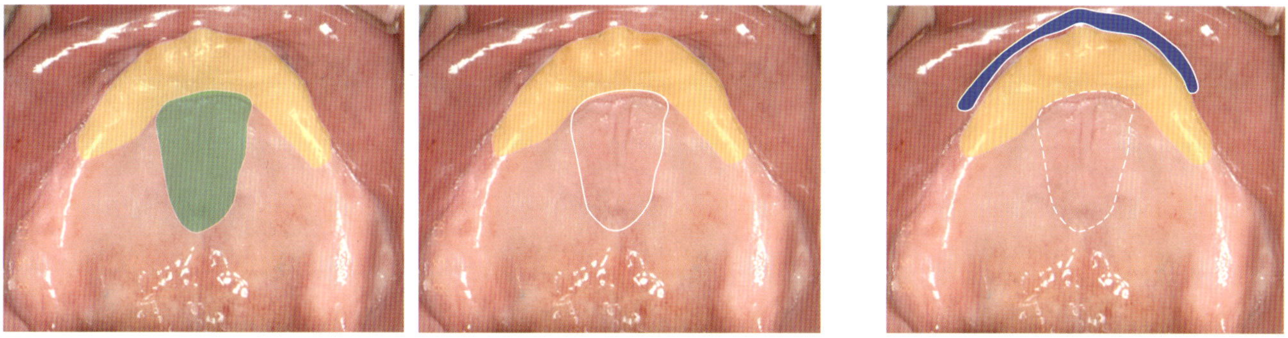

좌측 그림처럼 보통 relief하는 정중구개부와 염증성 flabby gum부를 제거하면 이용할 수 있는 내압 영역이 비교적 좁은 것을 알 수 있다. 후방 저작을 확립할 정도의 충분한 내압 면적(교합지지 영역)을 획득하려면 평소 이용하지 않는 정중구개부(녹색)도 내압 영역으로 적극적으로 이용할 필요가 있다.

또한 상악 의치가 전상방으로 이동하지 않도록 비하부의 flange를 두껍게 인상한다. 이 인상 테크닉으로 의치의 변위를 억제하고 flabby gum부의 자극이 감소한다. 또한 저작 시 의치의 동요가 감소해 기능이 향상된다(파란색).

그림 16-8. 내압 면적의 획득과 상악 의치 전방 이동의 억제.

3. 무치악 증례에서 상악 flabby gum의 임상

① 대악 관계가 전방으로 열리고, 상하 모두 치조제 흡수가 진행된 flabby gum 난증례(그림 16-9)

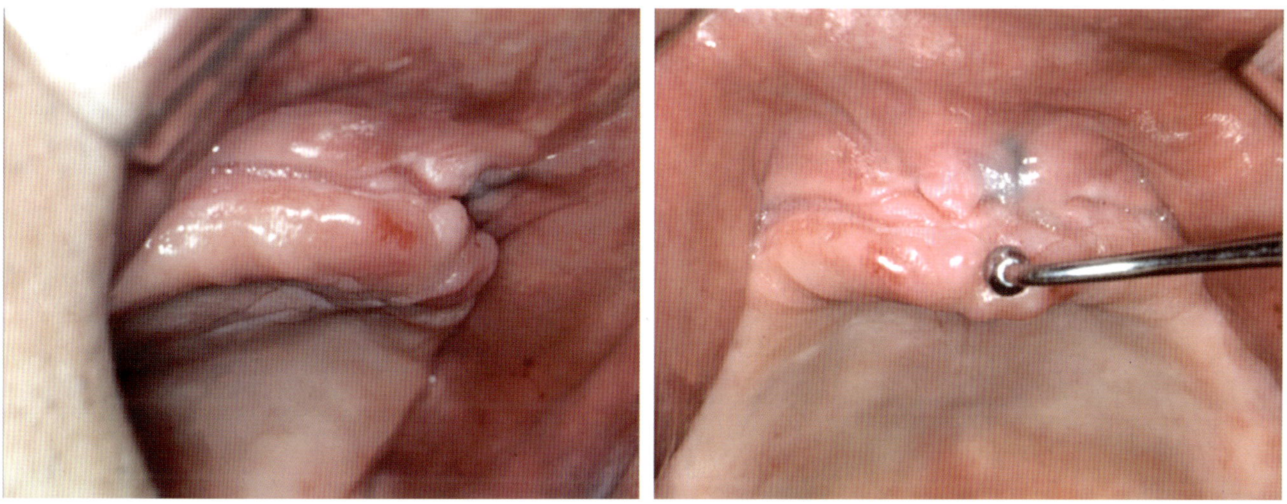

그림 16-9. 상악 전치부의 flabby gum. (아베 외, 2011.[3])

Flabby gum에 대한 성공 전략은 3단계로 나눌 수 있다. 의치 제작기, 완성 의치를 이용한 6개월에서 1년의 의치 이동 기간, flabby gum 치유 후 maintenance이다.

치료 목표: 전치 저작 습관을 제거하고 대구치부의 후방 저작을 달성한다. Flabby gum부의 염증이 치유되고 부드러운 flabby gum이 섬유성 조직으로 변화된다. 그리고 그 상태를 오랫동안 유지한다.

① Stage 1(의치 제작의 핵심)

구체적으로 설명하면 다음과 같다.

1) 상악 전치부의 의치상연을 두껍게, 그리고 flabby gum부를 후방으로 밀어 전방으로 접힌 flabby gum을 펴면서 무압 상태에서 인상한다.
2) 교합 시에 구개부의 단단한 조직에 힘이 가해지듯이 경구개부에 탄성 이장재를 사용한다(후방 교합 지지 영역의 확대).
3) Flabby gum부에 가해지는 교합압의 자극을 해소하기 위해 상하 전치부에 큰 clearance를 부여한다.
4) 제1, 2소구치부를 구개측에 배열하고 의치의 전복을 방지하는 경우도 있다(무구개 의치의 인공치 배열에 준한다).

■ 의치 제작 과정(그림 16-10~16-12)

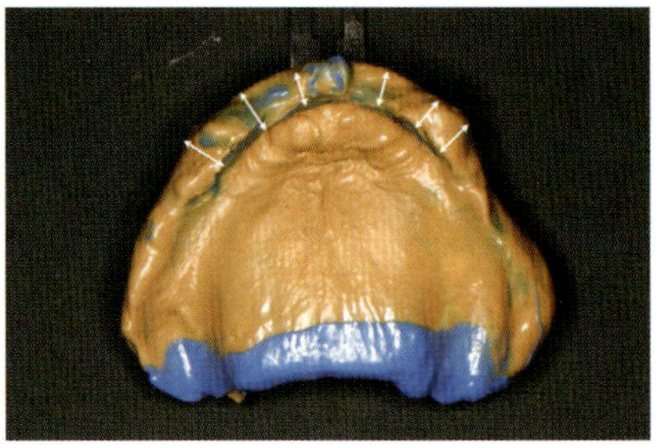

순측 변연부의 두께를 인상으로 확보하면 구륜근에 의한 의치의 유지와 동시에 비하골부의 단단한 조직을 이용해 의치를 support할 수 있다. 또한 flabby gum부를 무압으로 인상하면 기능 시 기계적 자극으로부터 flabby gum부의 변형을 피할 수 있고 상악 의치의 전상방 이동도 억제할 수 있다.

그림 16-10. Flabby gum 인상의 key point.

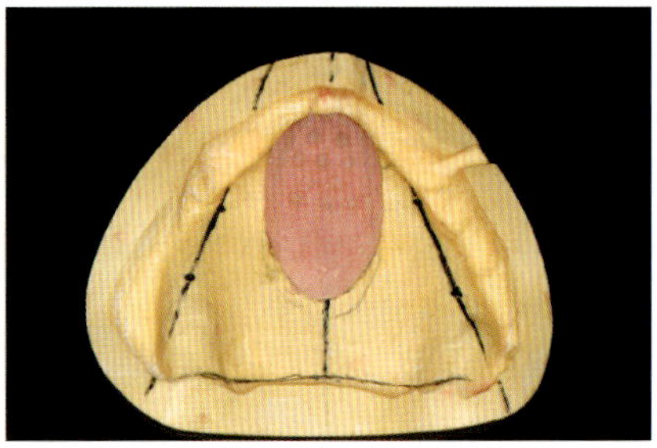

정중구개부에 연성 이장재를 사용하고 적극적으로 내압 영역을 확대한다. 이를 통해 교합 지지 영역이 확대되고 구치부의 후방 저작이 획득된다(사진은 Nissin 후지오라이너 사용). 연성 이장재의 열화를 고려하면 지금은 GC의 파렛트 레진이 최적의 연성 이장재라 할 수 있다.

그림 16-11. Flabby gum 기공의 key point ①.

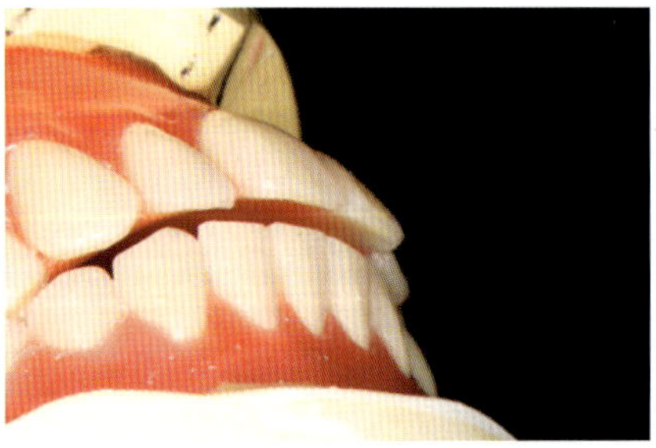

염증이 해소되어 flabby gum부의 형태가 점차 축소되고 있다. 염증이 완전히 치유될 때까지 약 6개월~1년의 치유 기간 동안 상하악 전치부에 충분한 clearance를 부여하고 flabby gum부가 교합 시 자극의 영향을 받지 않도록 할 필요가 있다. 이 기간 동안 충분한 clearance를 상하 전치 간에 부여하면 전치부로는 씹을 수 없게 되고 결과적으로 구치부의 후방 저작 습관이 생긴다.

그림 16-12. Flabby gum 기공의 key point ②.

■ Flabby gum 인상 테크닉(그림 16-13~16-18) (아베 외, 2011.[3])

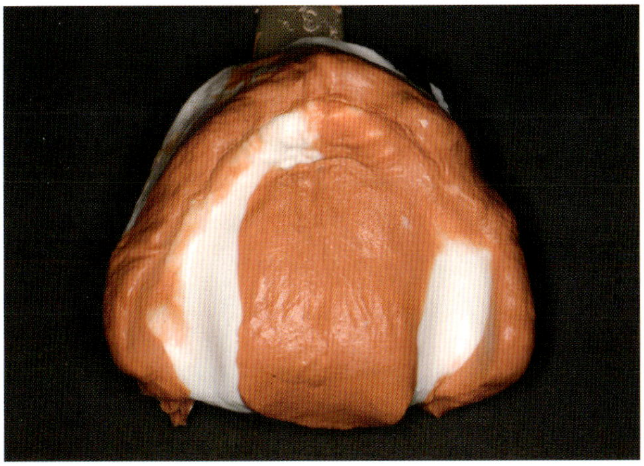

그림 16-13. 상악 예비인상.

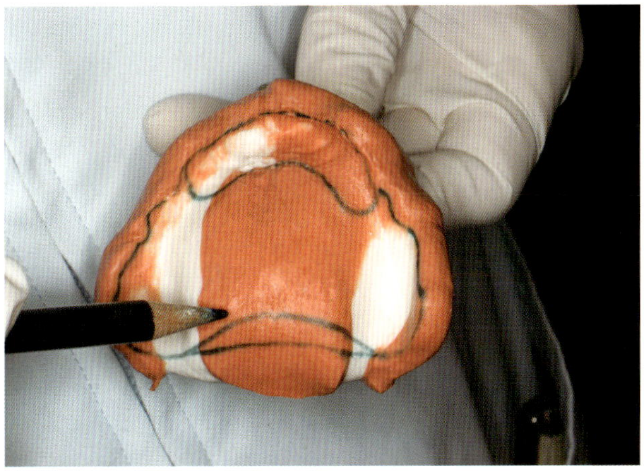

그림 16-14. 개인 tray의 설계선과 flabby gum 영역.

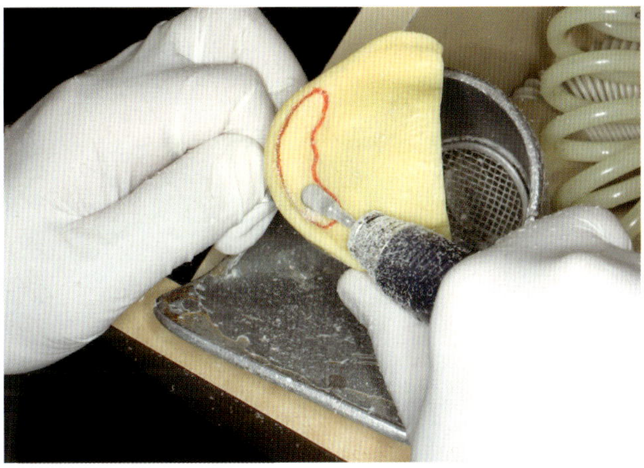

그림 16-15. Flabby gum 영역을 삭제한다.

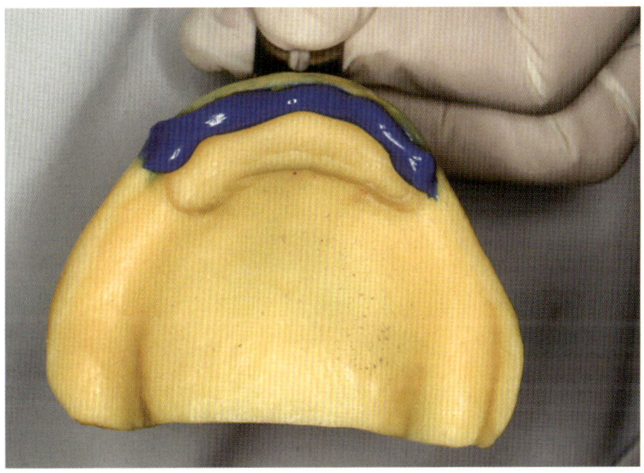

그림 16-16. Flabby gum부에 virtual heavy body type을 축성한다.

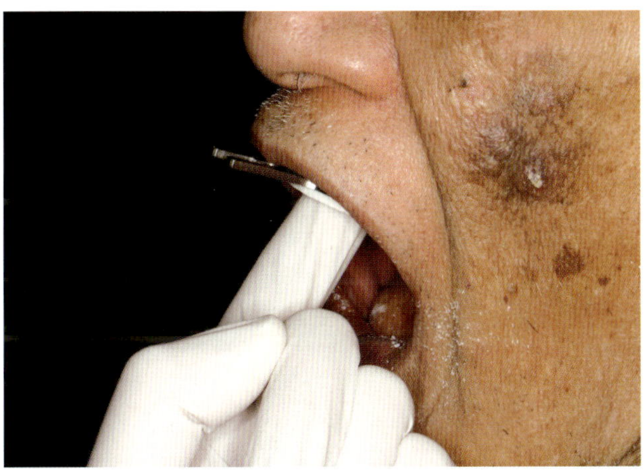

그림 16-17. Tray를 상후방에 압접하고 flabby gum부를 후방에 세운다.

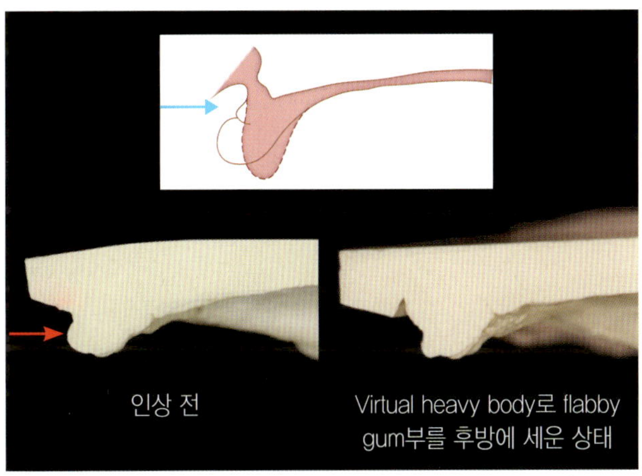

그림 16-18. 인상할 때 전방으로 넘어간 flabby gum을 일으켜 세운다.

■ Flabby gum 인상 테크닉(*계속.* 그림 16-19~23)(아베 외, 2011.[3])

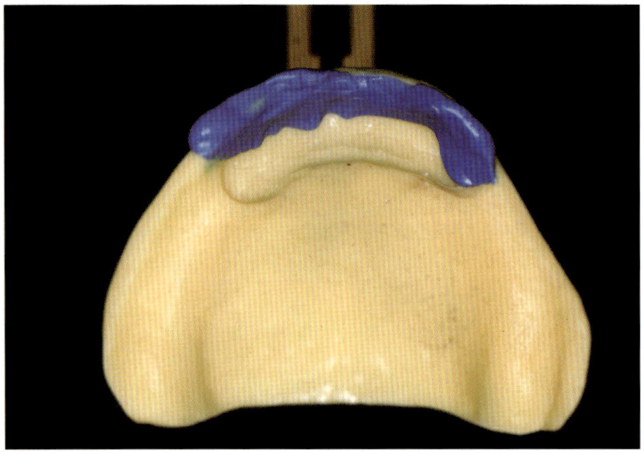

그림 16-19. 후방으로 세운 flabby gum.

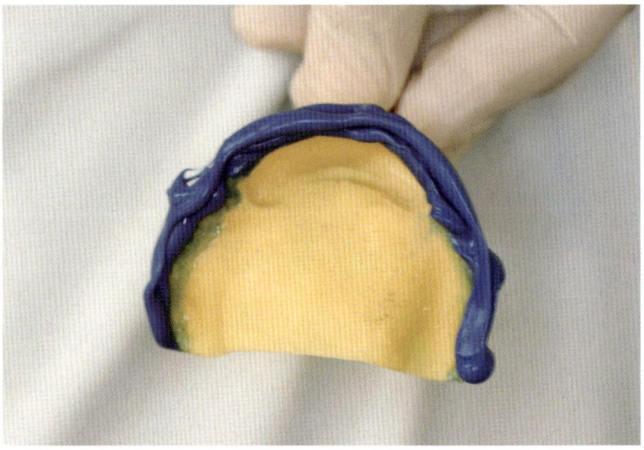

그림 16-20. Virtual heavy body type을 협순측에 축성한다.

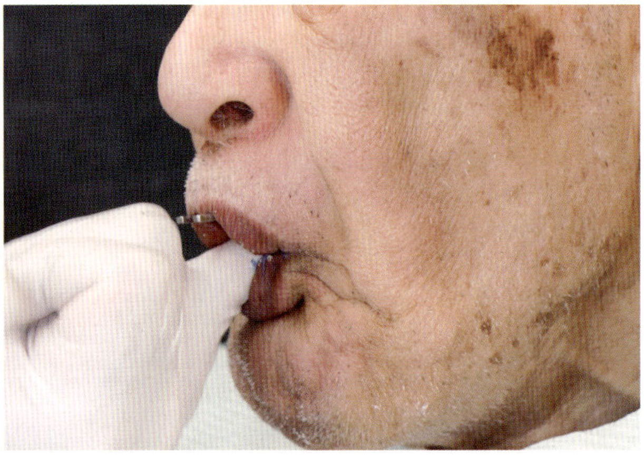

그림 16-21. 가볍게 손가락을 빨게 한다. 강하게 빨지 않는 것이 중요하다.

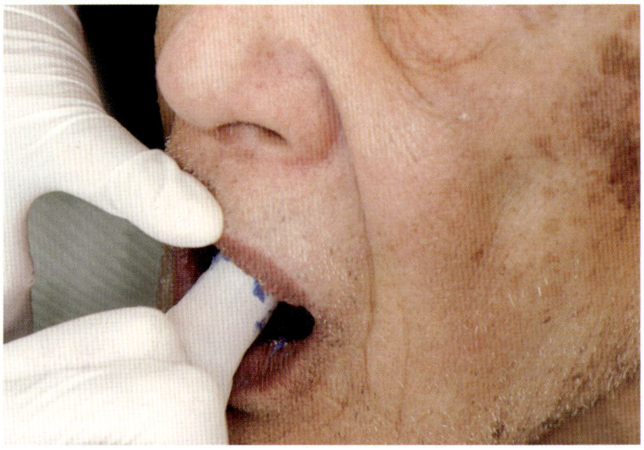

그림 16-22. 입술을 가볍게 쓰다듬는 정도가 좋다. 입술을 강하게 아래로 잡아당기지 않는 것이 변연부에 인상의 두께를 만드는 요령이다.

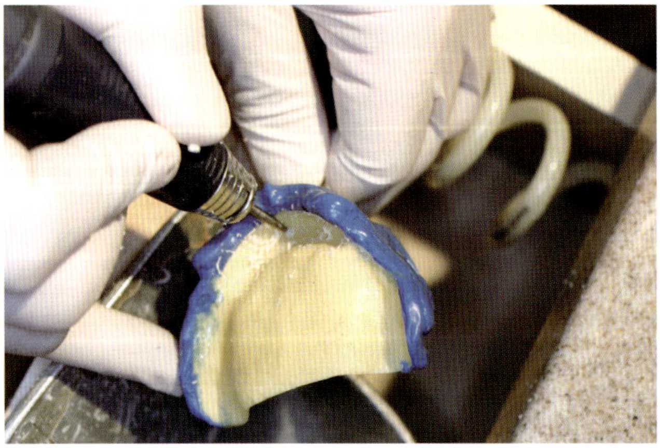

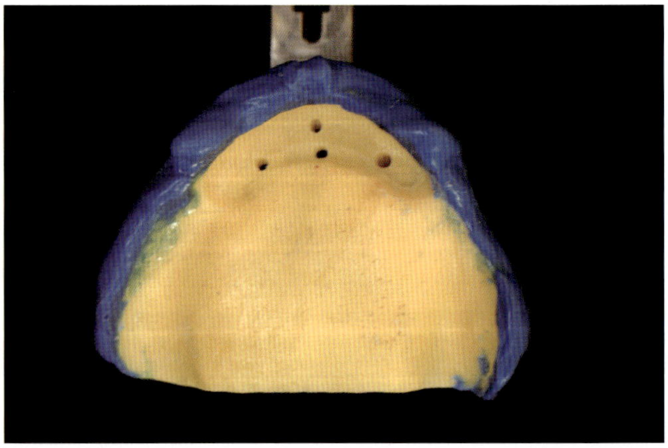

그림 16-23. 실리콘으로 일차 인상 종료 후, flabby gum이 중증일 때는 flabby gum부의 개인 tray를 cut back한다. 중등도라면 직경 3mm의 라운드버로 구멍을 뚫는다.

■ Flabby gum 인상 테크닉(*계속*, 그림 16-24~16-27) (아베 외, 2011.[3])

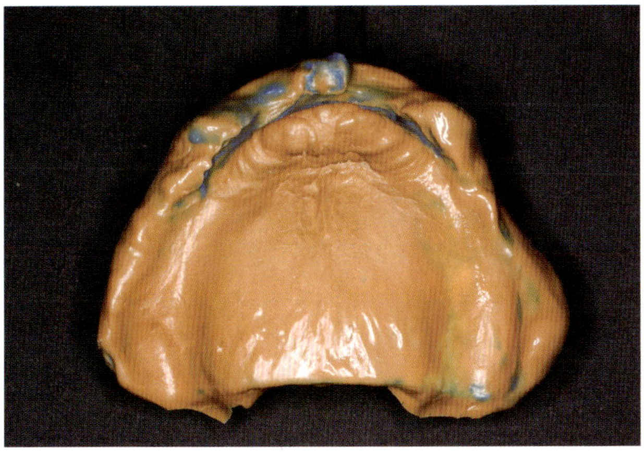

그림 16-24. Virtual light body로 정밀 인상할 때 술자가 입술이나 뺨을 강하게 잡아당기지 않도록 주의한다.

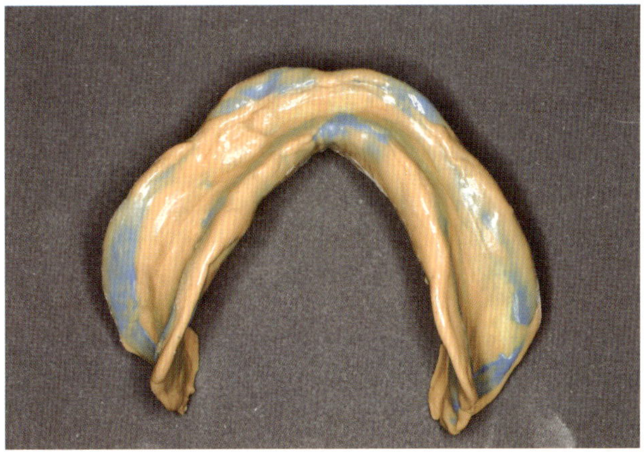

그림 16-25. 이어서 BPS법대로 하악 정밀 인상을 채득한다. 하악 총의치 흡착의 기본 인상 시 다섯 가지 동작을 실시한다.

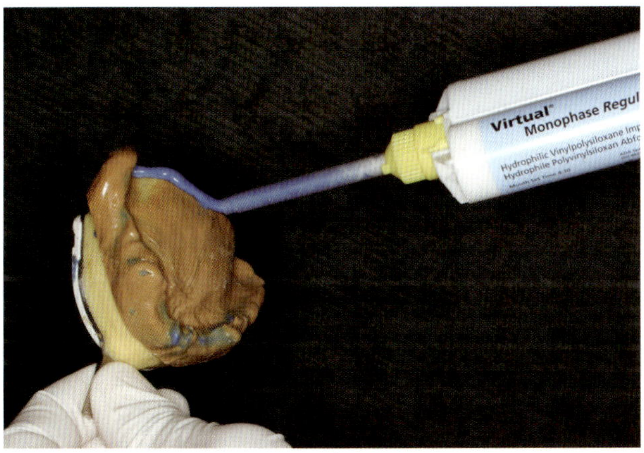

그림 16-26. Flabby gum 증례는 상하악 인상체가 교합하면 상악 인상체가 전상방으로 이동하고 후연 봉쇄가 헐거워지는 경향을 볼 수 있으므로 Virtual light body 또는 Monophase를 사용해 후연 봉쇄를 완성한다.

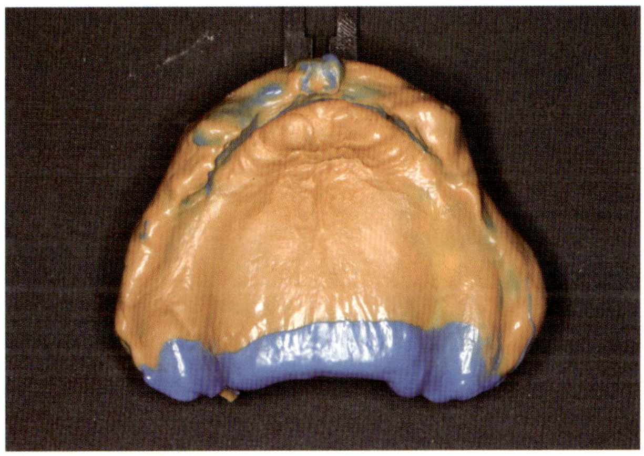

그림 16-27. 기능적 post dam이 형성된 후에 완성한 상악 flabby gum 증례의 인상체.

② Stage 2(장착 후 의치의 이동)

충분한 상하 전치부 clearance를 부여하고 lingualized occlusion의 교합관계로 의치를 완성한다. 6개월~1년에 걸쳐 상하악의 의치가 완성 의치에 부여한 clearance를 없애듯이 이동하므로 2개월에 1회 정도 교합을 조정한다(그림 16-28). 그동안 접촉하지 않도록 flabby gum부의 의치 내면을 삭제한다. 증례에 따라서는 교합을 더 짧은 주기로 조정하기도 한다. 치료 기간 동안 의치의 이동은 대부분 하악체의 counterclockwise rotation(시계 반대 방향의 회전 이동)이라고 생각한다. 이 기간 동안 후연 봉쇄가 파괴되어 의치의 탈락이 걱정되는 경우에는 구강 내 직접법으로 후연 봉쇄(relining)를 한다. 시간이 경과하면 flabby gum의 염증이 치유된다.

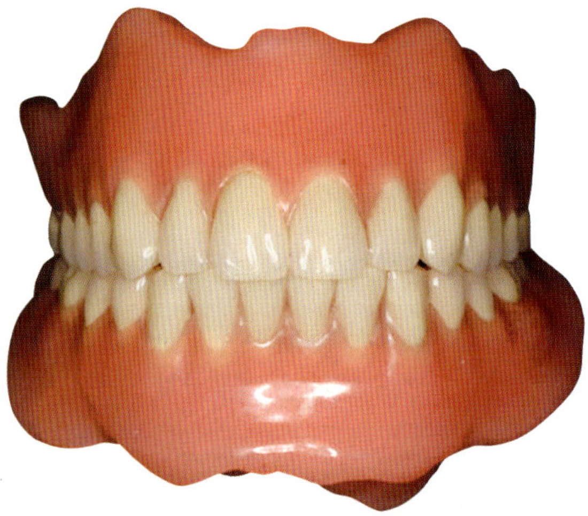

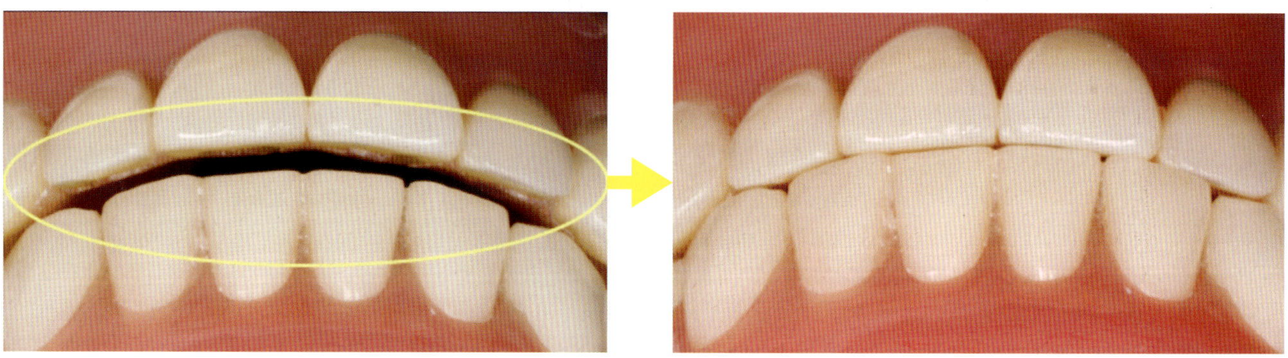

의도적으로 부여한 전치부의 넓은 clearance

1년 후

그림 16-28. 상하악의 의치가 완성 의치에 부여한 clearance를 없애듯이 이동하므로 그 동안 정기적으로 교합을 조정한다. (아베 외, 2011.[3])

③ Stage 3(maintenance: 교합조정) (그림 16-29, 16-30)

Flabby gum부의 염증이 사라지면 부종성 조직이 섬유성으로 변화되고 그 후에 의치로 사용할 수 있다.

술후에는 6개월 주기로 정기 내원을 해 하악 전치의 절단부, 상악 전치 설측면을 삭제 조정해 flabby gum의 재발을 예방하는 것이 환자의 쾌적한 생활을 유지하는 데 중요하다.

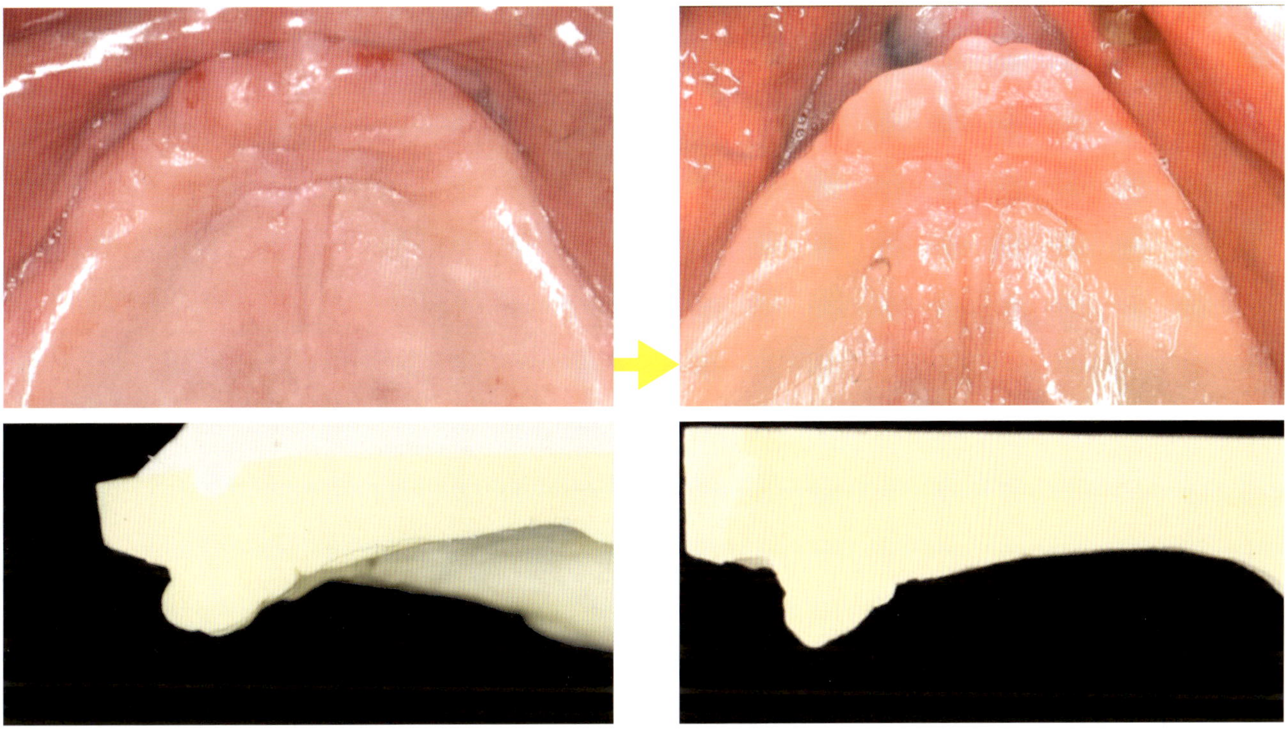

초진 3년 후

Flabby gum이 축소되고 염증도 해소되었다. 환자는 상악이 탈락되지 않고 쾌적한 생활을 한다.

그림 16-29. 초진 3년 후 flabby gum부의 비교.

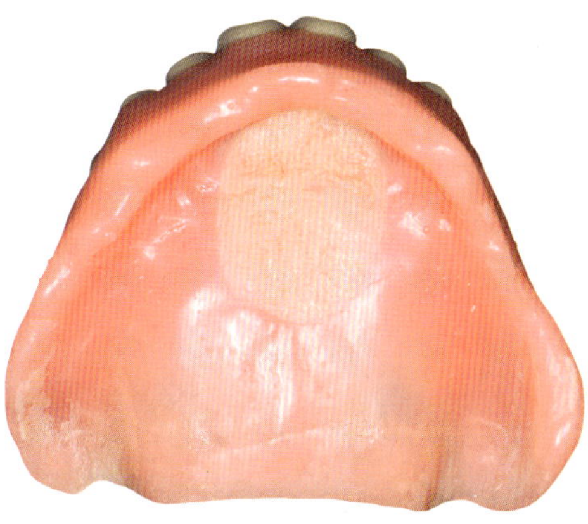

탄성 이장재의 열화가 큰 문제이므로 현재는 변질성이 적은 악보철용 파렛트 레진을 사용한다. 탄성은 점점 상실되지만 지금까지 환자에게 큰 문제가 발생하지는 않았다. 균류의 번식이 적은 점이 장점이다.

그림 16-30. 장착 5년 후.

④ 완성 의치 장착 후에 의치의 이동이 관찰된 경우 대처법

의치 장착 후 의치가 크게 이동한 증례는 tissue conditioner를 사용해 부적합부를 수정한다. 그리고 의치가 안정되었다고 판단되는 시점에 상온 타입의 투명레진으로 교체한다.

상악의 주요 교체 부위는 의치상 후연부, 하악의 경우는 retromolar pad를 제외한 의치 상 내면 전체이다.

증례 (그림 16-31)

의치의 이동과 함께 '가능하다면 상악 의치의 안정과 하악 총의치의 흡착, 높은 심미성의 획득'을 원하는 환자의 증례이다.

초진 시

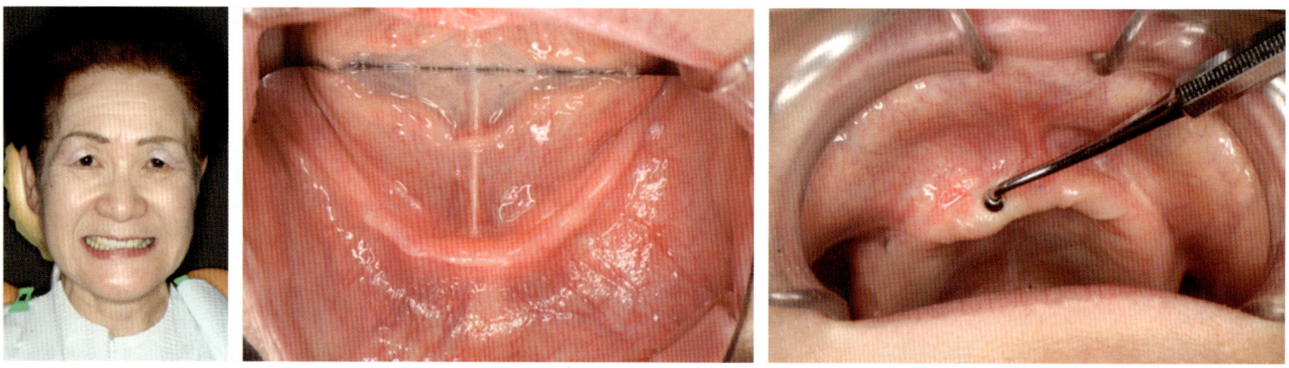

Stage 1. Flabby gum 치료 의치에 부여하는 특징

① 전치부 의치상의 두께

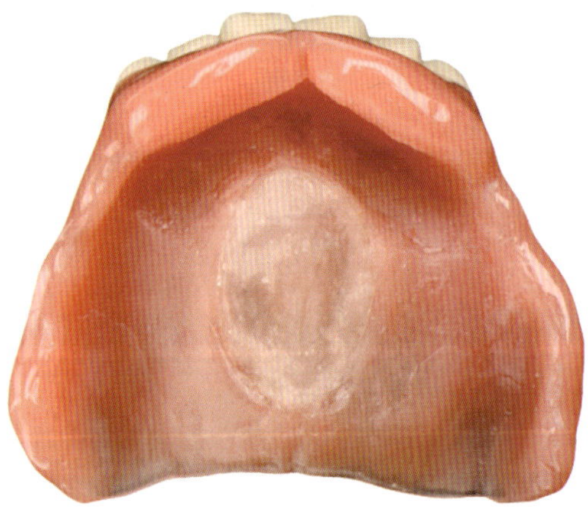

② 경구개의 이용(파렛트 레진 사용)

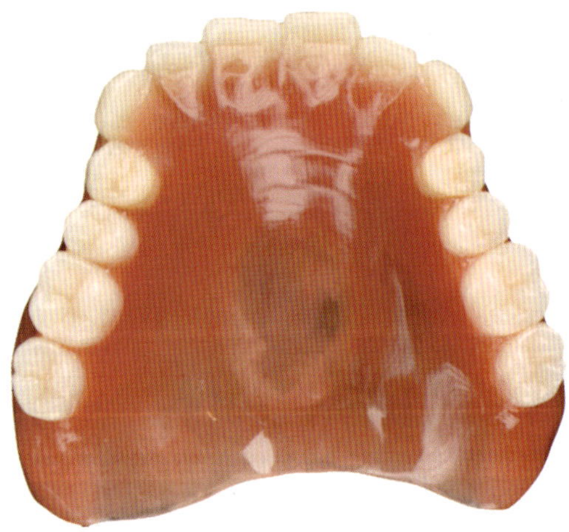

③ 전복 방지의 인공치 배열

제작 의치의 고려사항

① 전치부 의치상연의 두께 부여
② 레진상 의치(장차 rebase 가능성이 있으므로 금속상은 사용하지 않음)
③ 의치의 전복을 방지하기 위해 제1, 2소구치를 구개측에 배열
(무구개 의치의 인공치 배열 테크닉을 이용)
④ Flabby gum부는 의치상 내면을 삭제해 안정 유지

그림 16-31.

Stage 2. 의치 이동의 예측

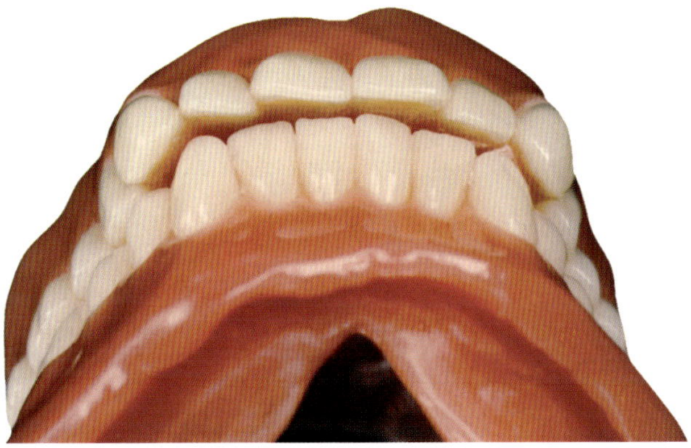

① 넓은 clearance

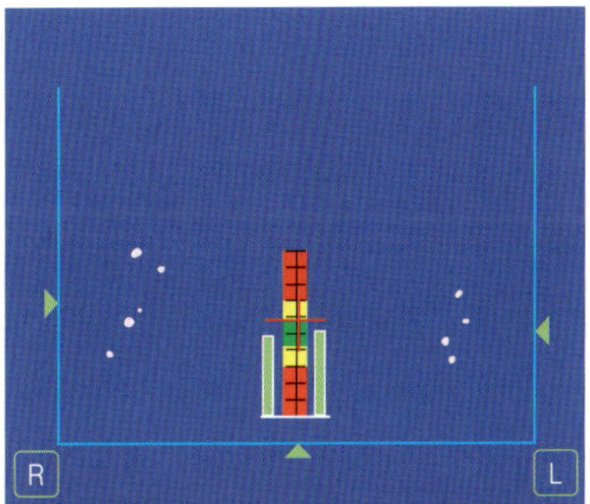

교합력 표시면적 (mm^2)	평균압 (MPa)	최대압 (MPa)	교합력 (N)
4.1	38.7	75.2	159.8

② 대구치부 후방 저작과 저작력의 확인

① 전치부에 충분한 clearance 부여
② 양측 대구치부의 후방 저작이 달성되었는지 확인(GC Dental Occluzer)
③ 경구개부는 내압 면적을 획득하기 위해 GC 파렛트 레진 사용

Shofu(松風) tissue conditioner Ⅱ

하악 의치의 흡착 달성과 상악 의치의 변위에 맞춰 교합을 조정하면서 tissue conditioner로 부적합부를 수정한다.

그림 16-31. *(앞 페이지에서 계속)*

Stage 3. 심미성의 향상

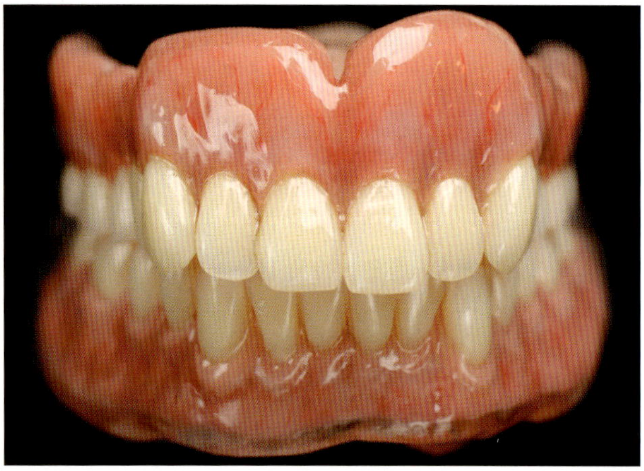

Gradia gum(GC) (Extrinsic Type: 외부 첨가형 gingival characterization)

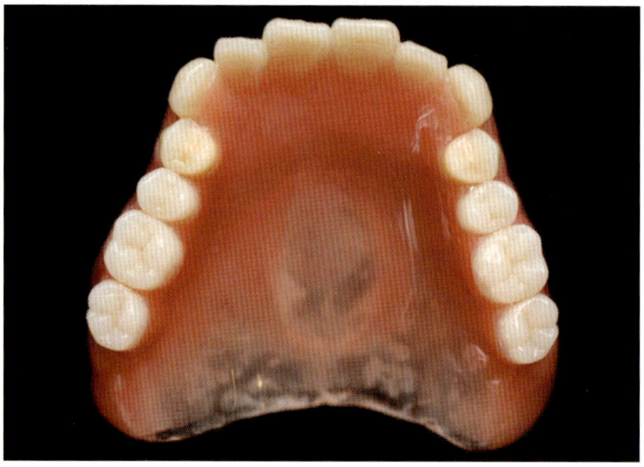

의치상 후연의 relining에 의한 재봉쇄

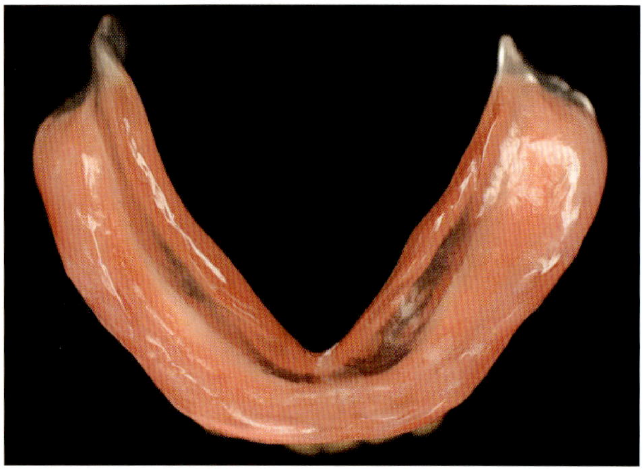

하악 흡착을 위해 상온중합레진 clear type으로 rebase

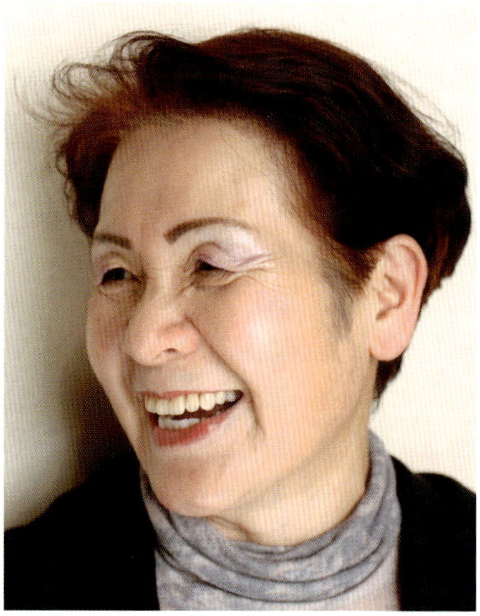

환자 만족도의 향상

상악 후연 봉쇄성과 하악의 retromolar pad를 제외한 의치상 전체를 상온중합레진으로 개선한다(투명 레진 사용).
높은 심미적 요구에 대해서는 Gradia gum을 사용해 denture coloring 해 완성한다.

그림 16-31. *(앞 페이지에서 계속)*

결과

염증성 flabby gum을 건강한 조직으로 개선하기 위해서는 양측 대구치부의 후방 저작을 달성하는 것이 치료의 첫 번째 목적이 되어야 한다. 치료 중에 발생하는 하악위의 변위나 의치의 이동은 flabby gum이 치유되는 과정이며 인상 테크닉이나 기공법 그 자체가 목표는 아니다.

17. Class Ⅰ의 안모를 희망하는 Class Ⅲ의 상악 Single Denture

POINT

매우 어려운 Class Ⅲ + 상악 전치의 flabby gum 증례

가장 어려운 것은 상악 치조제 흡수가 진행된 Class Ⅰ의 안모를 희망하는 Class Ⅲ의 single denture이다.

먼저 상악의 치조제 조건이 좋은 Class Ⅲ 환자를 소개한다.

하악 양측에 대구치가 존재하고 후방 저작의 달성이 용이한 Class Ⅲ의 대항관계에 대해, 솔직히 Class Ⅲ의 상태에서 인공치를 배열할 수 있다면 대부분은 쾌적한 의치 생활을 할 수 있도록 의치를 새로 제작할 수 있다. 때로는 그림 17-1처럼 무구개 의치가 가능한 Class Ⅲ 증례도 있다.

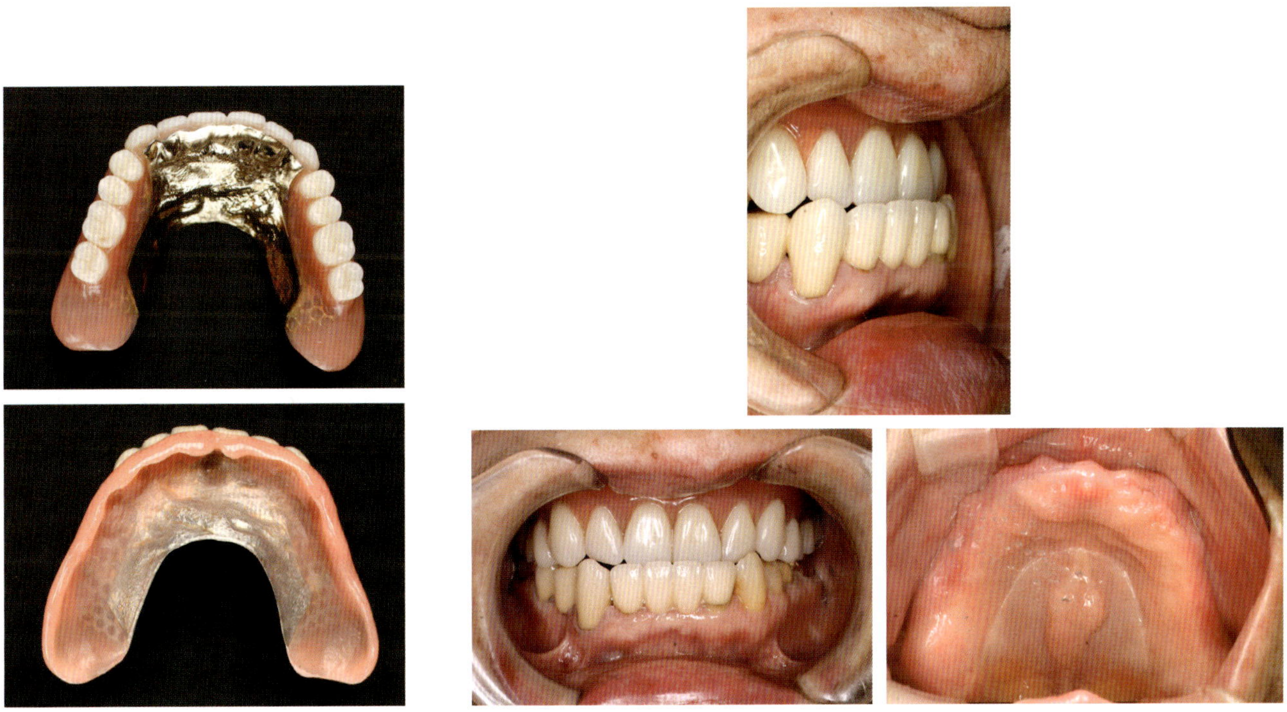

Overdenture 시 잔존 전치를 발치하고 의치를 수리하였다.
의치는 Class Ⅲ 배열이 되어 환자의 사용감이 좋다.

적합이 좋은 의치의 압흔

그림 17-1. Class Ⅲ(반대교합의 무구개 의치)의 증례.

1. 일반적인 Class Ⅲ의 전치 배열과 실제로 환자가 원하는 전치 배열

외관이 멋진 Class Ⅲ의 전치 배열은 절단교합으로 하면 전치부의 간섭도 최소화할 수 있고 심미적으로도 좋다고 여겨지고 있다(그림 17-2). 그러나 실제 임상에서는 상하악 전치에 어느 정도 피개(overbite)가 있는 Class Ⅰ의 상황을 희망하는 환자가 압도적으로 많다.

따라서 전치의 접촉이 후연 봉쇄를 파괴하고 의치를 탈락시키므로 정기적으로 전치부의 접촉을 제거하는 것이 안전책이다(그림 17-3).

내원이 중단되어 전치부의 교합접촉이 강해지고 flabby gum이 된 증례도 자주 목격할 수 있다. 따라서 의치를 쾌적하게 사용할 수 있도록 치주병처럼 의치의 교합과 구개 후연부의 봉쇄 상태를 정기적으로 확인하는 것이 중요하다.

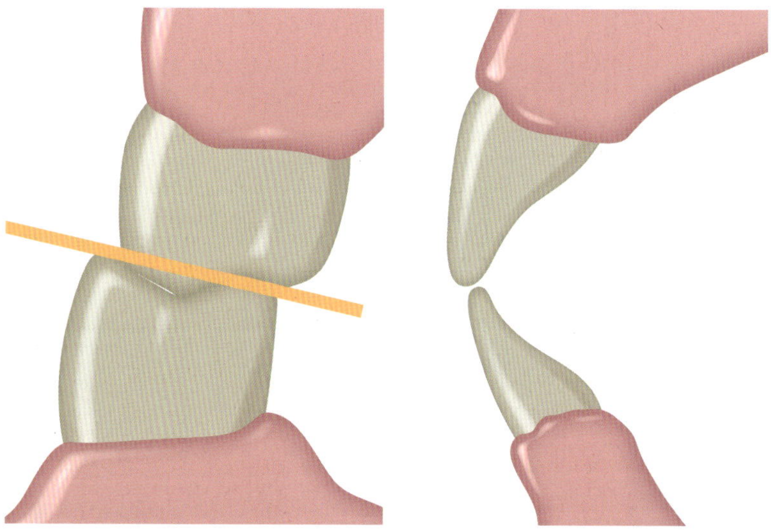

그림 17-2. Class Ⅲ에 대한 일반적인 인공치 배열.

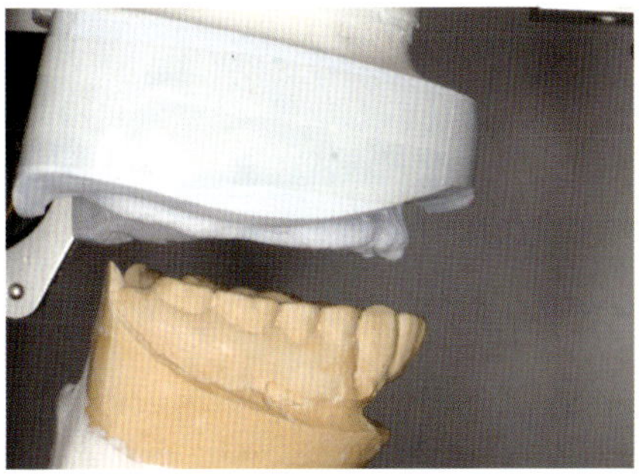

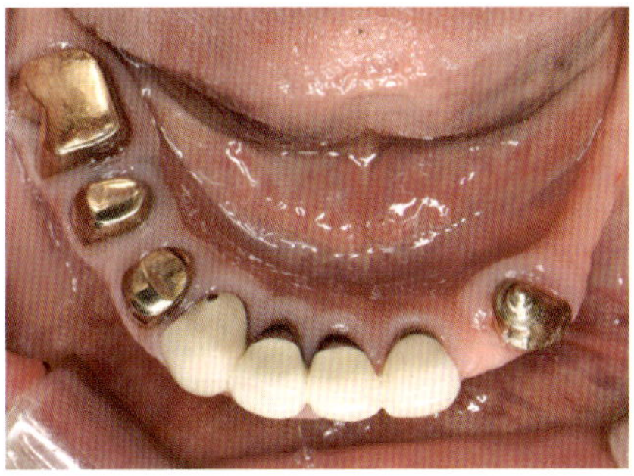

Class Ⅲ

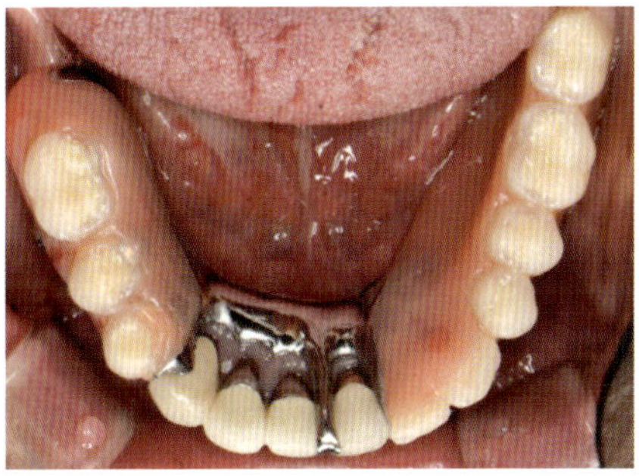

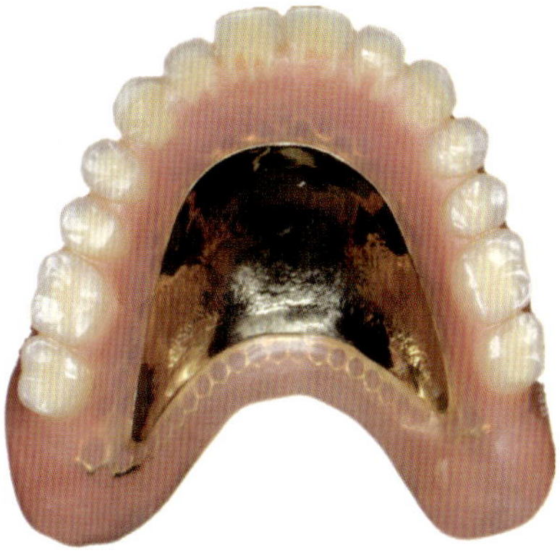

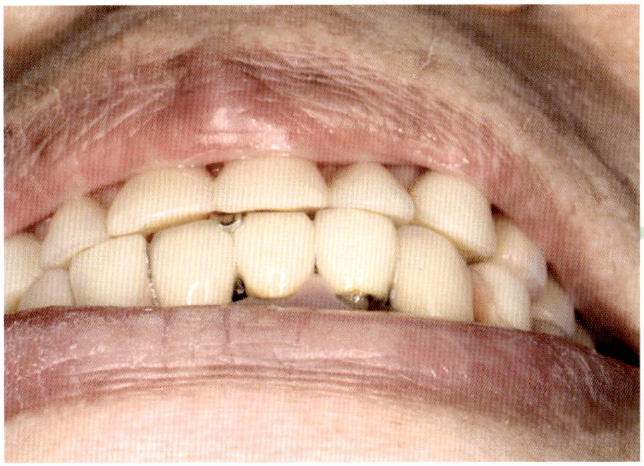

정기검진할 때 전치의 접촉을 확인한다.

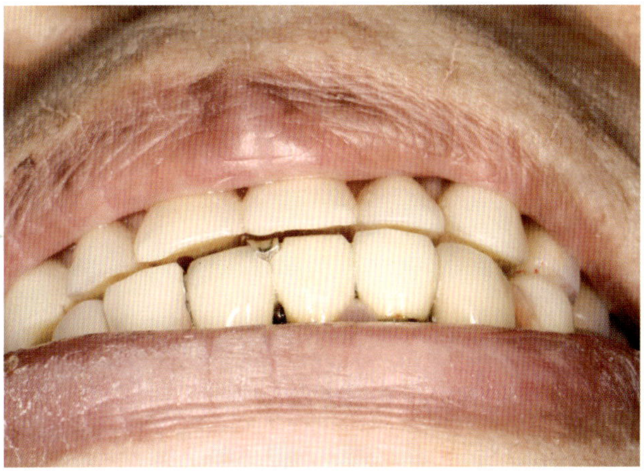

조정 후: 전치의 접촉을 단절하고 충분한 clearance를 부여한다.

그림 17-3. Class Ⅲ이고 하악 편측에 대구치가 존재하는 증례(여성, 86세)(정기적인 의치 maintenance의 필요성).

2. 골흡수를 동반한 중증 Class Ⅲ

상악 single denture에서 언급하듯이 일반적으로 하악 대합치가 양측 대구치를 포함하는 치열에 있다면 큰 문제는 없다. 그러나 하악 양측 대구치부가 존재하더라도 상악 치조제 흡수가 심각하게 진행된 중증 Class Ⅲ 환자의 경우는 의치 제작이 정말로 까다롭다. 안정적으로 씹을 수 있는지지 영역(상악 구치부 치조제가 하악 잔존 구치부와 대항하는 영역)이 축소되어 저작도 잘 안 되기 때문이다(그림 17-4). 교합지지 영역이 좁으면 술자가 술전에 진찰할 때 환자가 만족하는 의치를 제작할 수 있을지 전혀 예측할 수 없다. 서두에 기술했지만 무치악의 난증례란 술자가 노력을 해도 결과를 예측할 수 없는 증례이고 '환자가 어떻게 어떤 장소에서 먹을지', '정말로 하악 의치가 탈락하지 않고 생활할 수 있을지' 등을 전혀 예측할 수 없는 상황이 된다.

이런 증례에서는 제작 의치를 치료용 의치로 사용하게 하고 인공치의 배열 위치를 수정하거나 삭제, 접촉하는 점막면의 조정, 하악 전치가 밀어 올려 의치가 이동하는 것에 대한 조정 등 다양한 노력을 해서 최종 의치로 이행하는 수밖에 방법이 없다. 다음에 상악 implant 제거의 기왕이 있는 중증 Class Ⅲ + flabby gum의 임상 예와 테크닉을 설명한다.

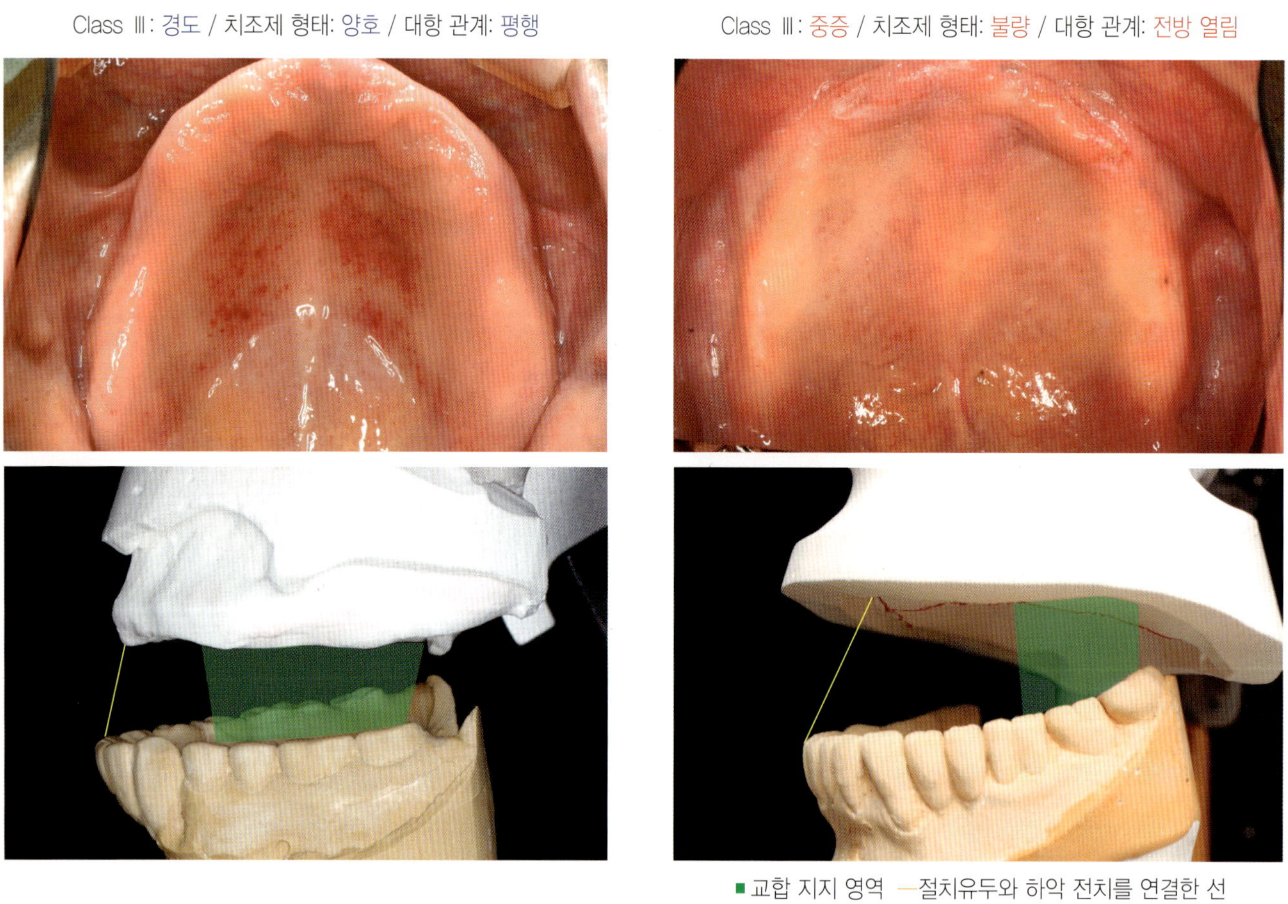

그림 17-4. Class Ⅲ의 난증례와 의치의 안정.

3. 상악 single denture에서 중증 Class Ⅲ의 난증례

이것은 무구개 의치의 임상 테크닉, flabby gum의 임상 테크닉을 이용해 성공으로 이끈 무치악 난증례이다. 인공치를 자연치가 있던 위치에 배열한다는 교과서적인 생각을 버리고 씹을 수 있고 역학적으로 안정적인 배열 위치를 찾는 것이 조건이 불량한 환자에게 필요하다. 인상과 교합의 두 측면에서 많은 임상 테크닉을 구사하므로 참고가 되기를 바란다.

초진: 2012년 4월

남성: 1931년생 81세

주소: 상악의 의치가 맞지 않고 통증을 느낌(Paste 접착제를 다량으로 도포하고 내원) 1년 전에 하악 implant 보철 종료

① 앞이 보이지 않아 서로가 불안한 상황 (그림 17–5)

극도의 Class Ⅲ로 앞으로 열리듯이 치조제가 흡수해, 초진 시에는 Class Ⅲ의 인공치 배열(반대교합)을 해 의치를 제작하자고 제안하였다. 그러나 '정상교합의 안모가 좋겠다'고 해 술자의 제안을 거절하였다. 전복하기 쉬운 무리한 Class Ⅰ 의치가 되므로 치료용 의치를 사용해 성패를 판정하고, 만약 의치에 문제가 발생할 경우에는 Class Ⅲ 상태에서 재배열해 의치를 완성할 가능성이 있다는 것 그리고 치료 의치에서 최종 의치로 이행하려면 relining이나 rebase가 필요하다는 것을 충분히 설명하였다. 앞이 보이지 않아 서로가 불안해하는 상황이었지만 치료계획에 동의를 구하고 의치 제작에 돌입하였다.

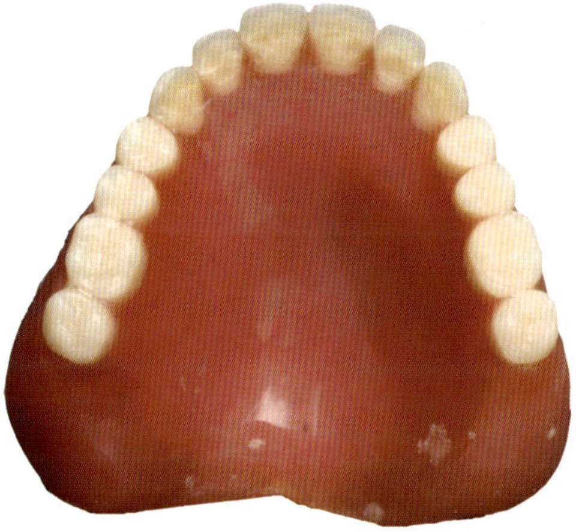

내원 시 사용 의치

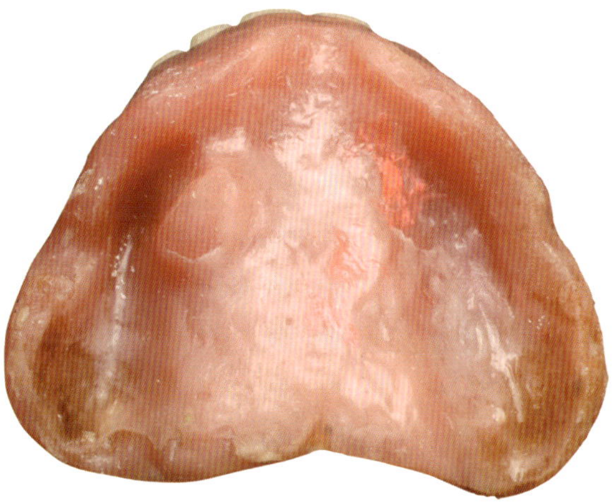

전체 면에 도포한 paste type의 접착제

그림 17–5. Implant의 실패와 치조제의 흡수.

② 의치 제작의 악조건

모형에서는 상악 소구치부의 전방에 현저한 치조제 흡수가 관찰되고 전치부는 flabby gum 상태이다. 하악에는 All on Four에 의한 hybrid type의 implant 보철이 장착되어 있었는데(그림 17-6) 교합평면이 후방으로 내려가 있고 상악 치조제의 지지 영역이 되는 곳에 대항하는 것은 하악의 제1대구치뿐이다.

이렇게 하악의 고정성 hybrid implant bridge는 유효 지지 영역이 지극히 좁아 의치를 잘 사용할 수 있을지는 환자의 저작 노력 여하에 달려 있다.

불리한 조건을 정리하면 다음과 같다.

1. 중증 Class Ⅲ의 single denture
2. 현저한 상악 치조제 흡수(implant 철거에 기인)
3. 전치부 flabby gum이고 앞으로 열린 대항 관계
4. 유효 지지 영역이 하악 제1대구치뿐임
5. 하악의 고정성 hybrid implant bridge의 교합평면이 후방으로 내려가 있음

이런 악조건을 극복해 환자가 만족하는 의치를 제작해야 한다.

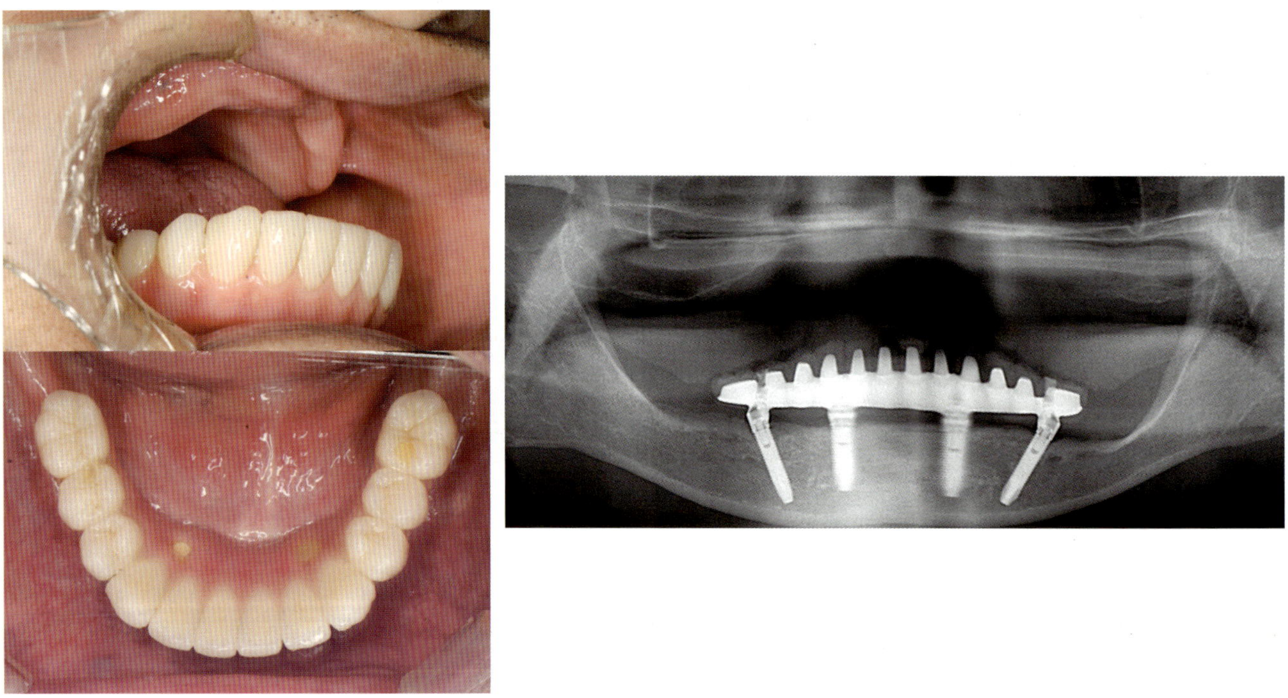

그림 17-6. 하악 All on Four를 진행한 중증 Class Ⅲ.

③ 인상 테크닉(그림 17-7)

환자에게 위화감이 없는 쾌적한 교합고경을 찾아 손잡이가 없는 기능인상용 개인 tray를 제작한다.

Flabby gum 편에서 소개하듯이 인상 시에 flabby gum부를 후방으로 눌러 올려 전치부의 flange를 두껍게 기능인상한다(Ivoclar Vivadent사 Virtual 인상재 사용). 이 두께로 의치의 전상방 이동을 방지할 수 있다.

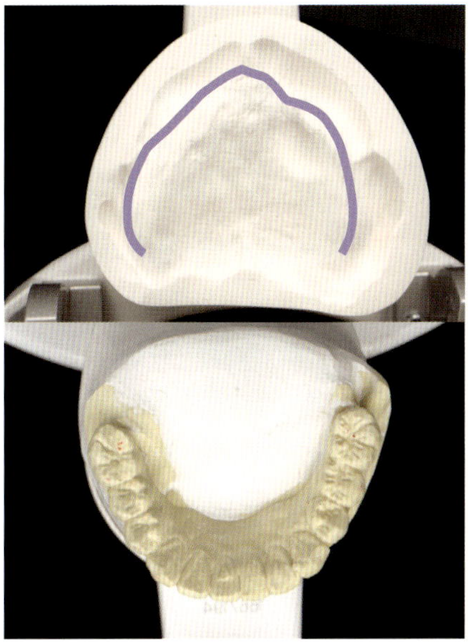

Flabby gum 인상 테크닉으로 인상한 정밀 인상체(기능 인상)

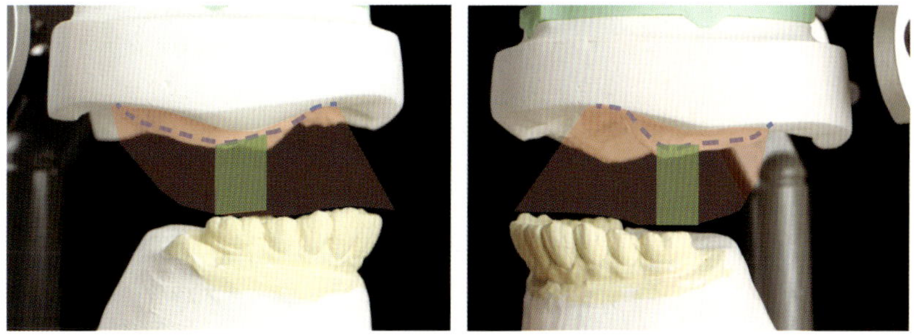

상악 치조제의 교합 지지 영역은 #36, 46에 대항하는 부분뿐이다.

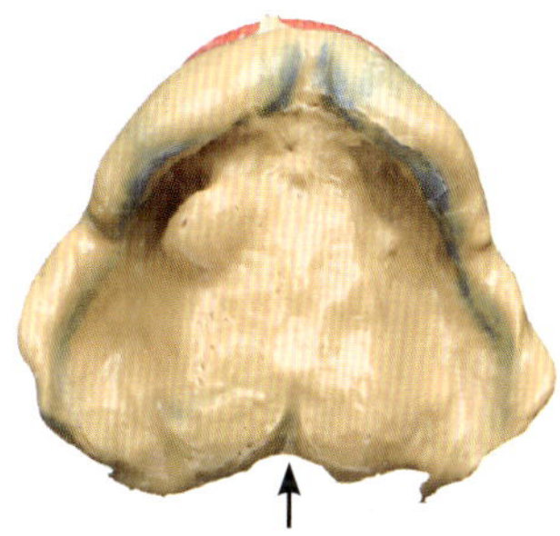

깊은 notch

그림 17-7. 교합력을 부담할 수 있는 대항 치조제가 거의 없고 교합평면이 잘못 설정된 것을 볼 수 있다.

④ 최초 인공치 배열(그림 17-8)

먼저 Class Ⅰ의 전치 배열, 대합 구치와 대항하는 위치에 인공치를 배열한다. 수정할 수 없는 implant 보철의 하악 교합평면이 후방 아래로 내려와 있는 것을 알 수 있다.

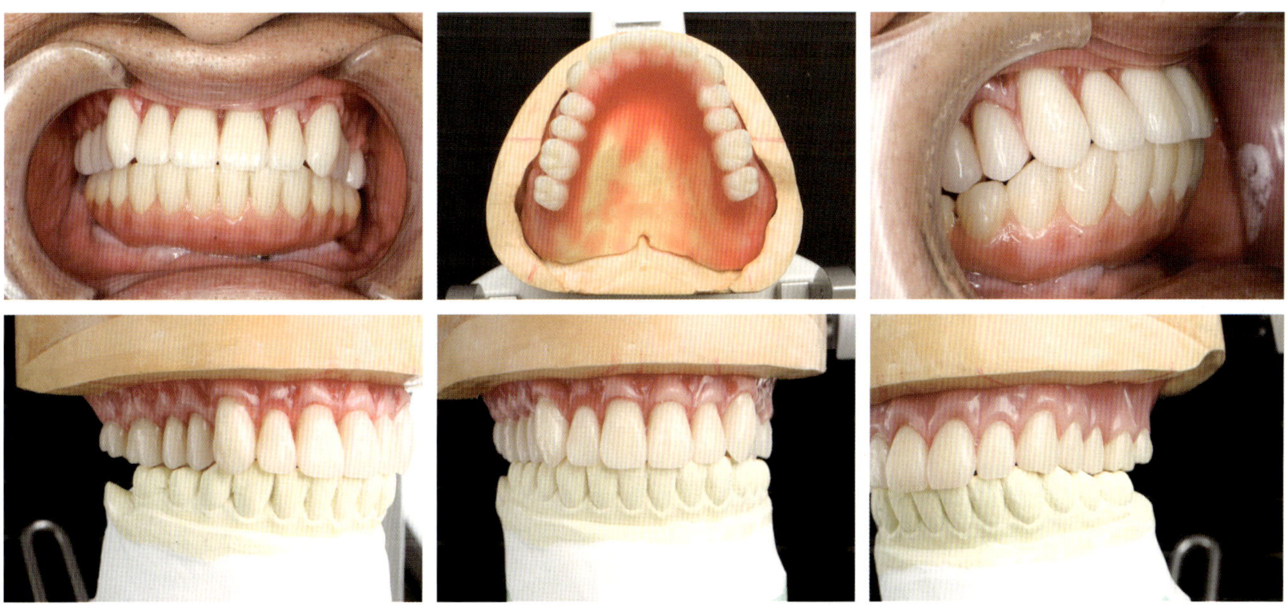

그림 17-8. 무리한 Class Ⅲ → Ⅰ의 배열 요구.

⑤ 구강 내에서 배열 위치의 수정(wax denture) (그림 17-9)

역학적으로 안정적인 위치에 인공치를 배열 수정한다. 이 방법은 무구개 의치 그리고 flabby gum, 나아가 하악의 의치상 면적이 좁은 경우에 효과가 큰 방법이다. 전복을 피하려면 먼저 손가락으로 1곳씩 전복 테스트를 하고 silicone putty 두께 약 3mm 조각을 각 부위에서 깨물게 한다. 전복하는 경우에는 1치씩 인공치의 배열 위치나 경사 각도를 수정한다. 임시상의 적합이 불량하고 흡착을 달성할 수 없는 경우는 접착제를 소량 도포해 전복 테스트를 하면 된다.

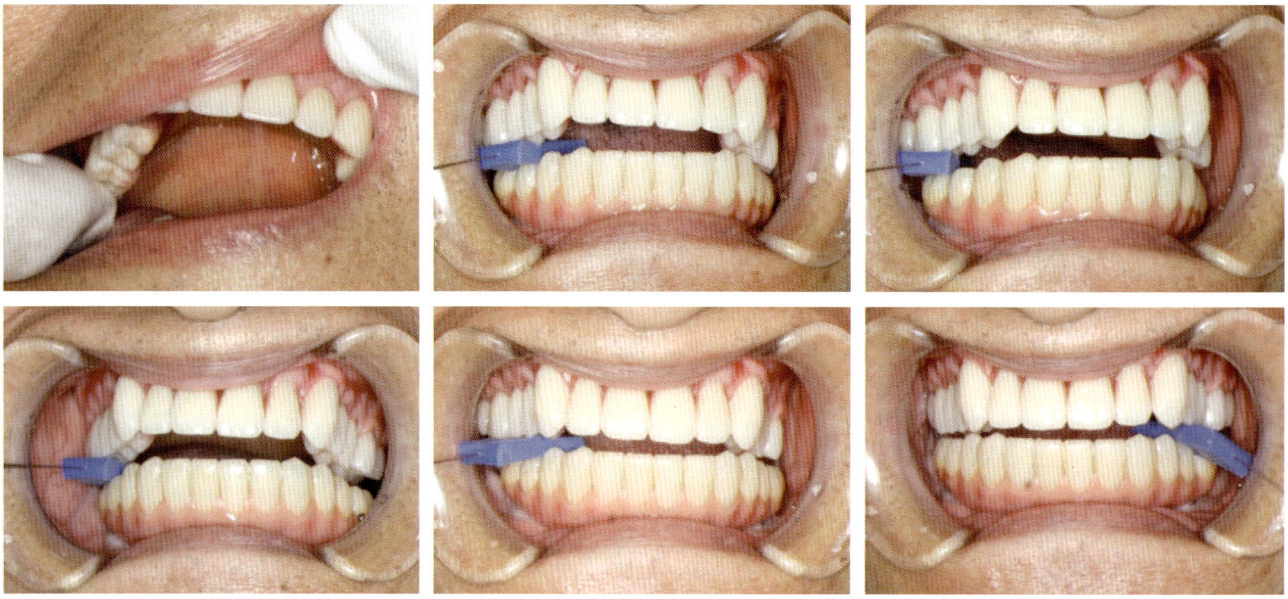

배열 위치의 수정

그림 17-9. 손의 압력, 실리콘 저작에 의한 전복 테스트(silicone putty를 3mm 두께로 잘라 발수침에 찔러 치아로 깨물게 한다. 전복하지 않는 위치에 인공치를 수정 배열한다).

⑥ 역학적 안정을 추구한 자유 배열

전복하는 경우에는 그곳에서 인공치의 배열을 수정한다.

본 증례에서는 인공치의 위치를 안쪽으로 크게 수정하였다.

무구개 의치 편에서 소개한 제1, 2소구치의 야자키 균형면 삭제를 진행하였다(그림 17-10). 1시간 정도 소요되었는데, 인공치를 자연치의 원래 위치에 배열하는 것은 이런 난증례에는 적용할 수 없다. 씹을 수 없거나, 의치의 탈락이라는 두 문제를 극복해 의치를 제작하지 않으면 환자가 납득할리 없기 때문이다.

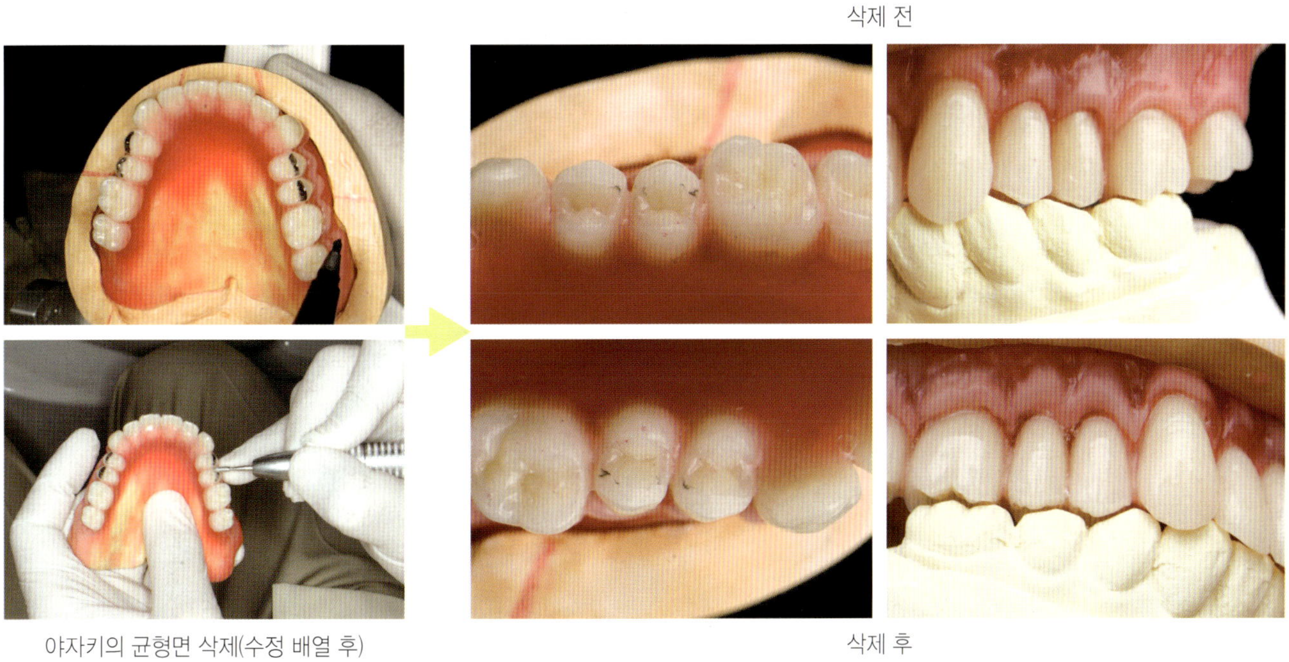

그림 17-10. 야자키(矢崎)의 균형면 삭제.

⑦ 심미의 수정과 중합, 파렛트 레진으로 내압 면적 확대

소구치를 안쪽으로 집어넣어 정면에서 관찰했을 때 소구치가 전혀 보이지 않는 상황이었다. 심미성을 높이기 위해 크기가 큰 소구치로 변경해 lingualized occlusion을 부여하였다. 레진의 중합 정밀도가 높은 Palajet Vario를 사용하고, 경구개부는 flabby gum에 대한 의치 제작 테크닉에서 소개했듯이 내압 면적을 확대하기 위해 연성 이장재 파렛트 레진을 사용하였다(그림 17-11).

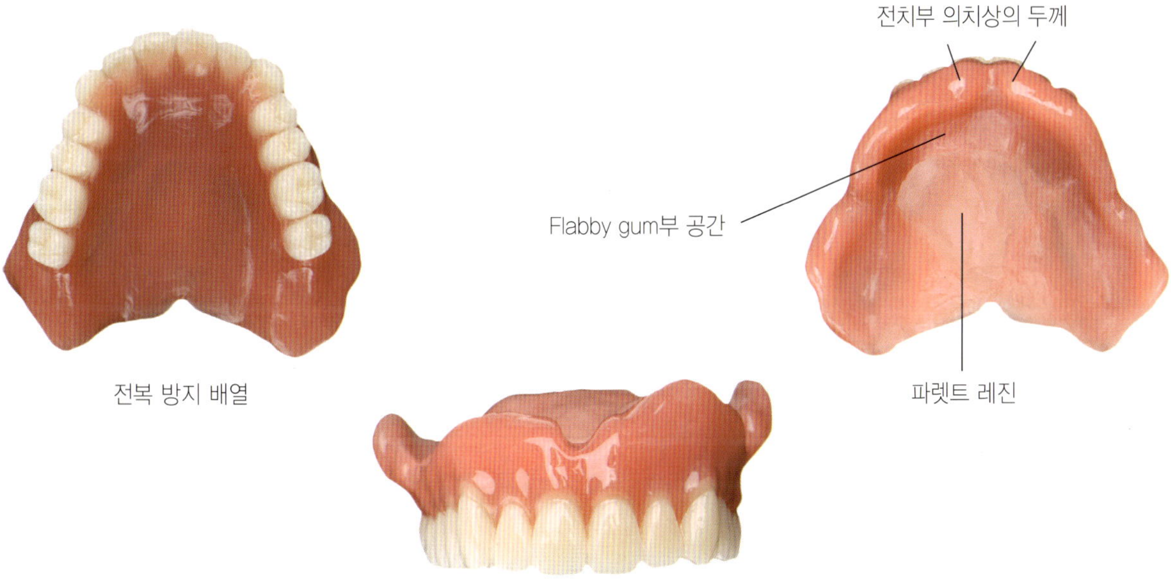

그림 17-11. 심미의 수정과 중합, 파렛트 레진에 의한 내압 면적의 증가.

⑧ 제작 의치를 사용하면서 수정(전체 면에 tissue conditioner를 사용하지 않는 것이 중요함)

의치가 움직이는 양과 이동 방향을 예측할 수 없으므로 동통 해당부를 삭제하고 tissue conditioner로 의치의 접촉을 완화시킨다(그림 17-12). 전체적으로 tissue conditioner를 사용하면 파렛트 레진을 포함한 의치상 내면을 전체적으로 rebase하게 된다. 이 증례는 전치부 flange에 강한 접촉이 출현하므로 동통부와 그 주위를 삭제하고 tissue conditioner로 교합을 조정하고 후연 봉쇄가 파괴되지 않도록 세심한 주의를 기울인다. 힘들게 완성한 교합관계를 유지하는 것이 중요하기 때문이다.

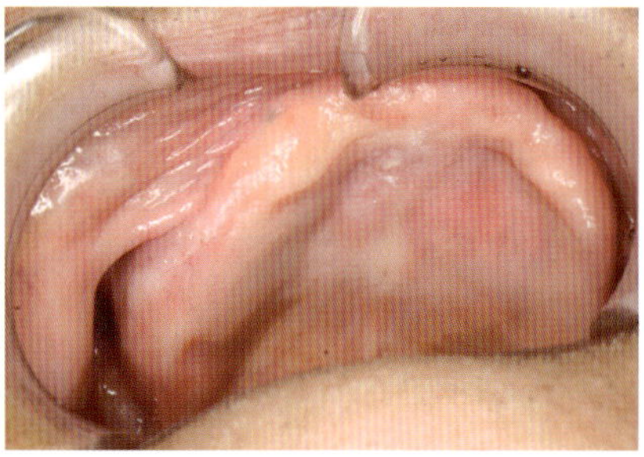

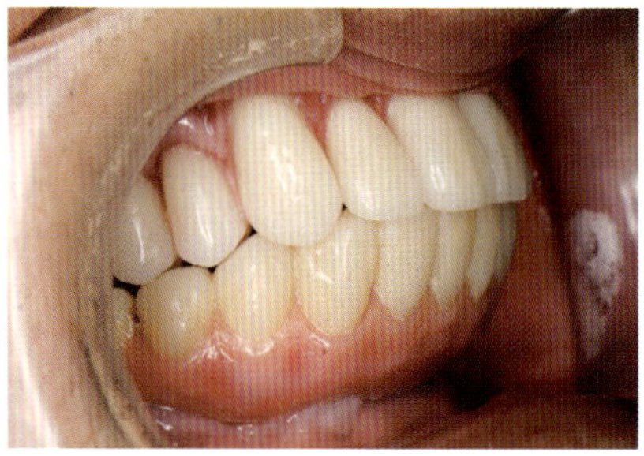

Class Ⅲ → Ⅰ 배열

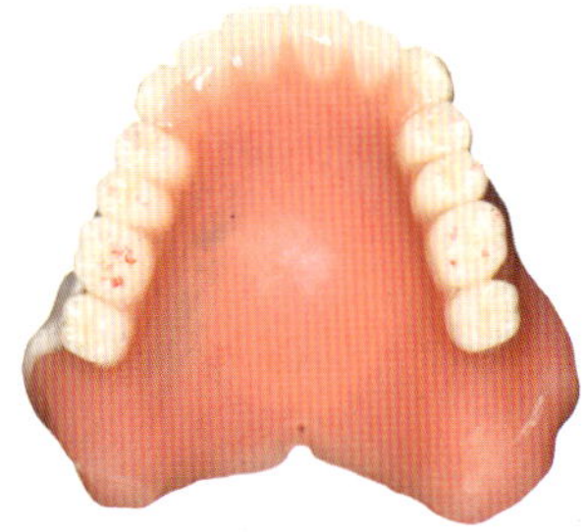

교합 지지 영역의 #36, 46에 교합력을 집중시키듯이 교합조정한다.

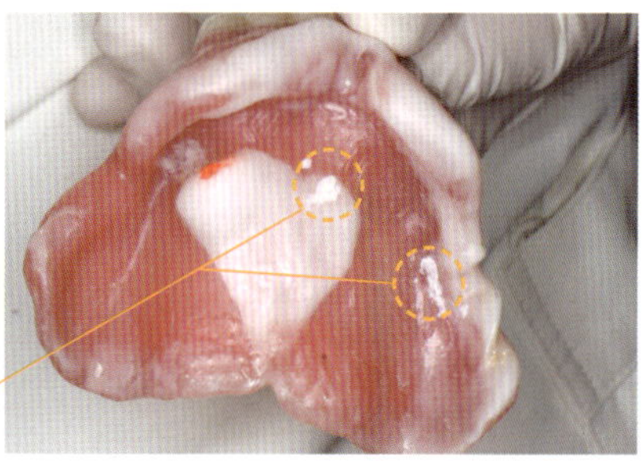

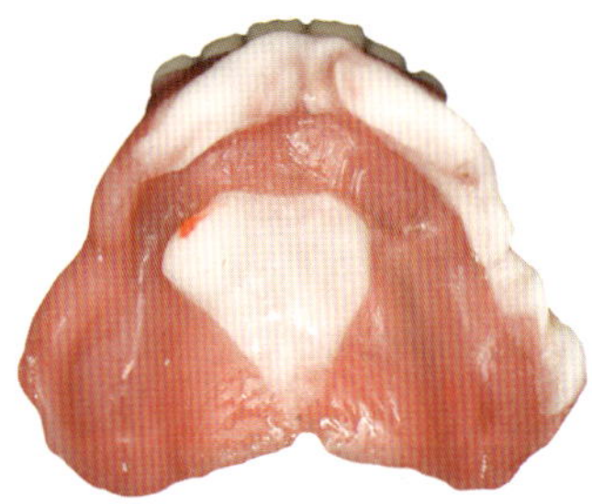

접촉의 조정

의치의 동요량과 이동 방향을 예측할 수 없으므로 통증 해당부를 삭제하고 tissue conditioner로 의치의 접촉을 완화시킨다.
최종적으로 통증이 안정된 시점에서 tissue conditioner부 주변만 레진으로 교체한다.

그림 17-12. 의치의 수정.

⑨ 첫 번째 의치를 최선을 다해 제작했다면 의치의 재제작은 없음

최종적으로 통증이 치유된 시점에 tissue conditioner를 도포한 부분만 제거하고 상온중합 레진으로 교체한다. 가열중합 레진을 사용하면 의치상 base가 변형될 우려가 있기 때문이다. 수정 부위를 최소화하면 환자는 교합조정이 종료되어 사용이 편안해진 수정 의치를 수용할 수 있다.

⑩ 완성 의치의 장착

완성 의치를 장착한 사진이다(그림 17-13). 환자는 능숙하게 저작을 하고, 통증이 없으며, 탈락하지 않는 의치를 사용하고 있다.

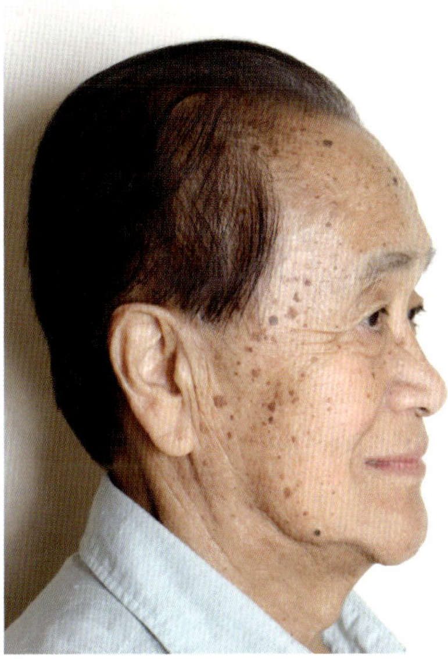

본인이 원하는 안모

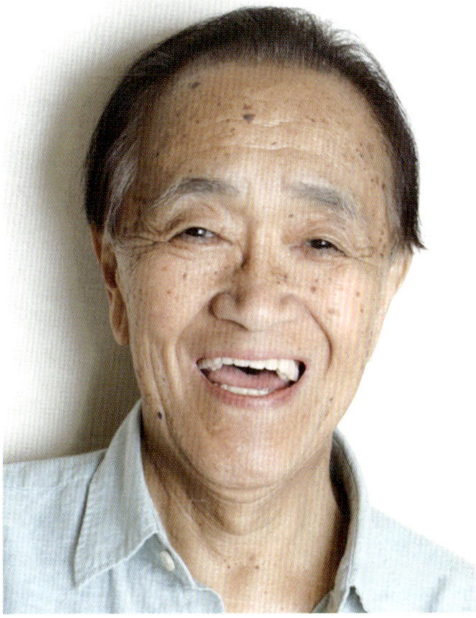

하악 교합평면에 맞춰 제작할 수밖에 없었던 상악 의치

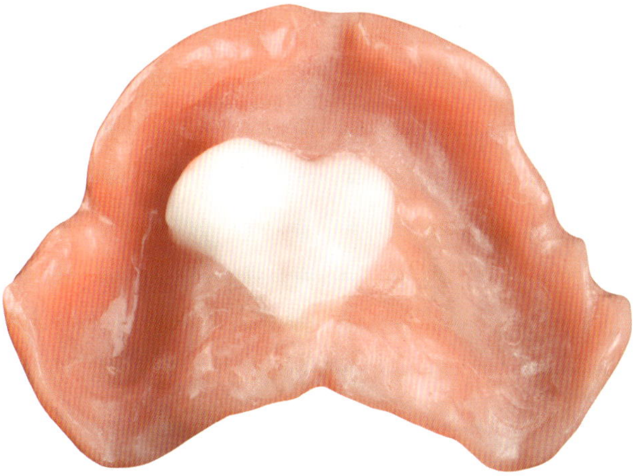

Tissue conditioner부를 포함하는 최소한의 의치상 변연부를 rebase한 완성 의치. 파렛트 레진은 색이 탁하지만, 연성(softness)을 유지하고 있다.

그림 17-13. 현재, 상악 의치의 흡착은 양호.

■ Single denture의 난증례를 만들지 않는 implant 보철의 제작 순서(그림 17-14)

개구 시 사진(그림 17-13)에서는 하악의 교합평면이 후방으로 내려가 있는 상태를 볼 수 있다. 이렇게 하악의 보철을 중시해 교합평면을 잘못 설정한 예를 자주 볼 수 있다. 상하 치아가 교합되는 부분이 의치의 성공에 이어서 가장 중요한 곳이다. 따라서 상하악 full mouth reconstruction을 생각할 때는 먼저 상하악의 의치 제작 → 상악과의 관계를 고려해 stent 제작 → Implant 식립 → Implant 보철 완성이라는 순서를 엄수해야 한다.

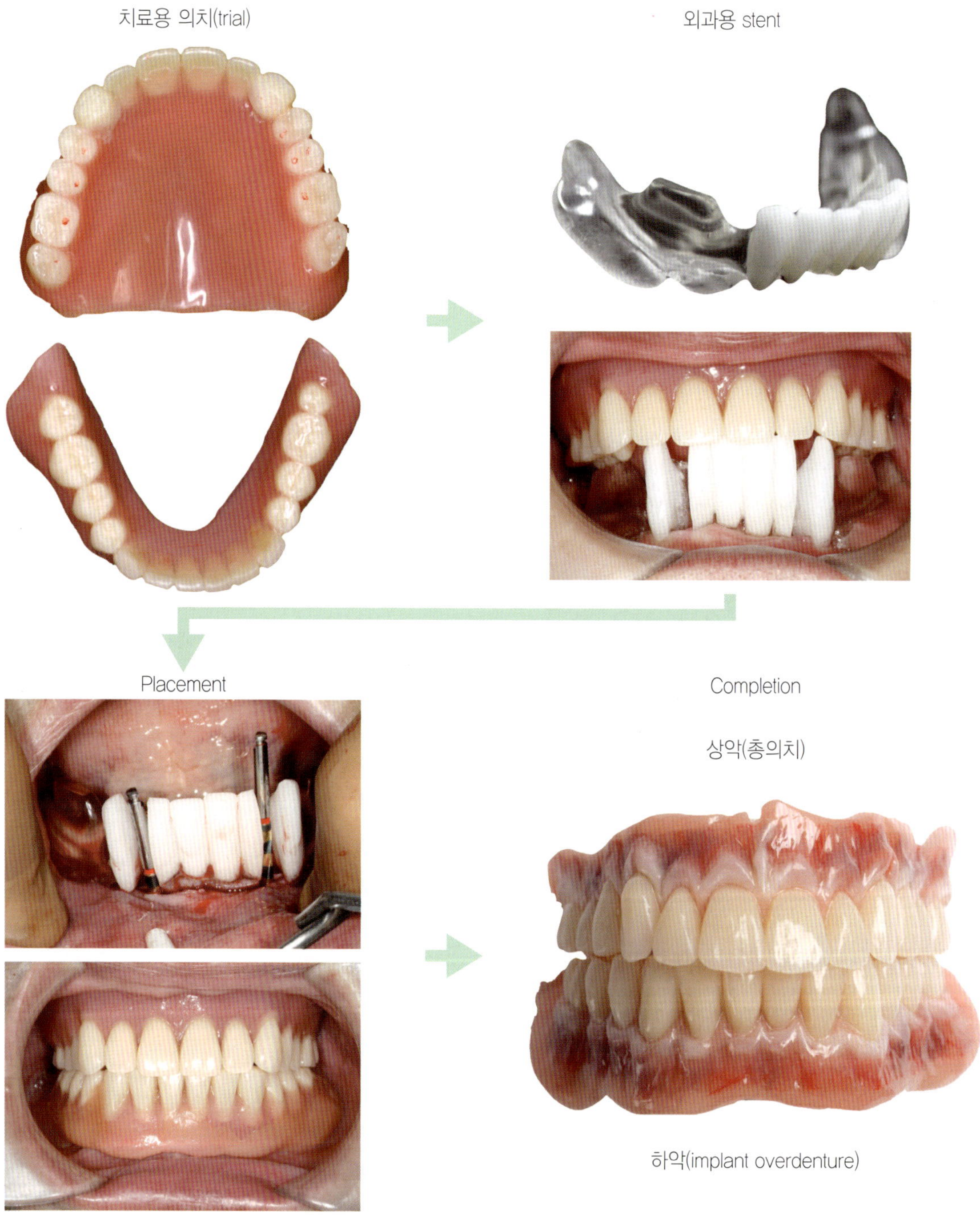

상하악의 보철 구성을 검토한 후 implant 식립

그림 17-14. Implant & single denture의 난증례를 만들지 않기 위한 방법.

18. Bruxism 대응

하루 동안 상하 치아가 접촉하는 시간은 약 10~15분이라고 한다. 그러나 무치악인데도 의식적으로 악물거나 직업상 악무는 습관이 생긴 환자가 있다. 그리고 통증의 원인이 인상 실수나 교합의 왜곡에 있지 않고 종합적인 교합접촉 시간이 지나치게 긴 것이 최대 문제가 되는 경우가 있다.

실제로 bruxism의 여부를 술전에 진단하기는 어렵다. 독서하는 장면을 관찰하면 판단에 도움이 된다고도 한다.

지속적으로 치조제에 가해지는 힘을 조절하는 것은 원인이 스트레스성이라면 해결책을 찾기가 더 어렵다. 또한 예방책으로 평소 악무는 습관을 자각시켜 "악물지 말자, 악물지 말자"고 중얼거리는 자기암시법을 환자에게 지도하는 것도 좋을지 모르지만, 환자의 정신 영역에 관련된 치료를 할 권리가 치과의사에게 있는지 묻게 된다.

이번 증례는 환자가 타악기 팀파니 주자로 오전과 오후에는 학생 지도, 밤에는 콘서트 연주로 매일 밤 퍼커션을 두드린다. 직업에서 오는 bruxism 증례이다.

결론부터 말하면 원인이 되는 직업을 그만둘 수 없으므로 일에서 오는 강한 교합력을 억제할 묘책이 없다. 정기적으로 연성 이장재를 교체해 통증을 완화하는 것이 현실적인 치료이다. '의치는 지금 건강하게 살아가는 데 필요한 도구'라고 생각한다면 그것이 상황을 극복하는 당연한 방법이 될 것이다.

가해지는 힘, 그것을 받아들이는 치조제…. 어쨌든 술자에게는 해결하기 힘든 일이라는 것이 현실이다.

증례) 62세 남성, 팀파니 주자

기왕력: 독일 오케스트라에서 일을 할 때에 전치부에 mini implant를 2개 식립했는데, 우측이 탈락하고 좌측 implant가 부러져 악골 내에 남아 있다고 한다.

경과) 초진 시(그림 18-1), 잔류한 mini implant의 철거를 원하지 않았다. 치료용 의치로 교합과 점막면을 조정했지만 통증이 사라지지 않아 1주일에 2회 내원한다. 환자에 의하면 오전부터 오후까지 음악학교에서 학생을 지도하고 계속해서 팀파니를 두드린다고 한다. 밤에는 콘서트장에서 또 퍼커션을 두드린다. 타악기 연주에 따른 지속적인 힘이 치조제 점막에 통증을 가한 것으로 밝혀졌다. 또한 그림 18-2에 소개하듯이 교합력도 350N으로 무치악치고는 강하다(평균 무치악자의 교합력은 밝혀져 있지 않지만, 본원의 임상 데이터를 소개하면 약 200N 정도가 치조제에 통증을 가하지 않는 타당한 힘이라고 생각한다).

또한 방사선 소견에서 날카로운 치조골이 관찰되었다. Implant 수술이 실패해 골평탄 수술에 찬성하지 않았다. 직업상 타악기 연주를 중단할 수 없으므로 연성 이장재를 사용해 대응하기로 하였다.

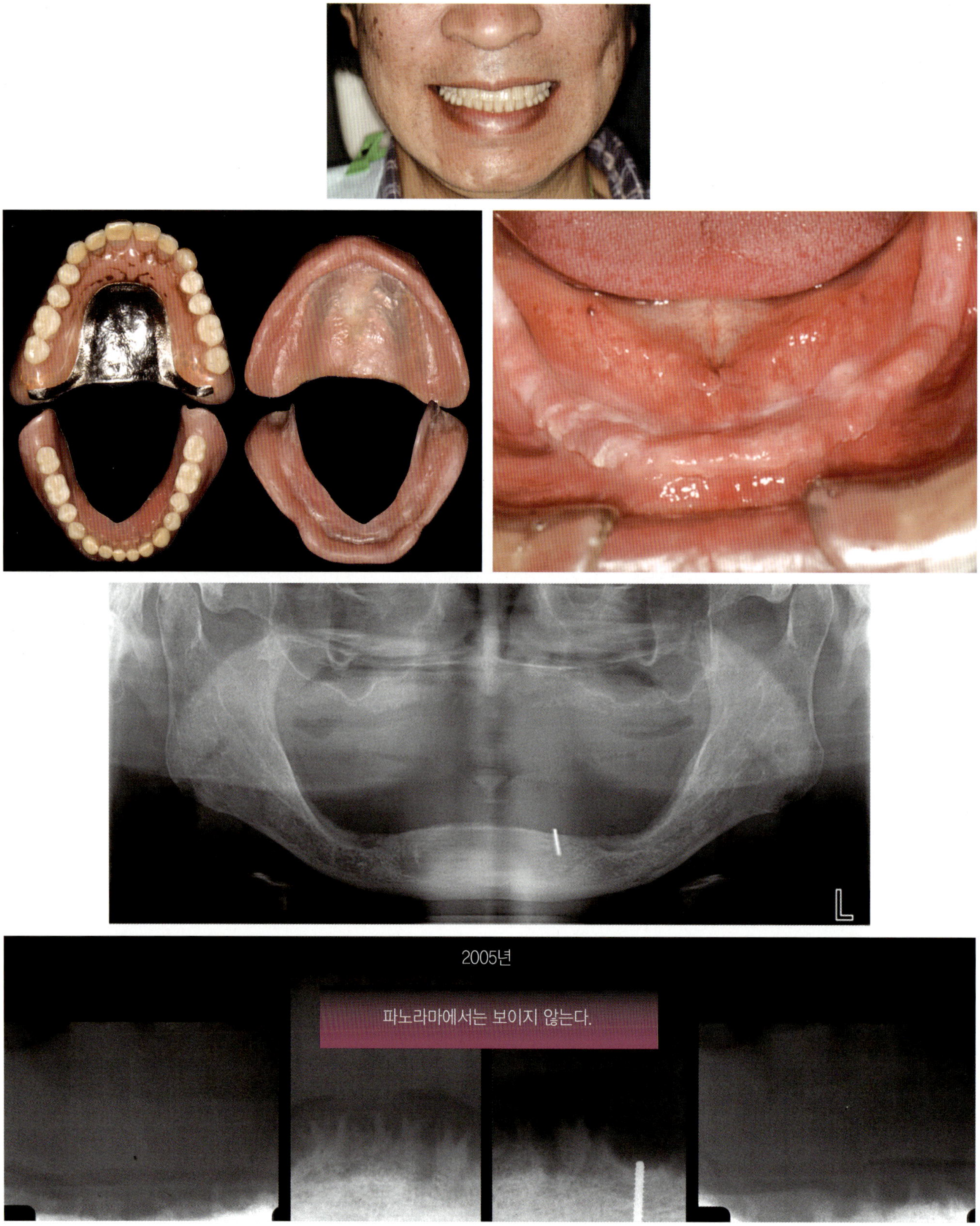

62세 남성: 팀파니 주자

그림 18-1. Bruxism 대응.

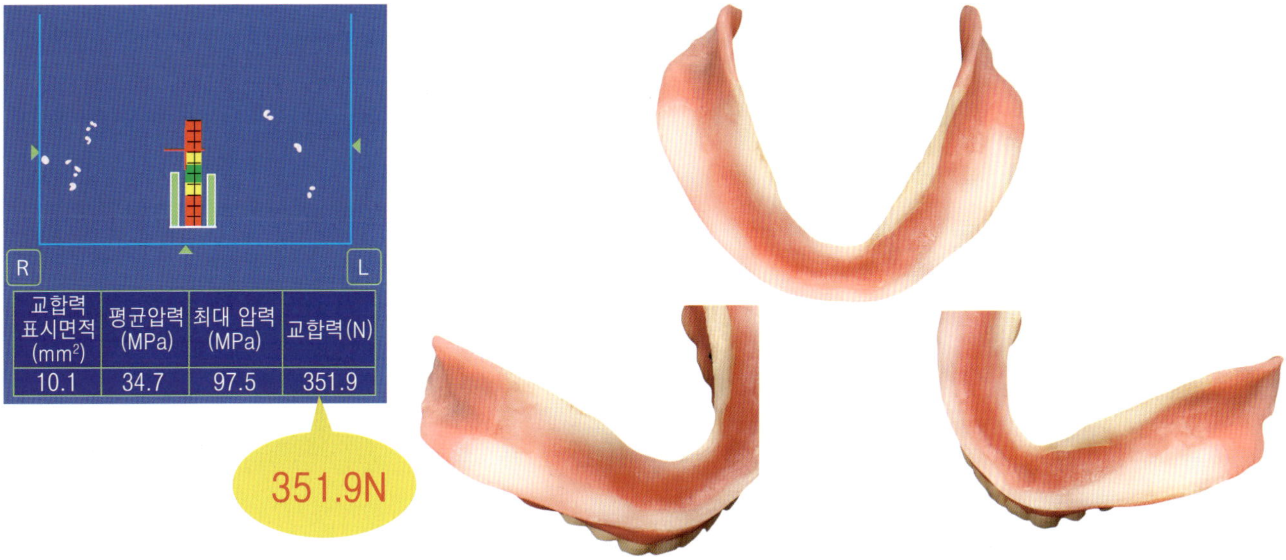

교두감합위는 안정되었다. 파렛트 레진(그림 18-3)을 도포해도 지속적인 교합력으로 인해 치조제의 통증이 해소되지 않는다. 파렛트 레진으로 몇 번이나 삭제해 조정하였다.

그림 18-3. 파렛트 레진으로 relining.

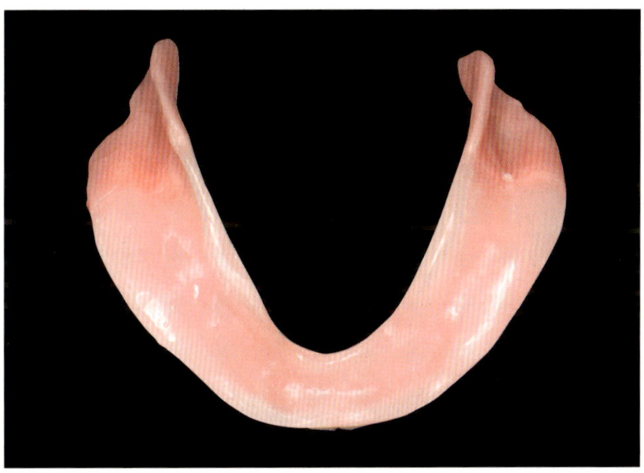

- 분액비를 변경하면 경도를 조정할 수 있다. 액체의 양을 늘려 부드럽게 조절하면 하얗게 변색되기도 한다.
- 시간이 경과하면 서서히 연성을 상실해 간다.

Retromolar pad부를 제외한 의치상 내면을 파렛트 레진으로 교체한다. 칸디다균이 잘 번식하지 않는 장점이 있다.

그림 18-4. 2013년 현재, 치조제 흡수가 심각한 속도로 진행되었다.

2013년, 현역을 은퇴하고 연주활동이 줄어들자 통증을 호소하는 횟수가 감소하였으며 연성 이장재를 사용하지 않고 레진상 의치로 생활할 수 있게 되었다(그림 18-4).

결과

이렇게 치조제에 지속적으로 가해지는 힘, 소위 bruxism을 억제하기는 어렵다. 그리고 그것은 치조골을 급속도로 파괴하는 큰 문제임을 알 수 있다.

이 증례는 연성 이장재를 사용해 의치의 통증을 완화하는 수밖에 방법이 없었다.

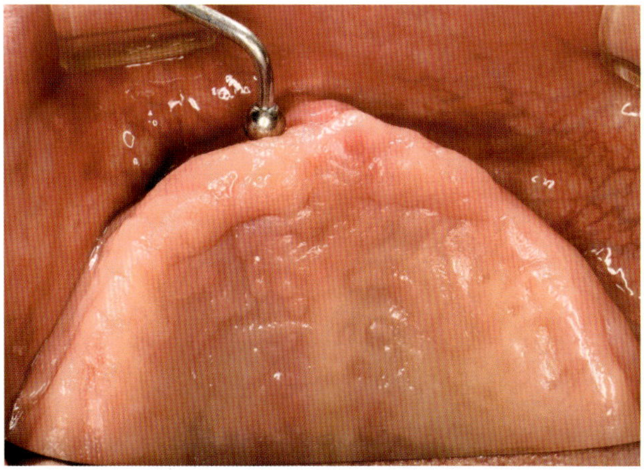

경도의 flabby gum

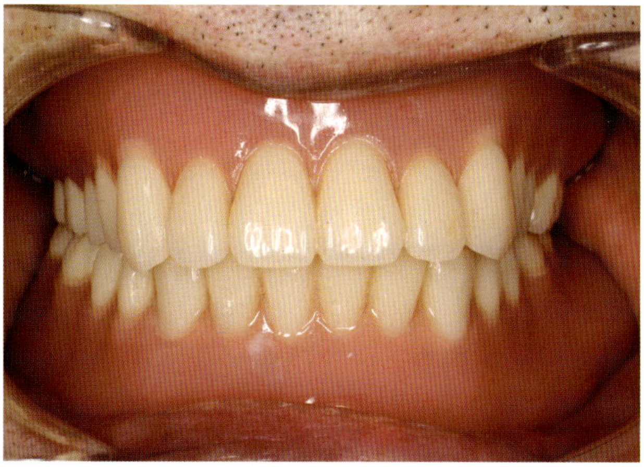

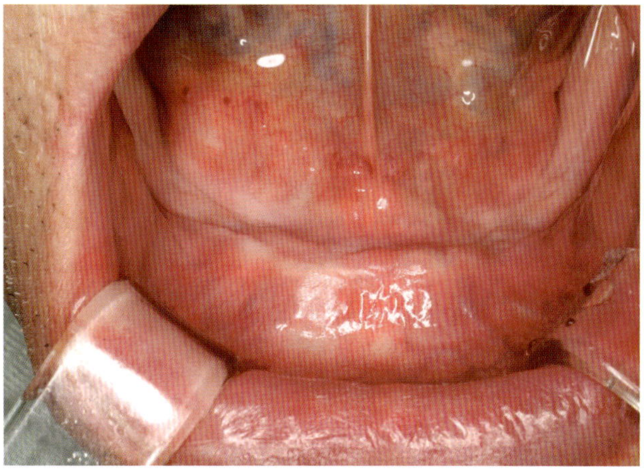

접촉이 없는 하악 치조제 점막

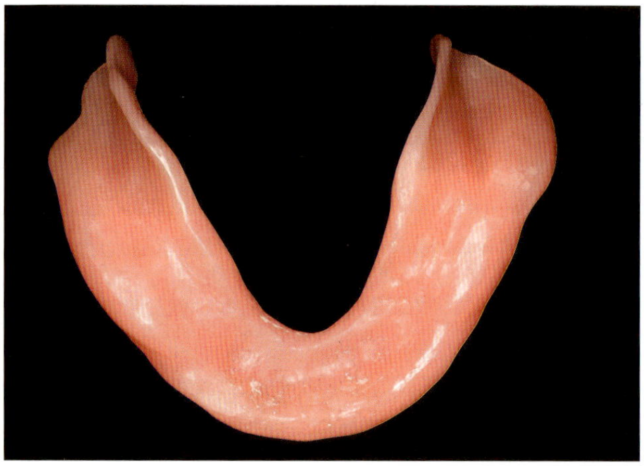

연성 이장재를 사용하지 않는 일반 레진상

그림 18-4. 2013년 현재, 치조제 흡수가 심각한 속도로 진행되었다.

19. 치조제 흡수가 심하고 하악위가 불안정한 증례

하악위가 불안정한 환자는 상하악의 인공치가 균등하게 접촉하는 교두감합위가 결정되지 않아 인공치를 배열할 수가 없다. 또한 상하악의 치조제 흡수가 현저한 증례는 의치가 동요되고 통증을 진정시킬 수 없어 치과의사를 힘들게 하는 증례이다.

증례) 82세 여성

초진: 1999년, 완성 의치의 특징(다음 내용)

본 증례는 flat table 치료용 의치를 제작해 적절한 하악위를 찾으려고 했지만 대합이 안정되지 않아 결국 상악에 교두전개각 0°의 Hardy 인공치를 사용해 의치를 완성한 증례이다. Hardy 이론에서는 상하 전치의 clearance를 크게 열어 측방 운동 시 전치 접촉을 단절하고 구치부에서는 0° 인공치를 사용해 의치에 가해지는 측방력을 줄이는 것이 특징이다. 그러나 이 환자는 상하 전치 간에 clearance를 부여하면 하악 전치가 상악 전치에 접촉하는 곳까지 하악이 전방으로 이동하므로 상악 전치 구개부에 하악 전치가 접촉하는 수평 선반을 만들어 하악위의 이동을 방지하였다(그림 19-1). 인공치의 배열 위치도 쉽게 전복하지 않는 역학적으로 안정적인 치조정 부근에 인공치를 배열하였다. 교합평면은 약간 후방을 올려(hip up) 설정하였다. 교합평면을 hip up하면 치조제 흡수 증례에서는 교합의 안정에 유리하다고 하기 때문이다. 또한 내압 면적을 확대할 목적으로 의치상을 확대했는데, 상악궁이 좁고 일정 영역을 초월해 확대하면 의치의 탈락 경향이 심해져 우측은 교차교합 배열하였다(그림 19-2~19-5).

결과

내원 횟수가 많고 치료 기간이 1년 정도로 길어졌지만, 통증 없이 의치를 사용할 수 있게 되었고 좋아하는 영화를 보러 극장에도 갈 수 있게 되었다. 술후 5년은 정기적으로 조정을 하고 만족했는데, 2006년부터 멀리 있는 노인 센터로 거주를 옮겼다. 필자가 그녀에게 할 수 있는 역할은 다했다고 생각한다.

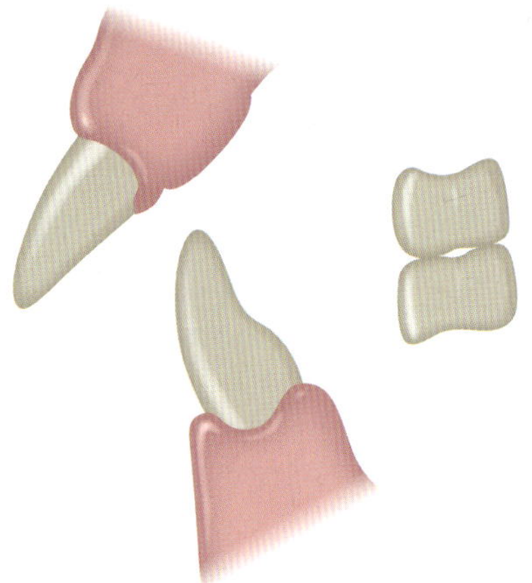

A, Sears법.
전치부 clearance를 크게 연다.

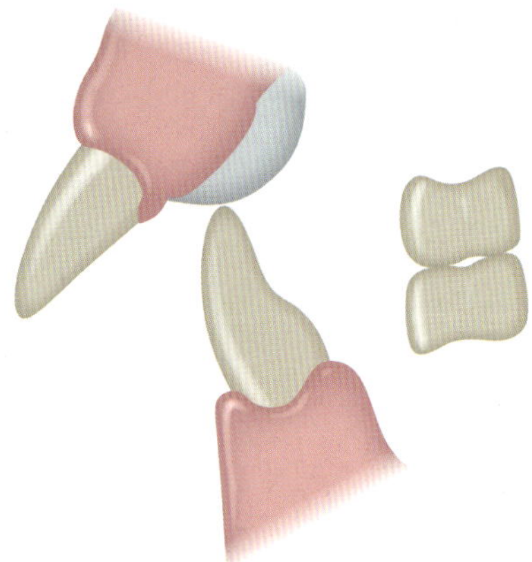

B, 하악의 전방 이동을 저지하는 방법.
선반을 만들어 하악 인공치를 접촉시킨다.

그림 19–1. Sears법(좌측)과 현 방법의 차이.

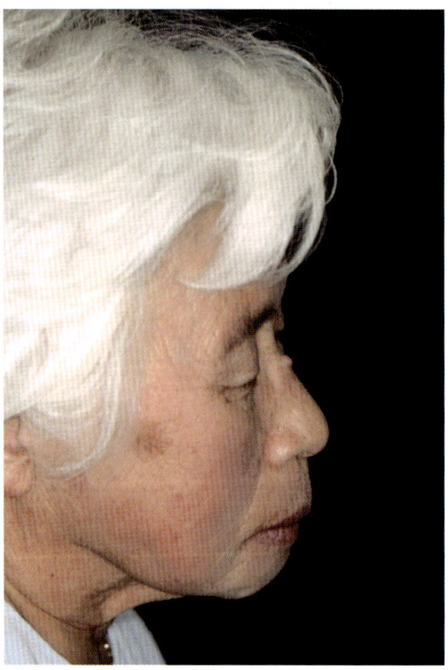

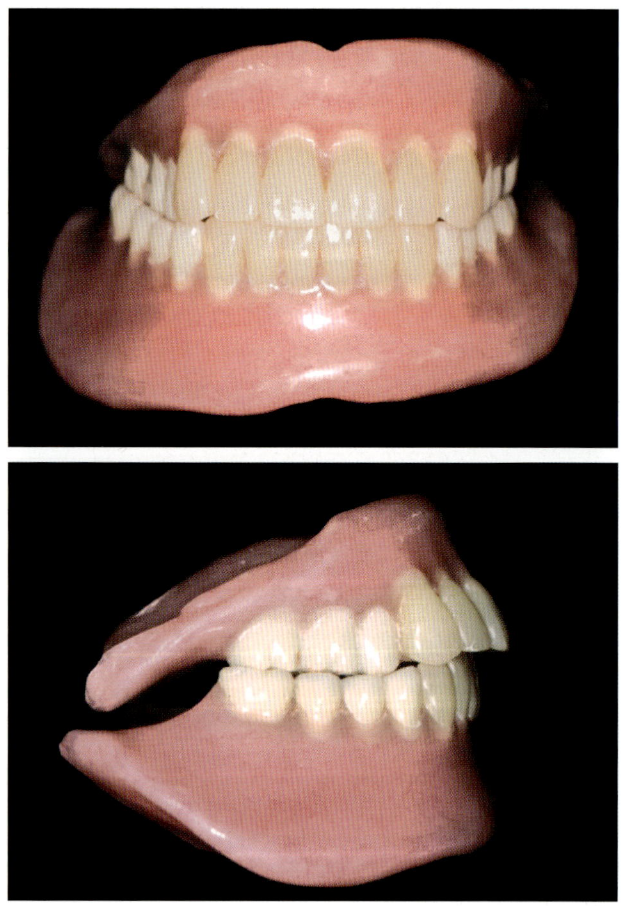

우측: 교차배열
상하 치조제 크기의 discrepancy

그림 19–2. 상하악의 현저한 치조제 흡수(앞이 열린 대항 관계).

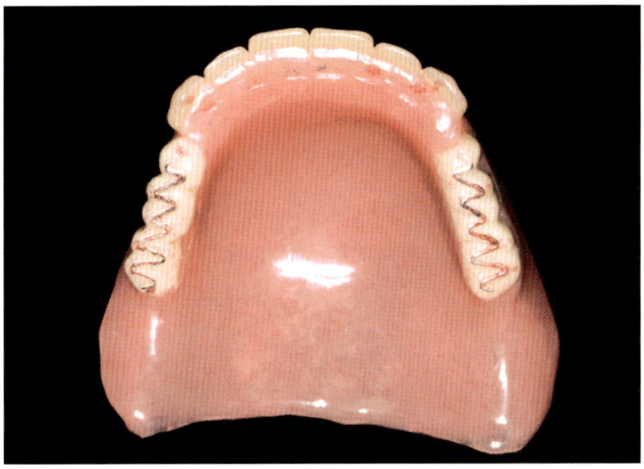

Hardy의 0° 인공치를 사용

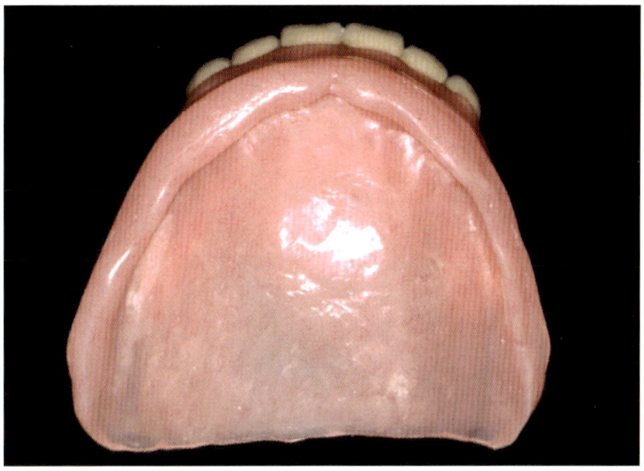

탈락하지 않는 한계까지 상 면적을 확대

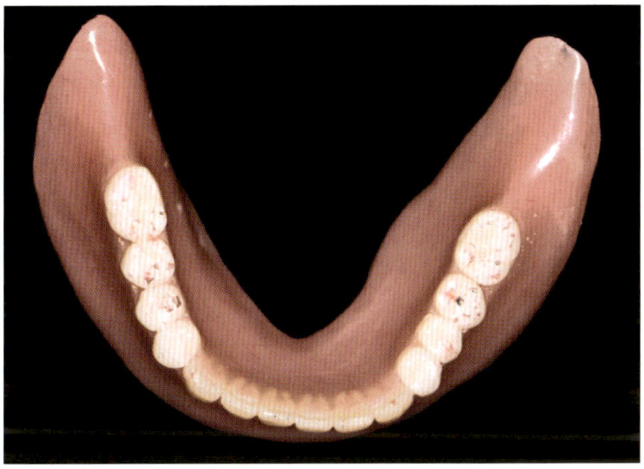

역학적 안정을 추구하고 치조정 부근에 인공치를 배열

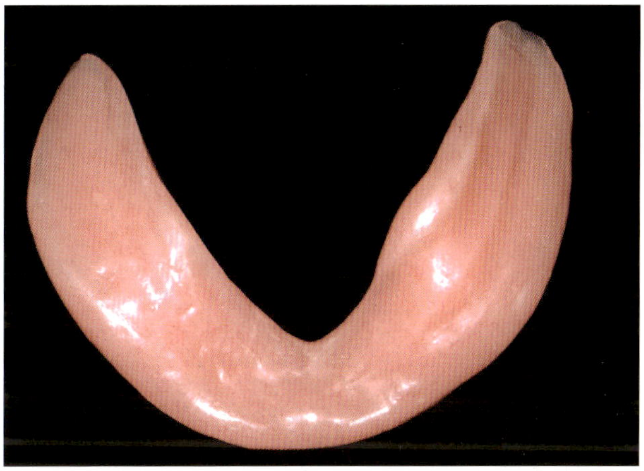

넓은 상 면적(하악)

그림 19-3. Flat하고 특수한 인공치 사용.

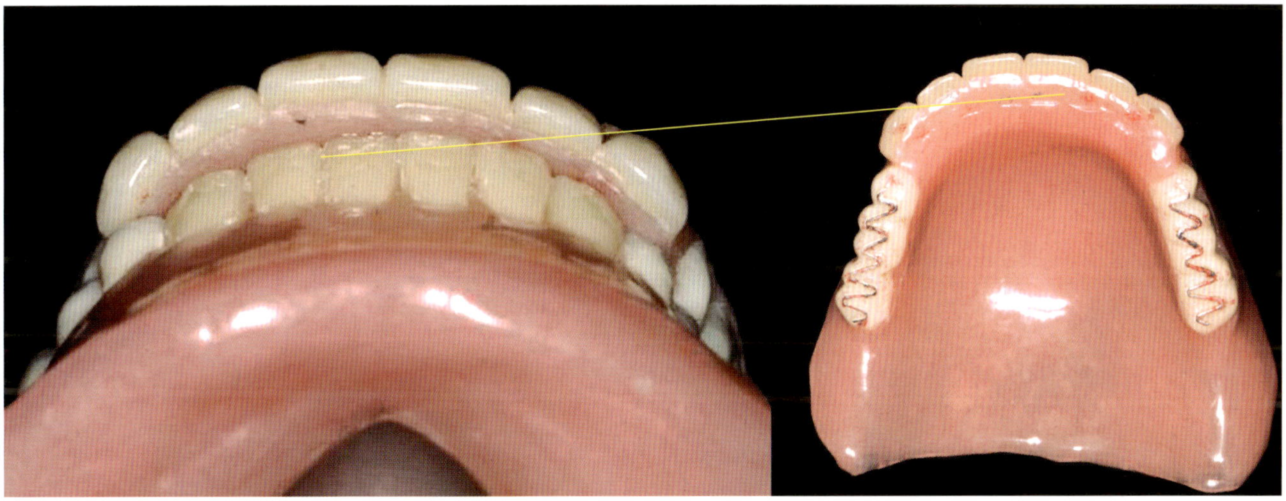

그림 19-4. 전치는 flat 접촉(상악 전치부에 평평한 선반을 만들어 하악 전치와 접촉시킴).

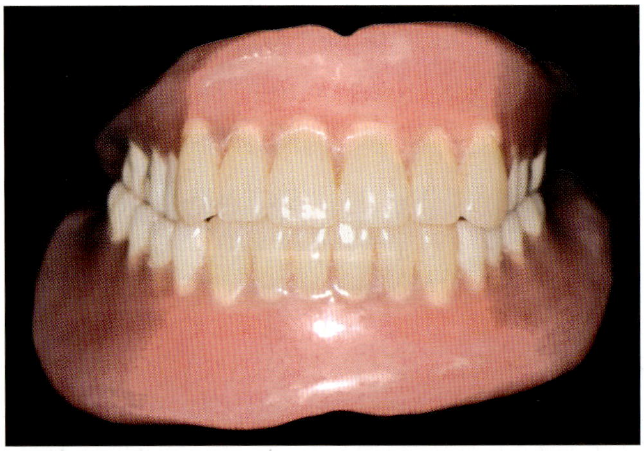

Hardy의 0° 인공치를 사용

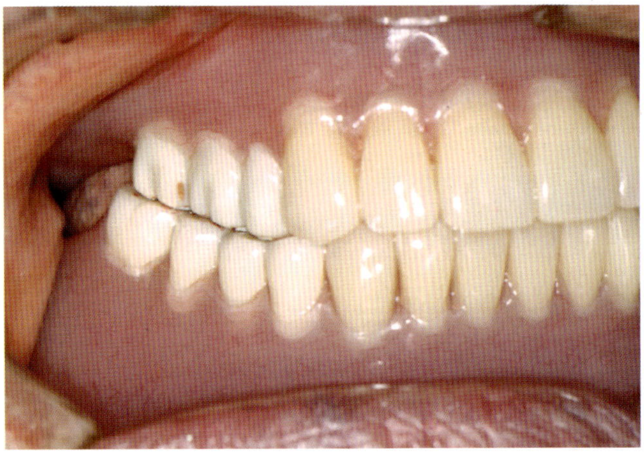

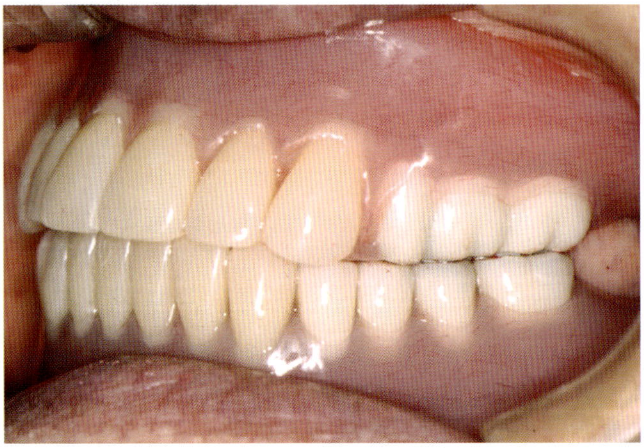

그림 19-5. 교합평면의 뒷부분을 올려(hip up) 제작.

마치며

무치악 난증례를 치료할 때 가장 중요한 것

무치악 치료에 임하는 많은 치과의사는 어떤 인상 방법이 좋을지, 어떤 교합 양식을 부여할지 등 다각적으로 검토해 총의치 제작을 한다.

그러나 많은 지식이 오히려 무치악 치료의 진정한 의미를 퇴색시키는 것도 사실이다. 총의치 제작에 있어서 가장 중요한 근간은 아래에 있는 두 가지뿐이다.

1. 교두감합위를 확실하게 결정한다.

상하 치아가 정확하게 맞물리는 장소를 결정하지 못하면 인공치를 배열할 수 없다. 아무리 멋지게 인상을 채득했더라도 교두감합위가 결정되지 않으면 의치에 의한 통증은 멈추지 않는다.

2. 모든 증례에서 '구치 저작'을 달성할 수 있도록 노력하고 의치 제작에 착수한다.

상악 의치의 침하, flabby gum, 저작장애는 '구치 저작'이 '전치 저작' 또는 '편측 저작'이 되어 발생한 결과이다. 대부분의 문제는 '구치 저작'을 달성하면 극복할 수 있다.

우리 치과 기술에는 한계가 있고 신의 기술은 존재하지 않는다. 특히 무치악 난증례 환자를 위해 제작하는 보철물이 환자에게 '좋은 의치'가 되려면 치과 기술을 구사하는 것만으로는 무리가 있다. 환자의 정신적인 변화도 중요한 요소이고 '이곳 치과의원을 오게 되어 다행이다', '이 의치는 좋은 의치이다'라고 생각할 수 있도록 치과의원 전체가 노력하고 mental support를 실천하는 것이 큰 힘이 된다.

2013년 10월

Jiro Abe

참고문헌

1) Schaffner Thomas：Hand book of complete denture of prosthetics. Ivoclar Vivadent, Liechtenstein, 1994.

2) Ztm Kurt Fieldler：BPS-totalprothetik mit system zum Ziel. Verlag Neuer Merkur GmbH, München, 2003.

3) 阿部二郎，小久保京子，佐藤幸司：4 STEPで完成 下顎吸着義歯とBPSパーフェクトマニュアル，クインテッセンス出版，東京，2011.

4) Jiro Abe, Kyoko Kokubo, Koji Sato：4 steps from start to finish, mandibular suction-effective denture and BPS：Complete guide, Quintessence, Tokyo, 2012.

5) Herbert Frick，阿部二郎：世界で認められているコンプリートデンチャー製作システムBPS—日本の総義歯臨床の違いを知る—．歯界展望，108（6）：1101-1128，2006.

6) Yoshinobu Maeda, Masataka Minoura, Sadami Tsutsumi, at al.：A CAD/CAM System for Removable Denturee Part 1：Fabrication of Complete Dentures. The international journal Of Prosthodontics, 7（1）：77-27, 1994.

7) 金澤学，水口俊介：CAD/CAM技術を応用した全部床義歯製作法．補綴臨床，46（2）：149-159，2013.

8) The McGill consensus statement on overdentures. Mandibular two-implant overdentures as first choice standard of care for edentulous patients. J Oral Maxillofac Implants, 17（4）：601-602, 2002.

9) 前田芳信：臨床に生かすオーバーデンチャー—インプラント・天然支台のすべて—，クインテッセンス出版，東京，2003.

10) 亀田行雄：これからの義歯治療とインプラントオーバーデンチャー，デンタルダイヤモンド，東京，2012.

11) 桜井唯次：桜井式無痛デンチャーQ&Aもう一つのやさしい総義歯の作り方．補綴臨床，27（4）：430-482，1994.

12) 深水皓三，堤嵩詞：総義歯治療における診査・診断の重要性とPILOT Denture System．補綴臨床，34（1）：44-61，2001.

13) 中尾勝彦：無痛デンチャーの臨床，補綴臨床MOOK，医歯薬出版，東京，2002.

14) Gary D Slade, A John Spencer：Development and evaluation of the Oral Health. Community Dent Health, 11（1）：3-11, 1994.

15) Gary D Slade：Derivation and validation of a short form oral health impact profile. Community Dent Oral Epidemiol, 25：284-290, 1997.

16) Ikebe K, Hazeyama T, Morii K, Matsuda K, Nomubi T：Impact of masticatory performance on oral health related quality of life for elderly Japanese. J Prosthodont, 20：478-485, 2007.

17) 枦山智博：高齢者の咀嚼能率と口腔関連QOLとの関係．阪大歯学誌，52（2）：1-13，2008.

18) 阿部二郎監修，生田龍平，小久保京子，小林典靖，須山譲氏，戸田篤，松丸悠一著：ひとつではない噛める義歯の姿，QDT別冊，2013.

19) 丸森賢二：総義歯はファジーである，歯界展望，79（5）：1440-1456，1992.

20) 丸森賢二：丸森賢二の総義歯考私見 よく噛める総義歯作りへの模索3．歯界展望，89（5）：1106-1109，90（4）：856-859，90（5）：1118-1121，1997.

21) 矢崎正方：総義歯学，第3版，而至化学工業，東京，95，1970.

22) 矢崎秀昭：矢崎正方の総義歯に学ぶ，医歯薬出版，東京，148-149，1995.

23) Carl O Boucher, Judson C Hickey, George A Zarb：Prosthodontic Treatment For Edentulous Patients, Mosby, Saint Louis, 1970.

24) 河邊清治：総義歯学，永末書店，京都，1972.

25) 山本為之：良く噛める総義歯義歯，末永書店，京都，1993.

26) Earl Pound：Conditioning of denture patients. JADA, 64：461-468, 1962.

27) 横田亨：ヨコタデンチャーシステム，クインテッセンス出版，東京，1998.

28) Watt DM, MacGregor AR著，小林義典ほか訳：コンプリートデンチャーの設計，医歯薬出版，東京，4-43，1979.

29) 加藤武彦：治療用義歯を応用した総義歯の臨床，医師薬出版，東京，2002.

30) 加藤武彦監修，三木逸朗，田中五郎著：総義歯難症例の対応，デンタルダイヤモンド，東京，2009.

31) 阿部二郎：総義歯の臨床—下顎総義歯を吸着させるために—．日本歯科評論，679：159-174，680：125-139，681：141-157，1999.

32) 阿部二郎：誰にでもできる下顎総義歯の吸着，ヒョーロン，東京，2004.

33) 阿部二郎：月刊阿部二郎 下顎総義歯吸着までの道のり，デンタルダイヤモンド，東京，2007.

34) Fenlon MR, Sherriff M：An investigation of factors influencing patients' satisfaction with new complete dentures using structural equation modelling. J Dent, 36（6）：427-434, 2008. Epub 2008.

35) 染谷成一郎監修：DENTAL MOOK 現代の歯科臨床 総義歯の臨床ポイント，医歯薬出版，東京，1984.

36) 阿部晴彦，早川巌：総義歯の人工歯排列を再考する．Quintessence, 11（12）：2472-2490, 1992.

37) 加藤武彦，佐藤隆志，松本直之，山本為之：人工歯排列の常識を再考する．歯界展望，72（5）：1021-1059, 1988.

38) 八重樫祐成，遠藤美樹，児玉厚三，虫本栄子，田中久敏：咀嚼筋の Deprogramming に及ぼす歯根膜感覚の影響．顎機能誌 第 8 回学術大会抄録，14-15，1995.

39) Wise MD：Occlusion and restorative dentistry for the general practitioner. Part2-Examination of the occlusion and fabrication of study casts. Br Dent J, 152（5）：160-165, 1982.

40) Downs DH：An investigation into condylar position with gauge and bimanual manipulation. J Gnathology, 7（1）：75-81, 1988.

41) 染谷成一郎：下顎第二大臼歯遠心部およびレトロモラーパッド前縁部付近に見られるスジの報告．顎咬合誌，28：14-20, 2008.

42) 齋藤善広：総義歯咬合採得におけるゴシックアーチとタッピングポイント記録についての統計分析―描記図の定量的評価とゴシックアーチスコアによる形態評価との関連について―．日顎誌 咬み合わせの科学，29（4）：252-265，2009.

43) 阿部伸一，井出吉信：加齢による顎骨の変化 第 4 回顎関節の解剖と歯牙喪失後の形態変化．歯科学報，99：435-443, 1999.

44) 本郷貴士：日本人下顎骨関節突起の骨梁構造に関する形態計測学的研究．歯科学報，87（12）：1583-1611，1987.

45) 川嶋　剛：顎関節および周囲骨の構造に関する研究．歯科学報，96（9）：911-949，1996.

46) 阿部二郎：欠損放置に対する軟組織の変化から短縮歯列を考える「生体補償：アダプテーションとは」．歯界展望，110（5）：846-853，110（6）：1021-1027，2007.

47) Kayser AF：Shortened dental arches and oral function, J Oral Rehabilitation, 8：457-462, 1981.

48) 宮尾尚文：日本人口筋の解剖学的研究―頬筋の起始と経過について．歯科学報，72：1842-1963, 1972.

49) Suzuki D, Murakami G, Minoura N：Histology of the bone-tendon interfaces of limb muscle in Lizards. Ann Anat, 184：363-377, 2002.

50) Suzuki D, Murakami G, Minoura N：Crocodilian bone-tendon and bone-ligament interfaces. Ann Anat, 185：425-433, 2003.

51) Maeda Y, et al.：Efficacy of a posterior implant support for extrta shortened dental arches：a biomechanical model analysis. J Oral Rehabil, 32（9）：656-660, 2005.

52) Palla S：Occlusal considerations in complete dentures. McNeill C ed, Science and practice of occlusion, Quintessence, Chicago, 457-467, 1997.

53) Carlsson GE：Critical review of some dogmas in prosthodontics. J Prosthodont Res, 53（1）：3-10, 2009. Epub 2008 Oct 7.

54) Hattori Y, Satoh C, Kunieda T, Endoh R, Hisamatsu H, Watanabe M：Bite forces and their resultants during forceful intercuspal clenching in humans. Journal of Biomechanics, 42：1533-1538, 2009.

55) 三谷芽，阿部二郎：インプラント部の清掃を難しくさせる 6 つの要因―清掃環境から探るインプラント部のケア．歯科衛生士，33（7）：52-58，33（8）：52-57，33（9）：51-56, 2009.

56) Sanna A, Nuytens P, Naert I, Quirynen M：Successful outcome of splinted implants supporting a 'planned' maxillary overdenture：a retrospective evaluation and comparison with fixed full dental prostheses. Clin Oral Impl Res, 20：406, 413, 2009.

57) Kelly E：Changes caused by a mandibular removable partial denture opposing a maxillary complete denture. Prosthet Dent, 27：140-150, 1972.

저자 약력

Jiro Abe (阿部二郎)

1981년 도쿄치과대학 졸업
1982년 아베치과의원 개설
1996년 일본치주요법 집담회 · 상임이사(~현재)
2001년 GC 하악 총의치 · 흡착 세미나 강사(~현재)
2005년 일본악교합학회 · 평의원(~2007년)
2006년 JDA(Japan Denture Association) 설립, 대표(~현재)
2008년 일본치과의사회 · 학술강연회 강사
2008년 Ivoclar Vivadent BPS International Clinical Instructor(~현재)
2010년 Morita 하악 총의치 · 흡착 세미나 강사(~현재)
2012년 도후쿠대학 대학원 치학연구과 구강 시스템 보철학 분야 임상교수(~현재)
2013년 가나가와치과대학 악교합기능회복 보철의학 강좌 객원교수(~현재)

소속 학회

- 일본보철치과학회 회원
- ICP(International College of Prosthodontists) 회원
- APS(American Prosthodontic Society) 회원

[역자약력]

권 긍 록 (Kung-Rock Kwon) 경희대학교 치과대학 졸업
경희대학교 보철과 수련 및 박사학위 취득
스위스 Geneva 대학 치학부 방문 교수
미국 Harvard 대학 치학부 방문 교수
경희대학교 치과대학 보철과 주임교수

노 관 태 (Kwantae Noh) 경희대학교 치과대학 졸업
경희대학교 보철과 수련 및 박사학위 취득
Tokyo Dental College 방문 조교수
경희대학교 치과대학 보철과 조교수

백 장 현 (Janghyun Paek) 경희대학교 치과대학 졸업
Columbia University, College of Dental
Medicine 보철과 수련 및 석사학위 취득
경희대학교 대학원 치의학과 박사학위 취득
경희대학교 치과대학 보철과 조교수

Jiro Abe의

총의치 난증례

누구나 알고 싶은 임상의 진실

발행일 2015년 10월 5일
저 자 Abe Jiro
역 자 권 긍 록·노 관 태·백 장 현
발행인 최 용 원
편 집 김 애 선
표 지 김 애 선
발행처 **대한나래출판사**
등 록 제2012-000051호(1994.6.10)

주 소 서울특별시 성동구 성수2로 147 (성수동2가 289-319번지)
아이에스비즈타워 903호
전 화 (02) 922-7080
팩 스 (02) 922-0841
이메일 nrpub@naver.com

ISBN 978-89-5741-396-8 **정가 80,000원**